Dieta
"YO SÍ PUEDO"
de DR. COLBERT

DR. DON COLBERT

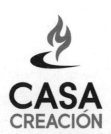

CASA
CREACIÓN

MW00861171

La mayoría de los productos de Casa Creación están disponibles a un precio con descuento en cantidades de mayoreo para promociones de ventas, ofertas especiales, levantar fondos y atender necesidades educativas. Para mayores informes, escriba a Casa Creación, 600 Rinehart Road, Lake Mary, Florida, 32746; o llame al teléfono (407) 333-7117 en los Estados Unidos.

La dieta "Yo sí puedo" de Dr. Colbert por el Dr. Don Colbert
Publicado por Casa Creación
Una compañía de Charisma Media
600 Rinehart Road
Lake Mary, Florida 32746
www.casacreacion.com

No se autoriza la reproducción de este libro ni de partes del mismo en forma alguna, ni tampoco que sea archivado en un sistema o transmitido de manera alguna ni por ningún medio —electrónico, mecánico, fotocopia, grabación u otro— sin permiso previo escrito de la casa editora, con excepción de lo previsto por las leyes de derechos de autor de los Estados Unidos de América.

A menos que se indique lo contrario, todos los textos bíblicos han sido tomados de la *Santa Biblia*, versión Reina-Valera, revisión 1960. Usada con permiso.

Las citas bíblicas marcadas con NVI corresponden a *La Nueva Versión Internacional*. Copyright © 1999 por International Bible Society. Usada con permiso.

Copyright © 2010 by Don Colbert, MD
Todos los derechos reservados

Originally published in the U.S.A. under the title: *Dr. Colbert's "I Can Do This" Diet*; published by Siloam, A Charisma Media Company, Lake Mary, FL 32746.
Copyright © 2010 Don Colbert, MD
All rights reserved

Diseño de portada: Justin Evans
Director de arte: Bill Johnson
Traducción: pica6

Library of Congress Control Number: 2009941626
ISBN: 978-1-61638-038-0

Este libro contiene las opiniones e ideas de su autor. Está escrito solamente con fines informativos y educativos, por lo cual no se debe considerar como sustituto de un tratamiento médico profesional. La naturaleza de la condición de la salud de su cuerpo es compleja y única. Por lo tanto, usted debería consultar un profesional de la salud antes de comenzar a realizar cualquier programa de ejercicios, nutrición o de suplementos, o si tiene alguna pregunta acerca de su salud. Ni el autor ni la casa editora deberán ser considerados responsables por cualquier pérdida o daño que presuntamente haya surgido a causa de cualquier información o sugerencia en este libro.

Las personas y los nombres en este libro fueron creados por el autor a partir de su experiencia como médico. Los nombres y los detalles de sus historias han sido cambiados, y cualquier similitud entre los nombres e historias descritos en este libro e individuos conocidos por los lectores son pura coincidencia.

Las declaraciones en este libro acerca de productos de consumo o alimentos no han sido evaluadas por la FDA. Las recetas en este libro se deben seguir exactamente como están escritas. La casa editorial no es responsable por su salud específica o necesidades alérgicas que quizá requieran supervisión médica. La casa editorial no es responsable por ninguna reacción adversa por el consumo de alimentos o productos que hayan sido sugeridos en este libro.

Aunque el autor ha realizado todo esfuerzo para brindar números telefónicos precisos así como direcciones de internet al momento de la publicación, ni la casa editorial ni el autor asumen ninguna responsabilidad por los errores o por cambios que sucedan después de la publicación.

11 12 13 14 — 9 8 7 6 5 4 3 2
Impreso en los Estados Unidos de América

DEDICATORIA

ODOS LOS DÍAS la gente entra a mi consultorio esperando volverse más saludable. Muchos son personas obesas o individuos con sobrepeso que han hecho varias dietas y que están frustrados por su incapacidad para mantenerse libres de los kilos extra para siempre o porque sus doctores al parecer no pueden "arreglar" sus problemas de sobrepeso. Para estos pacientes, realmente aprecio la oportunidad de informarles que hay esperanza: que *pueden* adelgazar y volverse más saludables.

No obstante, de vez en cuando me encuentro con pacientes que están en su última línea de esperanza. Puedo darme cuenta por su mirada llena de dolor, exasperación y desaliento. No importa lo que intenten, ni lo fieles que sean a un programa de alimentación, ni lo religiosos que se hayan vuelto con respeto al ejercicio, ni los muchos medicamentos o suplementos que hayan tomado *aun así* no pueden adelgazar. Sin saberlo, tienen problemas metabólicos. Y, posiblemente la parte más triste es que han perdido la esperanza.

A causa de lo que ellos e incontables otros han pasado, le dedico este libro a todos los que tienen problemas metabólicos. Para los que se sienten desesperanzados, impotentes y sin salida, le pido a Dios que este libro les ofrezca información que pueda convertirse en un faro en la noche. Para los que se sientan perdidos en su viaje hacia una vida saludable, mi deseo es que este libro sirva como un mapa para redirigirlos a un futuro lleno de bienestar. Quiero que usted adelgace, recupere su salud y se sienta excelente de nuevo. Quiero que vuelva a soñar y que a diario se perdone a sí mismo, se acepte a sí mismo y se ame a sí mismo.

AGRADECIMIENTOS

QUIERO AGRADECERLE A la gente de Strang Communications por una vez más ayudarme a hacer de este libro un éxito: Stephen Strang, Tessie DeVore, Barbara Dycus, Debbie Marrie, Debbie Moss y muchos otros más. Estoy especialmente agradecido con Marcus Yoars por su aportación para hacer de *La dieta "Yo sí puedo" de Dr. Colbert* un libro divertido y fácil de leer. También quiero agradecerle a mi cuñado, David Holland, por ayudarme con un poco de la investigación para este libro, así como a todo mi personal en el Divine Health Wellness Center por su apoyo. También quiero agradecerle a mi buen amigo, Lee Viersen, por su pasión y sus comentarios tan agudos con respecto a los regímenes alimenticios y el ejercicio. Por último, pero no menos importante, gracias a mi esposa, Mary, quien ha vivido este programa conmigo y me ha ayudado a presentárselo a muchas iglesias y organizaciones a lo largo de los años.

ÍNDICE

Introducción 1

SECCIÓN I: POR QUÉ SUBIMOS O BAJAMOS DE PESO

1 La epidemia de la obesidad: Lo que estamos enfrentando 9

2 Los siete hábitos de la gente altamente efectiva en bajar
de peso 21

3 Hambre contra apetito 32

4 Alimentos irresistibles... 41

5 Cómo funciona el metabolismo 52

6 El índice glucémico y la carga glucémica 65

7 Carbohidratos: Un caso más de la tortuga y la liebre 74

8 El poder de la proteína.. 87

9 Grasas que lo hacen engordar y grasas que lo
hacen adelgazar 100

10 Bebidas: ¿Está bebiendo kilos de más? 115

11 Tamaños de porciones.. 131

SECCIÓN II: CÓMO PREPARARSE PARA COMENZAR

12 Usted tiene una opción 141

13 La clave es el compromiso.. 148

14 Establezca metas alcanzables 158

SECCIÓN III: EL PROGRAMA

15 El plan de alimentación 171

16 Cómo combinar sus alimentos... 181

17 El poder de las refacciones 198

18 Controle su estómago: Supervise lo que realmente come..... 208

19 Alimentación consciente.. 218

20   Tiempo de actividad 229

21   Suplementos para adelgazar 245

**SECCIÓN IV: CUANDO SE ESTANCA O YA NO
BAJA MÁS DE PESO**

22   ¿Qué esta evitando que usted baje de peso? ¡Responda el
cuestionario y descúbralo! 261

23   Cuando se estanca o ya no baja más de peso 279

Apéndice A: Contrato para bajar de peso 308

Apéndice B: Las promesas de Dios para adelgazar 309

Apéndice C: Declaraciones para bajar de peso 311

Apéndice D: Recomendaciones de un vistazo 313

Apéndice E: Alimentos "Yo sí puedo" aprobados por
el Dr. Colbert 318

Apéndice F: Muestra de menús para una semana 321

Apéndice G: Tabla de Índice de Masa Corporal (IMC)........329

Apéndice H: Productos y material recomendado 330

Notas 332

VENGA Y VUELE con Aerolíneas Ensueño… porque lo llevamos a su destino por lo menos 5 por ciento de las veces". ¿Seleccionaría una aerolínea con este tipo de eslogan? ¡Por supuesto que no! Con un récord documentado de llegar sanos y salvos a un destino solamente 5 por ciento del tiempo, usted no se atrevería a poner un pie en sus aviones. No obstante, las personas que se someten a regímenes alimenticios se embarcan en una nueva dieta con el mismo índice de efectividad.

Algunos suben a bordo del último programa milagroso, sumamente publicitado, bajo en grasa que ha logrado ir más allá de la fase de infomercial de media noche y se ha convertido en éxito de ventas del *New York Times*. Mientras que otros prefieren un viaje más intrépido con un régimen prodigioso libre de carbohidratos que hace desaparecer los kilos y que tiene a una multitud de celebridades de segunda pregonando sus resultados sorprendentes. Por supuesto, casi todos los que deciden adelgazar a través de alguna de estas dietas juran que será absoluta y *positivamente* la última que lo intentarán.

Parece que todos están buscando la "Dieta para terminar todas las dietas". Tristemente, están buscando algo que no existe. ¿Por qué? Porque en el largo plazo estar a dieta simplemente no funciona. Algunos reportes indican que solamente 2 por ciento de todos los que se someten a algún régimen alimenticio adelgazan y se mantienen en su peso; otros aseveran que es más cercano al 5 por ciento. Aunque estas cifras se debaten acaloradamente, lo que sabemos con certeza es que incluso los investigadores que apoyan estar a régimen coinciden en que las dietas fallan por lo menos entre 80 y 90 por ciento del tiempo.[1] Después de un año, la abrumadora mayoría de quienes se someten a una dieta recuperan el peso perdido. Todavía peor, casi dos tercios de ellos, cuatro o cinco años después, terminan pesando incluso más que cuando comenzaron su dieta.[2]

En este momento quizá esté pensando que esta es una manera extraña de comenzar un libro sobre regímenes alimenticios. Probablemente se esté preguntando: "Dr. Colbert, ¿por qué se tomó la molestia de escribir un libro sobre dietas si las dietas no funcionan? ¿Por qué debería considerar tratar de adelgazar si es muy probable que vuelva a engordar?".

ÉXITO DE POR VIDA

Voy a ser honesto con usted: Si usted solamente está buscando continuar con el patrón de seguir dietas de moda que están aquí hoy pero que se van mañana, sería mejor que dejara de leer este libro ahora. Adelante, tiene mi permiso. ¿Por qué? Porque no soy aficionado a las dietas. De hecho, creo que estar a régimen, a la larga, es una de las maneras más seguras de frustrarse, desanimarse, hartarse e, incluso, deprimirse por bajar de peso. ¿Cómo lo sé? Porque después de tratar a más de cuarenta mil pacientes a lo largo de los últimos veinticinco años, he observado algunas cosas en común bastante definidas entre los que en repetidas ocasiones intentan adelgazar, y que vuelven a engordar. También he descubierto una respuesta verificable médicamente que lleva a tener éxito de por vida en este aspecto.

Es una declaración bastante fuerte, lo sé. Todavía no lo he encontrado en ningún libro de dietas; o por lo menos no lo he visto en alguno que lo pueda respaldar con pruebas. Prácticamente, cada dieta le asegura que puede bajar de peso siguiendo sus principios, sus técnicas y su plan. No obstante, la mayoría, si no es que todas, se quedan cortas en hacer promesas a largo plazo. ¿Por qué cree que suceda eso? ¿Sería porque saben que en el curso de varios meses, años, incluso décadas, se vuelve imposible continuar con sus directrices?

Parece ser que la industria lo ha entendido. Actualmente estamos viendo una tendencia entre los libros para bajar de peso que aseveran que son cualquier otra cosa excepto una dieta. No es ninguna coincidencia que la mayoría de estos títulos ahora pregonan una perspectiva de "estilo de vida" para adelgazar en lugar de ofrecer otro plan de moda. Finalmente se han dado cuenta de que la gente está cansada de brincar de un régimen novedoso a otro, solamente para bajar algunos kilos aquí que con el tiempo —*siempre*— encuentran la manera de volver.

¿Qué es lo que hace de *La dieta "Yo sí puedo" de Dr. Colbert* un libro distinto de los demás? Como médico, brego todos los días con obtener resultados: resultados verificables que prueben que un paciente está en camino de obtener salud a largo plazo, y no solamente arreglar un problema inmediato. Y de eso es de lo que se trata este libro.

Usted aprenderá:

- Cómo superar obstáculos ocultos para adelgazar, como la resistencia a la insulina, el desequilibrio de neurotransmisores, desequilibrio hormonal y las alergias a los alimentos diferidas
- Cómo diseñar un plan para SU cuerpo, incluyendo tener refacciones, cocinar, comer fuera, ir de compras, suplementos y más
- El secreto sobre las calorías que impulsarán su metabolismo y lo hará adelgazar fácilmente

La dieta "Yo sí puedo" de Dr. Colbert es el único programa para adelgazar que une todos los factores que afectan su peso —emocional, conductual, mental, hormonal, alimenticio, químico y los factores de estilo de vida— y le enseña cómo incorporar esos principios en su vida. Al fin, he aquí un plan que le ayudará a decir: "¡Yo sí puedo!".

Sí, *La dieta "Yo sí puedo" de Dr.* Colbert es mucho más que una dieta; es un estilo de vida. No le va a ofrecer una solución inmediata a nada. Pero sobre todo, le ofrece principios que tienen el propósito de durar de por vida, principios que han sido probados que funcionan en miles de individuos durante más de una década y contando.

Además, a diferencia de las dietas que usted habrá tratado en el pasado, la dieta "Yo sí puedo" brinda una encuesta interactiva en línea que le ayudará a dar con los obstáculos ocultos que muchas veces hacen de seguir una dieta un ciclo interminable de perder y aumentar peso. ¿Ha tratado usted una nueva dieta sólo para dejar de perder peso un par de semanas después? ¡Aprenda por qué eso sucede y cómo hacer que logre su peso deseado!

DEJE LA DIETA Y COMIENCE UN ESTILO DE VIDA

Lo más probable es que usted seleccionó este libro porque se encuentra en su última esperanza dietética. Quizá ya probó muchos de los regímenes existentes, y, como muchos de mis pacientes, ha visto resultados temporales que de nuevo se convierten en la adiposidad familiar. Si usted es uno de los millones que está harto de estar bajo régimen, ha escogido la solución perfecta, algo que pondrá una estaca en el corazón de la manera de comer del que se pone a dieta.

A diferencia de la mayoría de los inflexibles creadores de dietas, me adhiero a la creencia de que la comida, como la vida, tiene que ser disfrutada. Algunos alimentos afectan demasiado el cuerpo y deberían evitarse a toda costa. Otros se han perdido en el revoltijo de las dietas de moda y han terminado en el lado equivocado de las listas de "alimentos aprobados / alimentos prohibidos". Incluso otros alimentos lo pueden ayudar a bajar de peso e incluso contribuir para mantener a raya esos kilos.

Por lo cual, la clave es encontrar un mapa que lo ayude a navegar a través del territorio a menudo peligroso de bajar de peso. Y eso es exactamente lo que tiene en sus manos. Cada aparato eléctrico y electrónico viene con un manual de instrucciones. Este libro es su manual de instrucciones para bajar de peso permanentemente. Escribí cada capítulo de este libro en su mayor parte con la frase *largo plazo* en mente. Como resultado, este es una guía extremadamente práctica que le enseña como abordar sus problemas inmediatos y al mismo tiempo adoptar un estilo de vida alimenticio que pueda mantener para los años por venir.

Cuando vea los siguientes símbolos usted encontrará:

LEA MÁS SOBRE ESTO

Otros libros que puede consultar
para más información sobre el tema
que se está tratando.

Otras secciones de este libro donde
abordo este mismo tema.

Mi meta no solamente es equiparlo con las herramientas diarias para mantenerse en curso y evitar desviaciones, sino también infundirle el conocimiento para vencer obstáculos incluso mayores en el futuro.

Por eso es que la primera sección de este libro trata sobre explicar algunos elementos básicos de por qué subimos y bajamos de peso. Es difícil darle a alguien un mapa a largo plazo si no puede comprender la simbología. Y a lo largo de los años, he descubierto que demasiadas personas son analfabetas con respecto a lo básico de la manera en que nuestro cuerpo procesa la comida; y la manera en que podemos utilizar esa información a nuestro favor al manejar nuestro peso. Sin inmiscuirnos demasiado en términos científicos, vamos a explorar varios aspectos fundamentales para adelgazar.

Después de eso viene una preparación para el programa real. Una cosa es informarle a la gente lo que debe hacer para adelgazar de por vida; y es otra calcular el costo y explicar lo que realmente se requiere. En esta segunda sección, lo voy a preparar para este maravilloso viaje de por vida, por medio de ayudarlo a ser honesto consigo mismo y a establecer metas alcanzables, entre otras cosas.

Lo cual viene seguido de —ya lo adivinó— los aspectos prácticos del programa "Yo sí puedo". Allí le ofrezco consejos sobre como diseñar un programa a su medida, incluyendo refacciones, cuando usted cocina, cuando come fuera, compras, suplementos y muchos otros asuntos. Aunque es obviamente el corazón de este libro, le recomiendo fuertemente que no se salte y lea solamente esa sección en particular. La razón es simple: eso es exactamente lo que haría una persona que suele estar bajo régimen, que busca soluciones inmediatas y que tiene la vista muy corta. Escribí esta tercera sección para que cualquiera —incluso alguien que de modo casual hojeara el libro— pueda obtener algún bocadillo útil sobre cómo adelgazar permanentemente. Pero sin el corazón y la sabiduría que se desarrollan en los capítulos anteriores, podría significar solamente un régimen alimenticio más para esa persona. No obstante, cuando se combinan los elementos de perspectiva, pasión, sensibilidad, conocimiento y compromiso, que sé que desarrollara a medida que navegue por este libro, bajará en grasa y subirá en músculo.

Finalmente, nuestro mapa termina con una autoevaluación seguida de mis recomendaciones sobre qué hacer cuando, por cualquier razón, se quede varado a un lado del camino. Hay condiciones fisiológicas sumamente reales (resistencia a la insulina, desequilibrio hormonal, desequilibrio de sustancias neurotransmisoras y demás) que pueden ser obstáculo a que adelgace incluso cuando está haciendo todo bien. Pero hay esperanza. Hay maneras de vencer estas condiciones y alcanzar el éxito. He visto los resultados en mis pacientes.

Por eso es que, después de responder los cuestionarios, se le va animar a que visite www.thecandodiet.com para la información individualizada a profundidad que he provisto en el sitio con el fin de conquistar su obstáculo particular para bajar de peso. La verdad es que *todos* llegan a una meseta cuando se trata de adelgazar y mantenerse delgado. La clave es estar preparado para reactivar su cuerpo y su estilo de vida alimenticio.

Creo que para el final de este libro usted habrá llevado a cabo un cambio radical de postura en su manera de abordar el control de su peso. Muy a menudo perdemos de vista la verdadera meta y caemos presa del llamado cultural de sentirnos bien hoy sin pensar en el mañana. Como usted ha seleccionado este libro, confío en que usted esté harto de esa pésima manera de pensar o que se haya dado cuenta de que controlar su peso no incluye soluciones inmediatas; o ambas. Lo felicito por haber tomado esa decisión. Entre más se aleje de la mentalidad antigua de hacer dietas, mejor estará. De hecho, rápidamente va a descubrir que un estilo de vida de alimentarse sanamente no es tan difícil como se piensa que es. No puedo esperar a ver al nuevo usted… y sé que usted tampoco.

SECCIÓN I

POR QUÉ SUBIMOS O BAJAMOS DE PESO

1

LA EPIDEMIA DE LA OBESIDAD: LO QUE ESTAMOS ENFRENTANDO

HACE ALGUNOS AÑOS un hombre de 31 años llamado Morgan Spurlock se convirtió en la peor pesadilla de Ronald McDonald. Decidido a correlacionar el aumento de la obesidad en nuestra nación con el gigante de la comida rápida, el cineasta independiente condujo un experimento personal, utilizándose a sí mismo como conejillo de indias. Durante treinta días no comió nada sino comida de McDonald's. Hizo tres comidas al día, degustando cada artículo en el menú de los Arcos Dorados. Y siempre que se le preguntaba si quería hacer su comida tamaño supergrande, aceptó.

Con cámaras filmando todo el tiempo, Spurlock transformó su cuerpo en una fábrica de grasa mientras consumía un promedio de 5,000 calorías al día y subiendo casi 11.5 kilogramos (25 libras) en un solo mes. También convirtió su documental, nominado para los premios de la Academia, *Super Size Me* (Súper Engórdame o Agrándame), en una declaración que resonó alrededor del mundo.[1]

Al parecer los estadounidenses no estaban prestando atención realmente. Aunque las estadísticas recientes indican que los índices de obesidad en los Estados Unidos se están estabilizando, siguen estando en niveles alarmantes sin precedente.[2] Desde la década de 1960, la proporción de estadounidenses obesos —ahora un asombroso 34 por ciento— se ha más que duplicado.[3] La obesidad actualmente mata un estimado de trescientos mil estadounidenses al año y es la segunda causa principal de muertes prevenibles en este país.[4] ¿Cuál es la causa prevenible número uno? Fumar cigarrillos.[5] Eso significa que mantener un peso saludable está al mismo nivel que dejar de fumar como el cambio más importante en su estilo de vida que usted puede hacer. Como estamos viendo una tendencia de personas que deciden dejar de fumar, predigo que la obesidad pronto sobrepasará al cigarrillo como la causa evitable de muerte número uno en los Estados Unidos.

Lamentablemente, muchos doctores, nutriólogos y dietistas al parecer olvidan o ignoran completamente este hecho. Les encanta ofrecer "banditas" tópicas que alivian los síntomas del paciente, pero que fallan en enfrentar los problemas de raíz o en considerar las ramificaciones de largo plazo por desatender el peso del paciente. Un reporte reciente de los Centros de Control y Prevención de Enfermedades (CDC, por sus siglas en inglés) descubrió que a *un tercio* de los adultos obesos su doctor o su proveedor de cuidados de la salud nunca les ha dicho que son obesos.[6] ¡Increíble! Los resultados hablan por sí mismos. De hecho, están gritando mientras la mayoría de los profesionales de la salud se voltean a otro lado.

La definición del problema

Antes de ahondar en lo que tiene a tantas personas visitando el departamento de tallas extra, aclaremos los términos de *sobrepeso* y *obesidad*. Muchas personas tienen una idea general de la manera en que estas palabras son distintas, no obstante, en los últimos se ha vuelto más clara la diferencia. Varias organizaciones de la salud, incluyendo los CDC y los Institutos Nacionales de Salud (NIH, por sus siglas en inglés), ahora definen estos términos de manera oficial utilizando el índice de masa corporal (IMC), que calcula el la relación entre el peso y la altura de una persona. La mayoría de estas organizaciones definen a un adulto con sobrepeso al tener un IMC entre 25 y 29.9, mientras que un adulto obeso es cualquiera que tenga un IMC de 30 o mayor.[7]

Vale la pena mencionar que una porción sumamente pequeña de individuos que tienen sobrepeso o que son obesos según su IMC (arriba de 30) tienen un porcentaje normal o bajo de grasa corporal. Por ejemplo, los atletas profesionales, a menudo tienen una constitución física baja en grasa que hace que pesen más que la persona promedio, aunque no son obesos en realidad (quedan exceptuados algunos jugadores de fútbol americano y luchadores de sumo, por supuesto).

Las calorías cuestan

Los investigadores han descubierto que por cada 100 calorías extra que una persona ingiere al día, los costos adicionales, más allá de la comida —como en salud o gasolina— suman entre 48 centavos y $2.00 dólares. De hecho, hacer más grande su comida por "solamente" 35 centavos más puede en realidad terminar constándole entre 82 centavos a $6.64 dólares en costos extra de salud.[9]

Sin embargo, he descubierto que la mayoría de las personas que vienen a pedir mi ayuda no solamente tienen sobrepeso sino que son técnicamente obesas, con un porcentaje de grasa corporal mayor a 25 por ciento para los varones y mayor a 33 por ciento para las mujeres.[8] A lo largo del libro cuando hable acerca de tener un alto IMC (mayor a 30), me estaré refiriendo a las personas obesas y no a las pocas personas con una constitución musculosa con un alto IMC pero con un porcentaje normal de grasa corporal.

EL PESADO COSTO DE LA OBESIDAD

Cuando se consideran todos los factores, la obesidad viene con un precio gordo de casi $122.9 mil millones cada año.[10] Recientemente, William L. Weis, un profesor de administración de la Universidad de Seattle, calculó el ingreso total anual de la "industria de la obesidad" —que incluye restaurantes de comida rápida, tratamientos médicos relacionados con la obesidad y libros sobre dietas— como siendo de más de $315,000 millones de dólares. ¡Eso suma cerca de 3 por ciento de la economía total de los Estados Unidos![11] Tan terrible como suena, ninguna cantidad de dinero es suficiente para hacerle justicia al daño real que se ha hecho.

Si usted tiene sobrepeso o es obeso, incrementa el riesgo de desarrollar treinta y cinco enfermedades importantes, incluyendo (respire profundamente) enfermedades cardiovasculares, derrame cerebral, artritis, diabetes tipo 2, apnea del sueño, reflujo gastroesofágico, hipertensión, alto colesterol, triglicéridos altos, Alzheimer, infertilidad, disfunción eréctil, piedras en la vesícula, enfermedades en la vejiga, asma de la edad adulta y depresión. De hecho, ahora sabemos que tener sobrepeso o ser obeso incrementa las posibilidades de desarrollar más de una docena de tipos de cáncer. Después de revisar más de siete mil estudios médicos a lo largo de cinco años, un equipo de científicos altamente respetados de alrededor del mundo concluyeron en 2007 que la dieta y el peso tienen un efecto directo sobre las probabilidades de desarrollar cáncer. Con ayuda del Fondo Mundial de Investigación sobre el Cáncer y el Instituto Estadounidense de Cáncer, enumeraron diez recomendaciones para la prevención del cáncer; y la *grasa corporal* quedó en primer lugar. Su reporte también recomienda fuertemente mantener un rango normal de peso corporal, que identificaron como un índice de masa corporal entre 18.5 y 24.9 para ayudar a la prevención de cáncer.[12]

Si usted es una mujer obesa, tiene un riesgo significativamente más alto de padecer cáncer de mama postmenopáusico; una y media veces más que una mujer con un peso saludable promedio, para ser exactos. También se incrementan las probabilidades de padecer cáncer uterino a causa del peso. Para las mujeres embarazadas, el riesgo de dar a luz un bebé con defectos congénitos serios se duplica si se padece sobrepeso y se cuadruplica si se es obesa.[13] Hombres, sus probabilidades de desarrollar cáncer de próstata casi se duplican si tienen sobrepeso, y son todavía mayores de ser obesos.[14] (El cáncer de próstata es el segundo tipo de cáncer más común entre los hombres después del cáncer de piel.) Un nuevo estudio separado indica que entre mayor sea el peso de un hombre, mayores son sus probabilidades de morir de un derrame cerebral.[15] Finalmente, tanto para hombres como para mujeres las probabilidades de padecer cáncer de colon y de riñón se incrementan con el peso. Y ser obeso triplica el riesgo de desarrollar Alzheimer.

Esta es solamente una muestra de las implicaciones físicas de la obesidad. También las hay en el ámbito social y psicológico. Los individuos obesos generalmente luchan con más rechazo y prejuicio que las personas promedio. A menudo no son seleccionado para ascensos o no son contratados debido a su apariencia física. La mayoría de las personas obesas tienen conflictos diariamente con su autoestima y su autoimagen. Se sienten poco atractivos o poco apreciados y están en un mayor riesgo de deprimirse. Muchos de nosotros hemos presenciado la humillante experiencia de una persona obesa tratando de usar un asiento demasiado pequeño en un avión, en un estadio o en un coche. Probablemente usted sea esa persona. Si así es, usted está bastante bien familiarizado con la manera en que la obesidad puede afectar la manera en que los demás lo tratan, así como la forma en que se trata a usted mismo.

La globesidad y un culpable

Trágicamente, millones de otros fuera de los Estados Unidos batallan con los mismos problemas. La Organización Mundial de la Salud llama a la obesidad una epidemia mundial. La obesidad, junto con su lista cada vez más larga de consecuencias en la salud, ahora está sobrepasando a las

Tendencias en la obesidad infantil

Las investigaciones muestran que de 1980 a 2006 la prevalencia de la obesidad ha saltado de 5 a 12% en los niños de dos a cinco años, de 6.5 a 17% en los de seis a once y de 5 a 17.6% en los de 12 a 19.[17]

infecciones y a la desnutrición como la causa principal de muerte y discapacidad en muchos países del tercer mundo. La *globesidad*, como ha sido llamada, ha llegado oficialmente. Y parece que Morgan Spurlock estaba en el camino correcto hacia descubrir la principal razón de esto.

En *Fast Food Nation*, el autor, Eric Schlosser, reporta que en 1970 los estadounidenses gastaron aproximadamente $6,000 millones de dólares en comida rápida; en 2000, gastamos más de $110,000 millones. Como las empresas corporativas de Estados Unidos establecen tendencias a nivel global, otros países las han seguido. Entre 1984 y 1993, la cantidad de restaurantes de comida rápida en Gran Bretaña se duplicó, los mismo que la tasa de obesidad entre los adultos. Si lo extrapolamos quince años, descubriremos que los británicos actualmente comen más comida rápida que cualquier otra nación en Europa occidental.

Mientras tanto, la proporción de adolescentes con sobrepeso en China se ha casi triplicado en la última década. En Japón, la tasa de obesidad entre los niños se duplicó durante la década de 1980, lo cual se correlaciona con un incremento de 200 por ciento en las ventas de comida rápida. Esta generación de japoneses ha llegado a convertirse en la primera de la historia de la nación en ser conocida por sus cinturas abultadas. Aproximadamente un tercio de todos los hombres japoneses en sus treintas tienen ahora sobrepeso.[16] Sí, todo el mundo está comenzando a verse más como los estadounidenses al adoptar nuestros hábitos alimenticios de comida rápida.

LEA MÁS SOBRE ESTO

Aprenda más acerca de la comida rápida y la obesidad en *Fast Food Nation* (Una nación de comida rápida) de Eric Schlosser.

EL VÍNCULO CON LA ENFERMEDAD

Más de 90% de las personas a las que se les ha diagnosticado recientemente diabetes tipo 2 tiene sobrepeso o son obesas.[20]

La obesidad también incrementa el riesgo de padecer alguno de los siguientes tipos de cáncer: esofágico, tiroideo, de colon, de riñón, de próstata, de endometrio, de vejiga, rectal, de seno, pancreático, leucemia, mieloma múltiple, melanoma maligno y linfoma no relacionado con la enfermedad de Hodgkin.[21]

Tener sobrepeso incrementa 50% el riesgo de padecer síntomas de reflujo ácido gastroesofágico; ser obeso duplica las probabilidades.[22]

Es conocido que el exceso de peso también provoca apena del sueño e hipertensión (presión arterial alta). De hecho 75% de todos los casos de hipertensión en los Estados Unidos se le atribuyen a la obesidad.[23]

Un niño los pastoreará

¿Cómo es que una generación entera de robustos comedores han cambiado la faz del mundo? Comenzando jóvenes. Y una vez más, esta tendencia poco halagadora se originó en Estados Unidos. En los Estados Unidos 17.1 por ciento de nuestros hijos y adolescentes —o sea, 2.5 millones de jóvenes— se reporta que tienen sobrepeso o que son obesos; y uno de cada diez (24 millones de adultos) tienen diabetes. Los CDC predicen que uno de cada tres niños nacidos en Estados Unidos en 2000 desarrollará diabetes tipo 2 en algún momento de su vida.[18]

Como resultados de la obesidad infantil, estamos viendo un aumento dramático en la diabetes tipo 2 a lo largo del país. Y gracias a la conexión que tiene la obesidad con la hipertensión, la hipercolesterolemia (alto colesterol) y las enfermedades cardiovasculares, los expertos están prediciendo un incremento dramático en enfermedades del corazón para cuando nuestros hijos sean adultos. Los CDC reportan que los adolescentes con sobrepeso tienen 70 por ciento de probabilidad de llegar a tener sobrepeso de adultos, y que el dato se incrementa a 80 por ciento si por lo menos uno de los padres tiene sobrepeso o es obeso. A causa de ello, se espera que las cardiopatías y la diabetes tipo 2 comiencen a una edad mucho más temprana en quienes no puedan salvarse de la tendencia.[19] En general, esta es la primera generación de niños que a una edad mucho más temprana no se espera que vivan tanto como sus padres, y tendrán más probabilidades de sufrir enfermedades y padecimientos.

Si no baja de peso por usted mismo, por lo menos hágalo por sus hijos. Los niños siguen el ejemplo, imitando la conducta de sus padres. No les diga que adelgacen sin hacerlo usted mismo. Estoy seguro de que la mayoría de ustedes aman a sus hijos y son buenos padres. Pero pregúntese: ¿Ama a sus hijos los suficiente como para adelgazar? ¿Los ama lo suficiente como para educarlos sobre qué alimentos ingerir y cuáles evitar? ¿Los ama lo suficiente como para mantener la comida chatarra fuera de su casa y poner a su disposición alimentos más saludables? ¿Los ama lo suficiente como para hacer ejercicio regularmente y guiar con el ejemplo?

Si respondió que sí a estas preguntas, es importante que no solamente lleve a cabo acciones por el bien de sus hijos, sino que también lleve a cabo cambios para ellos que permanezcan. Estoy más que emocionado de que haya escogido este libro. Creo que ahora tiene la llave para verdaderamente cambiar su vida. Pero déjeme ser honesto: está no es una pelea fácil cuando tiene que ver con la vida de sus hijos. La cultura en la que están creciendo está saturada de comida chatarra carente de nutrición y alta en grasas tóxicas, azúcares, carbohidratos altamente procesados y aditivos alimenticios. Consumir estos alimentos se ha vuelto parte de la niñez. Por ejemplo, en 1978, el adolescente promedio en los Estados Unidos bebía 200 mililitros (7 oz.) de refresco al día; hoy bebe aproximadamente el triple de esa cantidad. Mientras que obtiene casi la cuarta parte de sus raciones diarias de verduras de patatas a la francesa y patatas fritas.[24]

Si está planeando levantarse en contra de la cultura de consumo y producción de basura, espere un poco de oposición de todos los frentes. Durante el transcurso de un año, el niño estadounidense típico verá más de treinta mil comerciales de televisión, con muchos de estos anuncios ofreciendo comida rápida o comida chatarra como comidas "obligadas" deliciosas. Durante años, las franquicias de comida rápida han atraído a los niños a sus restaurantes con juguetes en los menús para niños, regalos promocionales y amplias áreas de juego. Obviamente le ha funcionado a McDonald's: cerca de 90 por ciento de los niños estadounidenses entre los tres y nueve años visitan uno cada mes.[25] Y cuando no pueden visitar los Arcos Dorados, estos vienen a ellos. Los productos de comida rápida —la mayoría de los cuales son adquiridos por franquicias— se venden en casi 30 por ciento de los comedores de las escuelas de enseñanza media-superior públicas y en los comedores de muchas escuelas de enseñanza primaria.[26]

Estos establecimientos de comida rápida gastan miles de millones de dólares en investigación y mercadotecnia. Saben exactamente lo que están haciendo y como presionar el botón de acción de su hijo. Ellos entienden el poderoso impacto que tienen ciertos alimentos en los primeros años de vida. ¿Alguna vez se ha puesto a pensar en cuando fue que le comenzaron a gustar ciertos alimentos? Para la mayoría de la gente, estas preferencias se formaron durante los primeros años de vida. Por eso es que las comidas de consolación hacen mucho más que solamente llenar el estómago: traen recuerdos de la feria, de las zonas de juego, de las fiestas de cumpleaños en el jardín trasero, las fiestas del Cuatro de Julio, los amigos de la infancia… y la lista sigue. El aroma de los

HAMBRE MUNDIAL

McDonald's alimenta una sorprendente cantidad de cuarenta y siete millones de personas alrededor del mundo al día. ¡Eso es más que las poblaciones completas de Canadá y Camboya *combinadas!*[27]

alimentos como los aros de cebolla capeados, las rosquillas o las hamburguesas fritas pueden instantáneamente desencadenar estos recuerdos, y, como adultos, a menudo somos atraídos de manera inconsciente hacia estos aromas. Los publicistas lo han descifrado y han aprendido a usar la apariencia de la comida para estimular los mismos aquilatados recuerdos de la niñez.

¿En los genes o en el agua?

Por cada persona obesa, hay una historia detrás del incremento de peso excesivo. De chico, muchas veces escuché que una persona obesa "simplemente nació gorda" o "de tal palo…". Hay cierta verdad en ambas declaraciones. La genética cuenta cuando hablamos de obesidad.

En 1988, *New England Journal of Medicine* (La Revista Médica de Nueva Inglaterra) publicó un estudio danés que observó a 540 persona que fueron adoptadas durante la infancia. La investigación descubrió que los individuos adoptados tenían una tendencia mucho mayor de terminar con la forma física de sus padres biológicos que con la de sus padres adoptivos.[28] Otros estudios han probado que los gemelos que han sido criados separados también revelan que los genes tienen una fuerte influencia para engordar o tener sobrepeso.[29] Hay una predisposición genética significativa para subir de peso.

No obstante, eso no explica por completo la epidemia de obesidad vista en los Estados Unidos a los largo de los últimos años. Aunque un individuo quizá tenga la predisposición de llegar a ser obeso, el ambiente también representa un papel importante. Me gusta la manera en que lo dijo la autora, conferencista y reconocida ginecóloga, Pamela Peeke: "Los genes pueden cargar el arma, pero el ambiente tira del gatillo".[30] Muchos de los pacientes que veo vienen a mi consultorio pensando que heredaron "genes gordos" y que por lo tanto no hay nada que puedan hacer al respecto. Después de investigar un poco, suelo descubrir que simplemente heredaron de sus padres la proclividad a escoger mal sus alimentos, a comer porciones demasiado grandes y a tener malos hábitos de alimentación.

Si usted tiene sobrepeso desde chico, probablemente tenga un mayor número de células adiposas, lo cual significa que tenga la tendencia de engordar si escoge el tipo erróneo de alimentos, porciones grandes y es sedentario. Pero también debcría entender que la mayoría de las personas pueden invalidar su tendencia genética a la obesidad por medio de tomar decisiones correctas en su dieta y su estilo de vida.

Lamentablemente, muchos de nosotros olvidamos que para tomar estas decisiones saludables, nos ayuda rodearnos de un ambiente saludable.

Eso se está volviendo cada vez más difícil que nunca cuando las familias se rinden delante de rutinas frenéticas por medio de desayunar en el camino, comer comida rápida, cenar fuera y saltarse comidas. Después de años de lo mismo, nos está alcanzando. El adulto estadounidense promedio sube entre 0.45 y 1.36 kilogramos (1 a 3 libras) al año, a partir de los veinticinco años. Eso significa que una mujer de veinticinco años, que pese 54.43 kilogramos (120 libras) puede esperar pesar entre 68 y 95.28 kilogramos (150 a 210 libras) para cuando cumpla cincuenta. ¿Es alguna maravilla la razón por la que tenemos una epidemia de enfermedades cardiovasculares, diabetes tipo 2, hipertensión, colesterol alto, artritis, cáncer y otras enfermedades degenerativas? ¡Tenemos que frenar esta epidemia de obesidad! ¡Y hacerlo con una perspectiva de estilo de vida es la respuesta!

Añádale cultura a la mezcla

Así como un ambiente muchas veces moldea sus hábitos de salud, también la cultura. Los dos van de la mano cuando se habla de provocar obesidad. De niños, desarrollamos nuestras preferencias y hábitos alimenticios con base en nuestro ambiente familiar. Sin embargo, cada familia es influenciada por la cultura que la rodea, y la cultura muchas veces le da forma a los tipos de comida, recetas e ingredientes que escogemos de manera regular.

Fui criado en Misisipi. De niño recuerdo como la taza de café de mi mamá siempre estaba sobre la estufa en la cocina. Pero en lugar de café, estaba llena de grasa de tocino. Cada vez que cocinaba verdura, de cualquier tipo, le añadía unas pocas cucharadas de esa grasa de tocino para añadirle sabor. Ella freía casi todo: pollo frito, hamburguesas fritas, salmón frito, dedos de pescado fritos, pechuga de pollo frita, hígados de pollo fritos, jamón frito, chuletas de cerdo fritas, tocino frito… lo que se le ocurriera. ¿Por qué lo hacía? Porque su mamá le había enseñado a freír prácticamente cualquier carne.

Mi mamá también hacia salsas espesas, de las cuales todas estaban basadas en grasa. La mayoría de las comidas se servían con pan de maíz o pan de soda, los cuales contenían generosas cantidades de manteca vegetal Crisco. Era raro que comiéramos alimentos a la parrilla, y cuando lo hacíamos era un trozo grasoso de carne. Todavía recuerdo que mi papá hacía que me comiera la grasa de mi bistec. Como era un niño delgado, me decía: "Hijo, esa grasa te hace bien, te va a ayudar a engordar". Recuerdo que casi vomitaba cuando trataba de tragarme la grasa.

Éramos una típica familia sureña. Mi hermano, mi hermana y yo, todos fuimos criados para comer alimentos fritos, alimentos grasosos, pan de soda y pan de maíz; y a culminar la comida con un buen pedazo de pastel o tarta de postre. Ahora, veo que está sucediendo algo similar en la parte sudoeste de los Estados Unidos. Esta cultura del sudoeste, que es en parte definida por sus hábitos alimenticios Tex-Mex y mexicanos, está ayudando a fomentar la epidemia de la obesidad. La mayoría de esta personas están siendo criadas con pan blanco altamente procesado o tortillas de maíz, arroz blanco y arroz blanco frito, totopos, frijoles refritos, tacos fritos, enchiladas, nachos… y la lista sigue. Su dieta suele contener una gran cantidad de grasas, mucha manteca, una tonelada de carbohidratos altamente procesados y mucha azúcar.

No es ninguna coincidencia que casi cada año alguna ciudad texana tenga la distinción poco halagadora de tener la mayor cantidad de obesos en el país. Después de que Houston fuera llamada la "ciudad más gorda" múltiples veces en los años anteriores, en 2008 San Antonio, Fort Worth, El Paso y Dallas quedaron entre los primeros lugares de las diez ciudades más gordas en el reporte anual de las ciudades más gordas y las ciudades más en forma de Estados Unidos, el "Annual Fattest and Fittest Cities in America Report", de la revista *Men's Fitness* (Hombre en forma). El año anterior, cuatro de esas ciudades recibieron el dudoso honor.[31] No solamente estos centros de sobrepeso ostentan de las mejores comidas estilo Tex-Mex y mexicano del país, también ofrecen porciones del tamaño de Texas con una mezcla de algunos de los alimentos culturales más densos en calorías que existen. ¿Alguien se maravilla de que los texanos tengan un gran problema de obesidad?

COMA CON LA CABEZA Y NO CON EL CORAZÓN

Ya hemos discutido como los genes algunas veces pueden, aunque en

ENSALADA

Solamente porque la ensalada servida sobre una tortilla frita de maíz contenga la palabra *ensalada* no significa que sea saludable. Con la impresionante base de tortilla frita de maíz, la carne, el queso, la crema agria y elementos adicionales (además del inútil iceberg nutricional de la lechuga), la mayoría de las ensaladas que se sirven sobre una tortilla frita de maíz añaden hasta 900 calorías y 55 gramos de grasa.

raras ocasiones, propiciar el estado de obesidad de un individuo. También hemos hablado acerca de la abrumadora mayoría de casos de obesidad que son resultado directo del ambiente y la cultura. Estos pueden ser factores desalentadores a la luz de las sombrías estadísticas y la epidemia presente. Sin embargo, quiero terminar este capítulo con un tono positivo recordándole una verdad simple. De hecho. de eso es de lo que se trata este libro.

Sin importar lo difícil que suene, sus gustos y alimentos culturales pueden cambiar a lo largo del tiempo con información, práctica y disciplina. Usted puede aprender como seleccionar alimentos similares que no hayan sido procesados de manera excesiva así como alternativas bajas en grasas. Es posible descubrir —o redescubrir— métodos de control de porciones y de cocina saludable. Por supuesto, que quizá le siga encantando su pollo frito con puré de patata y salsa espesa, y su pastel de chocolate. Pero pronto podrá disfrutar los mismos alimentos con solamente una fracción de la grasa, azúcares y calorías.

Cuando escribí el libro *¿Qué comería Jesús?* sobre el tema de la dieta mediterránea, me enteré de que la mayoría de la gente del Oriente Medio come de manera diferente al estadounidense promedio. Eso suena obvio, pero lo que distingue a ambos no lo es. Descubrí que los que están acostumbrados a una dieta mediterránea suelen comer con su mente más que con su apetito y no se levantan de la mesa llenos como la mayoría de los estadounidenses. Generalmente, comían todo lo que querían; pero con moderación. Disfrutaban su comida y socializaban mientras comían. Tenían la asombrosa habilidad de disfrutar solamente unos bocados de sus alimentos preferidos como el vino, el chocolate amargo o incluso el helado de chocolate. A diferencia de la mayoría de los estadounidenses que se engullen un postre como si lo estuvieran inhalando, los que comen una dieta mediterránea de hecho saboreaban solamente unos pocos bocados.

El verdadero placer en la mayoría de las comidas está en los primeros bocados. Vamos a hablar de esto más tarde, pero por ahora, sepa que puede liberarse de sus viejos patrones alimenticios culturales. No tiene por qué seguir las malas decisiones alimentarias de sus padres, y puede vencer los patrones culturales de alimentación de su familia. (¡Yo ciertamente lo hice!) Y en el proceso, usted descubrirá el verdadero gozo de comer.

Puntos "yo si puedo" para recordar

1. Actualmente, uno de cada tres estadounidenses es obeso.

2. Un adulto con sobrepeso tiene un IMC entre 25 y 29.9, mientras que un adulto obeso es cualquiera que tenga un IMC de 30 o mayor.

3. Tener sobrepeso o ser obeso incrementa las posibilidades de desarrollar más de una docena de tipos de cáncer.

4. La cantidad de niños con sobrepeso casi se ha duplicado en los últimos veinticinco años, mientras que el número de adolescentes con sobrepeso casi se ha triplicado.

5. Sus hijos seguirán el ejemplo de sus hábitos alimenticios y decisiones sobre comida. ¡Si no esta bajando de peso por usted mismo, por lo menos hágalo por ellos!

6. Sin importar lo mucho que le eche la culpa a los genes de su familia por su obesidad, debe responsabilizarse por sus propias malas decisiones de alimentación.

7. Aunque las decisiones alimenticias muchas veces son moldeadas por su ambiente y su cultura, se pueden cambiar.

2

LOS SIETE HÁBITOS DE LA GENTE ALTAMENTE EFECTIVA EN BAJAR DE PESO

EL REGISTRO NACIONAL de Control de Peso (NWCR, por sus siglas en inglés) de la Facultad de Medicina Brown incluye los nombres de más de 5,000 personas que han tenido éxito en adelgazar y mantenerse delgados. Iniciado en 1994 por la Dra. Rena Wing, de la Facultad de Medicina Brown, y el Dr. James Hill, de la Universidad de Colorado, el NWCR fue establecido para llevar registro e investigar por qué ciertas personas tienen éxito en controlar su peso a largo plazo mientras que otras no. Los requisitos que aparecen en el registro son claros: debe bajar por lo menos 13.61 kilogramos (30 libras) y mantenerse en su peso por lo menos durante un año.[1]

Mientras que eso quizá no suene como mucho para la persona que nunca ha batallado con problemas de peso, no es una hazaña pequeña para los que tienen sobrepeso o son obesos. Quizá le sorprenda escuchar que solamente un raquítico 2 a 20 por ciento de los que se ponen a régimen son capaces de mantenerse en su peso una vez que llegan a él. Los que aparecen en el NWCR *pueden* mantener su peso, lo cual debería hacerlo tener curiosidad de qué es lo que los hace diferentes del resto de los estadounidenses con sobrepeso. El NWCR brinda algunas de estas respuestas por la pura naturaleza de su proceso de inscripción. El registro está abierto para cualquiera que reúna los requisitos, y, a diferencia de muchos estudios, pide que se responda a cuestionarios detallados para preguntarle a los aspirantes sobre su historial dietético —tanto fracasos como éxitos— así como lo que están haciendo actualmente para mantener su éxito al ya haber adelgazado.

La abrumante mayoría de los que se registran en el NWCR son mujeres (80 por ciento), y el rango de kilogramos bajados va de los 13.61 a los 136 (de 30 a 300 libras), con un promedio impresionante de 30 kilogramos bajados (66 libras). Algunos miembros perdieron sus kilos rápidamente, mientras que otros lo hicieron lentamente. (De hecho, algunos aspirantes se tomaron casi catorce años en adelgazar. ¡Eso es perseverancia!) La duración del periodo en el que bajaron de peso y se mantuvieron delgados va del mínimo de un año a un increíble periodo de sesenta y seis años, con un promedio de cinco años y medio. La mujer promedio registrada en el NWCR tiene cuarenta y cinco años de edad y pesa 66 kilogramos (145 libras), y el hombre promedio tiene cuarenta y nueve años y pesa 86 kilogramos (189 libras). En general, 55 por ciento de los miembros adelgazaron con la ayuda de algún tipo de programa, mientras que 45 por ciento lo hicieron por sí solos. Ambos grupos utilizaron una gran variedad de dietas, programas de alimentación, ejercicios y cambios de conducta para obtener resultados permanentes.[2]

En otras palabras, los miembros del NWCR son sumamente variados, así como sus claves para el éxito. No existe una persona prototipo entre ellos, ni tampoco un método establecido o una dieta mágica. De hecho, una encuesta de 2003 realizada por *Consumer Reports* a más de treinta y dos mil personas que estaban tratando de adelgazar obtuvo los mismos resultados.[3] Los que tuvieron más "éxito" bajando de peso, tendían más a seguir un régimen bajo en carbohidratos y alto en proteínas que una dieta baja en grasas. (Utilizo el término "éxito" sin excesivo rigor porque debemos recordar que las estadísticas prueban que muchos de los que respondieron a la encuesta recuperarán su peso.) Numerosos estudios le han dado a las dietas bajas en carbohidratos y altas en proteína la victoria sobre las dietas bajas en grasa a causa de la prevención de la diabetes, la mejora en el síndrome metabólico y salud cardiaca general.[4]

Trabajan lo doble de duro

La mujer promedio se pone a régimen diez veces durante su vida. En comparación, el hombre promedio solamente se pone a dieta cinco veces en el mismo periodo.[6]

Otros hallazgos indican que las dietas bajas en grasas son mejores para la salud cardiovascular.[5] No obstante, cuando hablamos del peso neto bajado, unas horas de investigación en la Internet probarán no sólo que los estudios científicos varían ampliamente en hacer una valoración definitiva sobre cuál dieta es la mejor, sino que también los individuos responden de manera diferente a dietas distintas.

DESARROLLE ALGUNOS HÁBITOS

Hace algunos años, Stephen Covey escribió un libro monumental titulado *Los siete hábitos de la gente altamente efectiva*. Se convirtió en un mega éxito que generó una serie de títulos similares, cursos y seminarios que se utilizaron alrededor del mundo. Los siete principios inherentes, como se podrá imaginar, simplemente se obtuvieron de observar modelos exitosos, personas que Covey consideraba dignas de ser imitadas. Creo que los que forman parte de la lista del NWCR merecen un trato similar. Aunque varían de un extremo a otro en la manera en que bajaron de peso y se han mantenido en él, sigue habiendo hilos comunes entre los más de cinco mil miembros. Antes de que avancemos más en este libro, creo que sería sumamente apropiado que tomáramos nota de estos rasgos comunes.

CREAR NUEVOS HÁBITOS

Muchos expertos dicen que toma veintiún días para crear un hábito. Otros opinan que toma cuarenta días crear un hábito y noventa para habituarlo de forma natural en su estilo de vida. No importa el marco de tiempo, puede estar seguro que lo que ponga en práctica de continuo, se convertirá en hábito; ¡así que ponga en práctica el escoger opciones saludables!

¿Qué es lo que realmente hace que estas personas que adelgazaron sean diferentes de los que suelen engordar? Por medio de responder esa pregunta y entender las características de una persona que se alimenta exitosamente, usted puede evaluar su posición. Lo insto a considerar cada hábito como una vara para medir. Si usted es débil en cualquiera de estos hábitos, encuentre los capítulos en este libro o la información vía Internet en www.thecandodiet.com que se pueda aplicar a estos rasgos y póngala en práctica. Así como imitar la manera en que tira un jugador de básquetbol profesional puede mejorar su tiro, asimismo emular los hábitos de estas personas que tuvieron éxito en bajar de peso y mantenerse así, puede ayudarlo a adelgazar... para siempre.

Hábito #1: Modifique su ingesta de comida.

Con el fin de bajar de peso, el 98 por ciento de los miembros registrados de alguna manera cambiaron lo que comían. Casi universalmente, comenzaron a consumir menos calorías; en promedio, ingirieron alrededor de 1,400 calorías al día, lo cual es considerablemente menos que el estadounidense promedio. (No recomiendo consumir solamente 1,400 calorías, especialmente a los hombres que suelen necesitar entre 1,800 y 2,200 calorías al día. Las mujeres, por otro lado, suelen necesitar entre 1,600 y 1,800 calorías al día.) La mayoría de los miembros cambió a una dieta baja en grasas, al cortar su ingesta de grasa a un promedio de 24 por ciento de su consumo total calórico. La mayoría de los registrados redujo el consumo de azúcares y dulces, al mismo tiempo que comían más frutas y verduras.

Los miembros también reportaron que hicieron fila en un restaurante de comida rápida menos de una vez a la semana y comieron fuera en restaurantes no más de tres veces a la semana. Y la que quizá sea la estadística más interesante de todas: 88 por ciento practicó una selección cuidadosa de alimentos más que restringir la cantidad y tipos de alimentos que comían. En otras palabras, tomaron decisiones saludables de una vasta variedad de alimentos.

A medida que siga leyendo este libro, encontrará que este último punto es una de las características más valiosas del programa "Yo sí puedo". Después de ayudar a miles de pacientes a régimen, he concluido que la mayoría de la gente no tiene éxito, a menos que las cosas se mantengan simples. Si usted considera las dietas más populares con resultados eficaces instantáneos, se dará cuenta de que todas tienen una cosa en común: su simplicidad. Vivo bajo esa regla general, y, como resultado, mis pacientes siempre se sorprenden de lo fácil que es implementar el programa "Yo sí puedo" sin tener que contar calorías, sin llevar registro de cantidad de carbohidratos o gramos de grasa y sin alimentos especiales. De hecho, usted encontrará que hay una variedad casi ilimitada de alimentos de los cuales puede escoger, y todo se reduce a ser cuidadoso con lo que entra por su boca y comer una combinación de alimentos de tres a tres horas y media.

Hábito #2: Incremente su nivel de actividad.

Ser una persona activa es absolutamente crucial para mantenerse delgado. Más de 90 por ciento de los miembros del NWCR utilizan la actividad física como parte de su estilo de vida de control continuo sobre su peso. Junto con el cambio en la dieta (solamente 1 por ciento

VEN PAVITO, PAVITO

No todos los sándwiches de pavo son iguales. En lugar de preferir un sándwich Sierra Turkey de Panera Bread, que tiene 840 calorías y 40 gramos de grasa, escoja el Sub de Pavo de seis pulgadas de Subway (330 calorías, 8.5 gramos de grasa).[7]

recurrió al ejercicio para bajar de peso sin modificar su alimentación) estos individuos estaban activos físicamente durante alrededor de una hora al día y quemaban un promedio de 400 calorías al día. El noventa y cuatro por ciento de los registrados incrementó su actividad física principalmente a través de caminar, y probaron así lo simple y fácil que puede ser un estilo de vida activo. La mayoría de los individuos se mantuvo en forma participando en actividades amenas como ciclismo, halterofilia, natación o correr.

Es importante ver que estas personas se ejercitaron más. Tanto como es importante observar lo que menos hicieron: estar sentados por horas frente al televisor. Sesenta y dos por ciento de los registrados veía menos de diez horas de televisión a la semana. Eso es significativamente menos que las más de treinta horas que pasa el estadounidense promedio pegado a la tele.[8] Claramente, hay una correlación directa entre adelgazar y levantarse del sofá.

Hábito #3: Desayune todos los días.

Casi ocho de cada diez miembros desayunaron todos los días durante su fase de régimen. Vamos a tocar este punto a lo largo del libro, pero en este momento solamente necesita saber que comer un desayuno saludable, bien balanceado, es clave para el éxito de sus esfuerzos por adelgazar. Aparte de establecer el tono dietético para su día, comer un desayuno saludable le da un gran impulso a su ritmo metabólico, lo cual lo capacita para seguir quemando una cantidad significativa de calorías y grasa. También lo ayuda a controlar su hambre, lo cual a su vez puede neutralizar la tentación de comer en exceso más tarde durante el día. Como se dará cuenta, los efectos de desayunar —o no desayunar— duran a lo largo del día. Todos mis pacientes que han tenido más éxito en adelgazar entendieron esta clave sencilla que muchas veces es ignorada.

PIENSE DE NUEVO

Como el cuerpo quema calorías durante el sueño, muchas personas que están a régimen creen que saltarse el desayuno extiende su tiempo de quema de calorías. De hecho, esperar más de noventa minutos después de levantarse para desayunar puede incrementar el riesgo de ser obeso casi 50 por ciento.[9]

Hábito #4: Monitorice su peso regularmente.

Un rasgo común de los que tienen éxito en bajar de peso y se mantienen así es pesarse con frecuencia. Muchos se pesaban diariamente. Yo no le recomiendo que se pese diariamente durante la fase de pérdida de peso de este programa, principalmente porque los kilos pueden convertirse fácilmente en una fuente de desaliento. He conocido a muchos pacientes que se obsesionan con cada miligramo, y cuando llegan a cualquier tipo de meseta, pierden impulso. Aunque sus cuerpos estén sintonizados con la rutina de bajar de peso, sus emociones de pronto llegan a un punto de fatiga. Y como todos sabemos, usted no puede adelgazar sin estar conectado física y emocionalmente con el proceso.

Esto no es para decir que no deba llevar registro de su peso. Como descubrirá, recomiendo que juzgue su desempeño inicial por la manera en que le queda la ropa, o bien, por cuantos centímetros se reduce su cintura. Junto con esto, usted se pesará regularmente (suele ser una vez al mes). Una vez que haya alcanzado su meta de peso, se le anima a que se pese a diario durante la fase de mantenimiento del programa. Monitorizar a diario su peso una vez que haya alcanzado su meta, lo capacitará mejor para mantener su peso meta.

La investigación del NWCR confirma que varios años de éxito en mantenerse delgado incrementa la posibilidad de mantenerse delgado en el futuro, y que llevar registro constante de su peso ayuda en esto. En otras palabras, si usted ha mantenido su peso durante años y, de pronto, un día sube medio kilogramo o un kilo (1 ó 2 libras), es más probable que sepa cómo responder para mantener su progreso intacto. De inmediato, usted sabrá si es necesario incrementar su nivel de actividad o ajustar su dieta para bajar esos gramos. El NWCR descubrió que, por simplemente monitorizar su peso diariamente, la mayoría de los miembros pudo ajustar su peso antes de que un ligero aumento se convirtiera en un problema mayor. No obstante, recuerde que esto sucedió durante la fase de *mantenimiento*, y no mientras estos miembros estaban adelgazando al principio. Pesarse a diario lo ayuda a mantener su peso, pero como dije, no recomiendo que se pese a diario mientras esté bajando de peso.

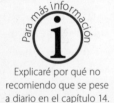

Para más información

Explicaré por qué no recomiendo que se pese a diario en el capítulo 14.

Hábito #5: Sea constante en su alimentación.

Las personas registradas que mantuvieron su peso con éxito se mantuvieron constantes en sus patrones de alimentación incluso durante días feriados, fiestas de la empresa, vacaciones y cruceros. A pesar de la ocasión especial, mantuvieron su dieta no solamente porque estaban a régimen sino porque se convirtió en un estilo de vida natural. Obviamente, hay excepciones a esto: Algunos miembros del NWCR si hacían trampa en ocasiones. Pero no permitieron que hacer trampa se convirtiera en un atracón o en un hábito. Más bien, fueron capaces de recomponerse después de su error y volver al camino.

Comprenda que siempre habrá distracciones, errores y descuidos. La mayoría de estos suceden cuando se enfrenta con la posibilidad de complacerse con una de sus comidas favoritas. El programa "Yo sí puedo" no está diseñado para que evite estos alimentos favoritos, sino que simplemente enseña cómo incorporarlos en un panorama más amplio, que es la meta de bajar esos kilos de más y mantenerse en su peso.

Lamentablemente, muchas personas no saben cómo manejar las veces en que se salen del camino. Para algunos, comienza con algo tan simple como decidir "tomar un descanso" en un fin de semana o de vacaciones. Jamás voy a olvidar a un paciente mío que adelgazó con éxito unos 45 kilogramos (100 libras) en dieciocho meses. Estaba siguiendo un programa regular de ejercicio y un régimen saludable. Se sentía maravilloso, así que se recompensó yendo de crucero con su esposa. ¡Cuando regresó del crucero una semana después, había engordado 9 kilogramos (20 libras)! Una vez a bordo, se dejó llevar por completo, deleitándose en postres, panes, múltiples platillos fuertes en cada comida, y, por supuesto, bufés de media noche.

Cuando lo vi, me aseguró que no sería ningún problema y que simplemente retomaría el programa. Eso

EL NUEVO 10 ES EL VIEJO 12

Durante años, los fabricantes de prendas de prestigio han practicado el "vanity sizing", que es reducir las tallas de sus prendas para halagar a los consumidores. No obstante, esta práctica es básica en la industria, y genera que la mayoría de las prendas no solamente varíen drásticamente de generaciones pasadas, sino también entre marcas. Como la mujer estadounidense promedio ha crecido en proporciones, también la ropa. Sin embargo, las tallas han disminuido, incluyendo recientes adiciones de nombres poco apropiados como "00" y "XXS".[10]

nunca sucedió. Siguió con el antojo y comiendo ese mismo tipo de comida, y comenzó a inventar más excusas cada vez que se complacía consumiéndola. Con el tiempo, recuperó los 45 kilogramos que había bajado; simplemente, no pudo retomar el camino. (Y, sí, fue uno de los pocos que mencioné anteriormente que no tuvo éxito con este programa.)

Le comparto esta historia para recordarle una verdad clave: la decisión depende de usted. Sin importar cuánto describa su lucha de por vida con el peso en este libro, finalmente, no puedo salvarlo. Puedo ofrecerle consejo y describir un programa que ha llevado al éxito a miles otros, pero al final del día *usted* toma la decisión. *Usted* tiene que aprender estos principios por sí mismo y creer en ellos hasta el punto en que se vuelvan una parte natural de su vida diaria. Y a diferencia de mi paciente que no pudo mantenerse en el programa, *usted* tiene que ser consciente cuando pierda terreno, lo cual nos lleva al siguiente hábito…

Hábito #6: Controle el tamaño de sus porciones y su ambiente.

La investigadora de Yale Diane Berry, estudió a un grupo de mujeres que mantuvo una baja de peso de entre 7 y 65 kilogramos (15 a 144 libras) durante por lo menos un año. Descubrió que había por lo menos tres características de comportamientos constantes entre estas mujeres que estaban a régimen. Primero, eran más conscientes de los alimentos desencadenantes y los tamaños excesivos de porción: dos trampas comunes para las mujeres. Segundo, incorporaron ejercicio regular en su estilo de vida. Y, tercero, reconocieron que para tener éxito, tuvieron que incorporar estos cambios de conducta a su estilo de vida.[11]

Las porciones de gran tamaño y los alimentos de consolación son dos de las razones principales por las que la obesidad es una epidemia en este país. Son puntos débiles comunes entre los que están a dieta. Lo mismo que mantenerse inactivo y saltarse otra sesión de ejercicio. No obstante, estos dos aspectos pueden ser manejados con facilidad *haciendo* algo. Usted tiene que administrar de manera activa el tamaño de sus porciones y su ambiente alimentario. La observación final de Berry tiene que ver con un cambio de mentalidad. Los cambios de conducta tienen que realizarse para siempre y no sólo para una temporada. Para tener éxito a largo plazo, debe practicar habitualmente el control de sus porciones, y usted debe tener el hábito de eliminar alimentos tentadores de su casa y oficina.

Hablaré más acerca de alimentos irresistibles y el control de las porciones en los capítulos 4 y 11 respectivamente.

Hábito #7: Rinda cuentas.

Rendir cuentas tiene un significado doble. Primero: tiene que ver con rendirle cuentas a otras personas. Cincuenta y cinco por ciento de los miembros de NWCR bajaron de peso con la ayuda de alguna fuerza externa.[12] Si era un programa alimentario, lo más probable era que contaran con la ayuda de alguien para rendirle cuentas sobre los estándares del régimen. De manera similar, la mayoría de mis pacientes le podrá comentar acerca del éxito mucho mayor que alcanza para adelgazar cuando se reúnen conmigo de manera regular que cuando tratan de hacerlo por su cuenta. El rendir cuentas ha probado ser una fuerza guía increíble para bajar de peso, sea que provenga de asistir a reuniones de grupos de apoyo, de reunirse con otra persona o de rendir cuentas por medio de una comunidad en línea. Por eso es que los programas para adelgazar como los Weight Watchers han perdurado más allá de la fase de ser una dieta de moda a lo largo de los años. Están desarrollados sobre la idea de que el éxito viene con el apoyo.

No obstante, incluso los resultados del NWCR prueban que no todos los que tienen éxito adelgazando tienen que formar parte de un grupo que esté siguiendo un régimen. Creo que la clave entonces recae en rendirse cuentas a uno mismo; y con ello quiero decir enfrentarse a la realidad de su situación actual. Cuando usted tiene sobrepeso o es obeso, usted conoce su situación. Las revistas, los programas de TV, los anuncios de las carteleras —incluso los amigos, familiares y extraños— le recuerdan a diario lo "poco delgado" que está. Pero esto no lo lleva necesariamente a una conducta productiva.

DE PERSONA A PERSONA

Cuando se trata de rendir cuentas, las reuniones "cara a cara" siempre son las mejores. En un estudio de dieciocho meses en el que se les dio seguimiento a individuos que habían bajado de peso con éxito, los que se mantuvieron en contacto por medio de una carta de noticias tenían 70 por ciento de probabilidades de recuperar por lo menos 2.26 kilogramos (5 libras); los que llevaron su seguimiento por la Internet, tenían 54 por ciento de probabilidades de recuperar la misma cantidad; mientras que solamente 38 por ciento de las personas que rendían cuentas en persona recuperaban más de 2.26 kilogramos (5 libras).[13]

Un estudio descubrió que las personas que no estaban satisfechas con la forma de su cuerpo, utilizaban esto como motivación para adelgazar y tuvieron éxito.[14] Estas personas se sentían impulsadas por el deseo de sentirse atractivos. No obstante, otro estudio reveló que los individuos que estaban extremadamente insatisfechos con su apariencia física o que habían tenido una historia de varias dietas, tenían un porcentaje mayor de fracaso.[15] Dados este par de extremos, vemos que la insatisfacción leve puede motivarlo a bajar de peso, pero la insatisfacción extrema puede sabotear sus esfuerzos por adelgazar. ¿Cómo poder evitar la última?

En esencia, usted debe darse cuenta de que los factores psicológicos tienen una participación inmensa en su éxito general. En pocas palabras, adelgazar comienza con la mentalidad correcta. He descubierto que la mayoría de los individuos que quieren bajar de peso primero deben perdonarse a sí mismos, luego aceptarse y, finalmente, amarse. Yo recomiendo mucho el hacer declaraciones positivas a diario con el fin de reprogramar su mente para adelgazar.

Al mismo tiempo, es importante balancear esta mentalidad positiva y productiva con una realidad que por principio de cuentas esté dispuesta a reconocer las circunstancias presentes. Usted no despertó un día y descubrió que tenía sobrepeso o era obeso. O tomó malas decisiones de alimentación en repetidas ocasiones que, con el tiempo, se convirtieron en un estilo de vida o, como veremos en la última sección de este libro, tiene problemas metabólicos, lo cual significa que usted no puede adel-

Cubriremos cómo reprogramar su mente para adelgazar en el capítulo 12.

gazar aun siguiendo al pie de la letra un plan eficaz de alimentación y ejercicio. Como sea, la realidad es que algo tiene que cambiar, o usted seguirá obteniendo los mismos resultados.

Un estudio reciente descubrió que la mayoría de los individuos que se mantenían en su peso, informaron estar menos de acuerdo en que hubieran existido causas médicas para su obesidad. En otras palabras, no culpaban de su obesidad a sus genes, su disfunción tiroidea, la diabetes o el incremento de células adiposas.[16] Los que tenían éxito en mantener su peso, dejaron de inventar pretextos y se responsabilizaron de su obesidad.

Me he enfocado principalmente en los miembros del NWCR durante este capítulo, pero comprenda que no son un caso aislado. He leído cientos, si no es que miles, de revistas científicas e informes de investigación a lo largo de los años, todos tratando de descubrir los rasgos comunes entre los que habían podido adelgazar y mantenerse delgados. No es coincidencia que la cantidad de personas que se registran en el NWCR siga creciendo. La gente está actualizándose y tomando nota de los siete hábitos principales de los que tienen éxito en adelgazar. Creo que usted también lo hará, y así podrá tener éxito tanto en adelgazar como en mantenerse delgado por el resto de su vida.

Puntos "yo si puedo" para recordar

1. Aunque las personas de El Registro Nacional de Control de Peso (NWCR) difieren en la manera en que adelgazaron, muchos comparten ciertos hábitos de los que nos podemos beneficiar.

2. Las personas que son sumamente eficaces para adelgazar, modifican su ingesta de alimentos.

3. Igual de importante es incrementar su nivel de actividad y dejar el sedentarismo.

4. Desayunar de manera saludable y bien balanceada es clave para definir qué tanto éxito tendrán sus esfuerzos de bajar de peso.

5. Una vez que alcanzaron su peso meta, la mayoría de los miembros del NWCR monitorizó su peso para que un pequeño incremento no se convirtiera en un problema mayor.

6. Siempre habrá distracciones, errores y descuidos; es la manera en que trate con ellos lo que determina el éxito de su dieta.

7. Los que son eficaces en bajar de peso practican el control de porciones, e identifican y eliminan alimentos irresistibles del ambiente.

8. Rendir cuentas significa que otros estén al tanto de su progreso y ser realista con su situación actual.

3

Hambre contra apetito

S I LA MAYORÍA de la gente solamente comiera los alimentos adecuados cada tres o tres y media horas, pocas veces tendría hambre y probablemente jamás tendría problemas con su peso. Quizá piense que estoy simplificándolo demasiado, pero después de trabajar con miles de pacientes con sobrepeso o que padecen obesidad, sigo sorprendido de la manera en que la gente al parecer olvida esta sencilla verdad. Los estadounidenses nos hemos acostumbrado a un estilo de vida de "todo lo que usted pueda comer".

La verdad es que hay una gran diferencia entre el hambre y el apetito, y hemos confundido las dos. Cuando se trata de bajar de peso, el hambre es nuestra amiga y es fácil satisfacerla con la planeación y programación adecuada de alimentos (cada tres o tres y media horas); por otro lado, el apetito puede ser nuestro peor enemigo. El hambre se define como "un deseo, necesidad o apetito de comer". Mientras que el apetito se define como "un deseo de satisfacer algún antojo del cuerpo, específicamente un deseo de comida o algunas veces un deseo de un alimento en específico".[1] El apetito suele tener que ver con comer como resultado de las emociones.

La lucha que tiene la mayoría de las personas obesas o con sobrepeso no es con el hambre, sino con el apetito que han desarrollado a lo largo de los años por malas decisiones alimenticias. De hecho, muchas personas obesas ya no sienten verdadera hambre, sino que más bien solamente están sintonizados con sus apetitos. Incluso cuando tienen el estómago lleno, siguen insatisfechos y están preocupados por comer.

Para entender por qué sucede esto, examinemos la ciencia detrás de estos dos elementos importantes para bajar de peso que tantas veces son malentendidos. Aunque esto va a incluir algunos términos que no suele escuchar en la oficina durante el día, mi propósito no es sepultarlo en terminología científica. Más bien, quiero darle las herramientas para comprender lo que realmente está sucediendo detrás de su hambre y de su apetito; y sobre todo, cómo diferenciarlas.

Todos tienen hambre

El hambre es una respuesta puramente física que se desencadena cuando el azúcar en su sangre desciende debajo de cierto nivel después de una comida. Una región del cerebro llamado el hipotálamo controla tanto el hambre como el apetito, así como su metabolismo, su deseo sexual, su temperatura y su sed. Cierta parte del hipotálamo, llamado el núcleo ventromedial, le informa cuando su estómago está satisfecho —razón por la que también se le llama el centro de saciedad del cerebro—. Estudios en ratas de laboratorio han demostrado que a los especimenes que se les destruye el núcleo ventromedial del hipotálamo literalmente comen a morir.[2]

El hipotálamo lateral es el centro de hambre del cerebro, donde en realidad se origina la sensación de hambre. Si esta región del cerebro se daña, usted pierde el apetito y puede volverse extremadamente delgado. Estudios adicionales en ratas de laboratorio han demostrado que cuando se destruye esta zona del hipotálamo, a la rata simplemente se le olvida comer y con el tiempo se muere de hambre.[3]

Para evitar alguna de estas situaciones, un hipotálamo completamente funcional detectará cada vez que su nivel de azúcar en la sangre caiga de cierto nivel y liberara un neurotransmisor llamado neuropéptido "Y". Esto, a su vez, activa el centro de hambre, que lo impulsa a comer. En este punto, los principales alimentos que deseará de manera natural son carbohidratos y azúcares, ya que elevan el nivel de azúcar en la sangre más rápidamente. (Lo interesantes, es que estos alimentos también elevan los niveles de serotonina, que es un neurotransmisor asociado con sentimientos de saciedad y bienestar.) A medida que el nivel de azúcar en la sangre incrementa, su páncreas segrega insulina. La insulina entonces le indica a las células que absorban el azúcar. También le dice a las células del hipotálamo que absorban el azúcar; y cuando esto sucede, se apaga el centro de hambre.

Como puede ver, un nivel bajo de azúcar en la sangre es el desencadenante principal del hambre. Esa es otra razón por la que es tan importante no saltarse comidas y practicar la planeación de sus alimentos. Saltarse comidas es similar a conducir su coche sin gasolina. Con el tiempo el coche se quedará sin gasolina y terminará varado a un lado del camino. Cuando se le vacía el tanque y solamente quema vapores alimenticios, va en dirección a un desastre dietético. Saltarse las comidas no solamente desencadena el hambre por medio de provocar que sus niveles de azúcar se vayan al fondo, sino que lo impulsa consumir los alimentos y bebidas que pueden provocar un ataque de indulgencia y, con el tiempo, obesidad. Piénselo: ¿Qué es lo que los refrescos, las pasteles, las tartas, las galletas, los dulces y los alimentos altamente procesados como el pan blanco tienen en común? Son altamente glucémicos y de inmediato elevan su nivel de azúcar en la sangre. Generalmente se requieren alrededor de veinte minutos para llevar la señal al centro de saciedad de su cerebro de que ya está satisfecho. Mientras tanto, en estos veinte minutos, un apetito fuera de control puede fácilmente consumir más de 2,000 calorías. (Tenga en mente que la mayoría de los hombres solamente necesitan alrededor de 2,100 calorías al día y que la mayoría de las mujeres solamente necesitan 1,800 calorías al día.)

Voy a explicar más acerca de los efectos de saltarse comidas en el capítulo 5.

No ayuda que estos alimentos procesados sean adictivos por la misma naturaleza de lo que contienen. Todos los alimentos azucarados, la comida rápida y similares carecen de la proporción adecuada de carbohidratos, proteínas, grasas y fibra para asegurarse de que el centro de hambre se mantenga apagado muchas horas. Más bien, como estos alimentos se absorben rápidamente, elevan los niveles de azúcar e insulina. Esto muchas veces lleva a un ciclo continuo de baja de azúcar y consumo frecuente de azucares, alimentos o bebidas altamente procesados. A lo largo del tiempo, se vuelve más difícil romper este ciclo mientras los niveles de insulina se vuelven elevados de manera crónica, provocando fluctuaciones en el nivel de azúcar. Y si el ciclo continúa, es posible volverse resistente a la insulina de modo que la cantidad adecuada de azúcar nunca llega a entrar a las células —incluyendo las del hipotálamo— para apagar el centro de hambre del cerebro. El resultado es un apetito voraz y eventualmente prediabetes o diabetes tipo 2.

Debería ser obvio en este punto que controlar su *hambre* requiere una solución puramente física. Hay tres claves que recordar:

1. Mantenga un nivel de azúcar en la sangre estable por medio de consumir refacciones y alimentos balanceados de manera regular (cada tres o tres horas y media).

2. Tome decisiones saludables consumiendo alimentos bajos en su índice glucémico.

3. Tome las proporciones adecuadas de carbohidratos, proteínas, grasas y fibra (todo lo cual lo cubriremos en los capítulos siguientes).

No obstante, controlar su *apetito* es una historia diferente y mucho más compleja.

APETITO POR LA DESTRUCCIÓN

¿Recuerda la primera vez que probó el helado? Probablemente no. Claro, sus padres quizá tengan fotografías de los resultados lamentables de las fiestas pasadas de pastel con helado. Pero lo más probable es que su afición por la sustancia suave y celestial vino mucho antes; como en la primera vez que algún tío o tía decidieron pasarle una probada sin que sus padres se enteraran. En ese momento, su cerebro instantáneamente desarrolló un amorío que no ha visto final. De hecho, lo recuerda cada vez que termina de cenar y, sin importar lo mucho que haya comido, piensa: "Ay, un poco de helado daría justo en el blanco en este momento".

¿Qué es lo que nos convierte en consumidores pavlovianos venida la hora del postre? Una palabra: *apetito*. Muchas veces se le ha nombrado de manera precisa "el hambre de la mente". De hecho, el apetito involucra al cerebro tanto como al estómago. Y en algún punto entre ambos yace un proceso complejo que incluye sabor, textura, apariencia, aroma, recuerdo, emoción, opinión y juicio; todo además de las igualmente intrincadas reacciones neurológicas y alimentarias involucradas.

Puede comenzar con el detalle más simple. El olor de galletas recién horneadas. La vista de los arcos dorados. El comentario de un compañero de trabajo sobre su visita a la feria estatal. La menor provocación de sus sentidos puede encender un antojo instantáneo. Así es como se han mantenido en el negocio los cines durante años, tentando a los que van al cine con "recordatorios" previos a la película de palomitas bañadas en mantequilla, refrescos tamaño familiar y cajas de chocolates que lo esperan en la dulcería. Otras cosas también pueden desencadenar su apetito. Los ambientes sociales que tienen que ver con alguna forma de comida pueden llevarlo a comer ciertos alimentos para tranquilizarlo. Sus estados de ánimo pueden determinar lo que usted busque en la cocina. Cuando se siente estresado, deprimido, solitario, aburrido, ansioso, enojado, frustrado, irritado, o simplemente de mal humor, usted puede contar con que su apetito le sugiera varios remedios relacionados con la comida. El desequilibrio hormonal puede generar una respuesta fisiológica similar. Las mujeres embarazadas, en la menopausia o en fase premenstrual, y los hombres con bajos niveles de testosterona, a menudo se les vana antojar diversos sabores y comidas.

Luego tenemos al factor tiempo. ¿Alguna vez se ha preguntado por qué a la gente pocas veces se le antojan los helados, las galletas o el pastel para desayunar, y por qué se convierten en opciones instantáneas después de cenar? ¿O por qué es que en la tarde nadie en el trabajo busca una bolsa de brócoli, coliflor o col? Más bien, rondamos la oficina para encontrar algo dulce o salado (y casi siempre altamente procesado) que nos ayude a llegar al final del día de trabajo. Estos son resultados directos de un antojo disparado fisiológicamente, alias su apetito, que no se puede controlar sin equilibrar la química cerebral y visceral.

Sea a través de la vista, el aroma, el recuerdo —o del sentido que lo haya desencadenado— la región del cerebro que procesa el placer es estimulado. Como respuesta, el nervio vago (el décimo nervio craneal) envía una señal a su estómago, que de inmediato libera jugos digestivos. Al mismo tiempo, su páncreas secreta insulina, mientras que su hígado comienza a ajustarse como preparación a los alimentos que espera procesar en el futuro cercano. No obstante, detrás de cada una de estas operaciones corporales se encuentra una hormona que induce el deseo de comer: *la ghrelina*.

Hormonas en equilibrio

Conocida de manera adecuada como la hormona del hambre, la ghrelina lo induce a querer comer. Casi cada media hora, el estómago secreta esta sustancia cuando está vacío. La ghrelina, que no había sido identificada hasta 1999, se abre paso hasta el cerebro, donde va a tres lugares distintos: el hipotálamo, que como ya dijimos anteriormente en este capítulo, incluye los centros del hambre y de la saciedad; el cerebelo, que controla los procesos instintivos del cuerpo; y la parte del cerebros medio que produce sentimientos de placer y contentamiento. Una vez en el hipotálamo, la ghrelina desencadena la liberación del *neuropéptido* "Y", que activa esos sentimientos familiares de hambre.

Sin embargo, cuando su estomago se llena el pico de ghrelina decae mientras otro proceso cerebro-víscera comienza. Un estómago vacío suele tener el tamaño de un puño. A medida que se llena de comida se estira; cuando eso sucede, libera tres hormonas que viajan al cerebro para transmitir el mensaje de que está lleno y debe dejar de comer. La primera de ellas es la *colecistoquinina* (CCK), que es liberada de los intestinos superiores. Cuando llega al cerebro, incrementa el sentimiento de satisfacción y lo alienta a dejar de comer. No obstante, esta señal hormonal no dura mucho, razón esencial por la que las otras dos son necesarias.

Piense en estas hormonas, el *péptido similar al glucagón tipo 1* (GLP-1) y el *péptido tirosina tirosina* (PYY), como la segunda línea de fuego. Liberadas después de la CCK, le informan fuertemente al cerebro que usted ya está satisfecho, al mismo tiempo que le dicen al estómago que desacelere su liberación de comida hacia los intestinos hasta que cualquier alimento que se encuentre en el estómago haya sido digerido adecuadamente. Esto suele dar cuenta de ese sentimiento de estar extremadamente lleno cuando uno simplemente no puede comer otro bocado; y por qué se sigue sintiendo así dos horas después.

Pero, ¿qué sucede cuando se rehúsa a escuchar esa primera y segunda ronda de advertencias enviadas por estas hormonas viscerales para informarle que ya está lleno? Gracias a Dios, el cuerpo viene preparado con todavía otra hormona más que es liberada: *la leptina*. Descubierta en 1994, este supresor del apetito es de hecho producido por su propia grasa corporal. Generalmente hablando, entre más grasa corporal se tenga, más leptina se produce. Como las hormonas previamente mencionadas, la leptina viaja al hipotálamo, solamente que de hecho apaga el hambre y estimula la quema de calorías.

El problema es que —ya sabía usted que debía existir un resquicio— la leptina no siempre funciona como se supone que debe actuar. Aunque la mayoría de las personas con sobrepeso o que son obesas tienen elevados niveles de leptina, muchas veces sus cuerpos no responden de manera normal a ella, o su leptina simplemente deja de funcionar. En otras palabras, desarrollan resistencia a la leptina porque sus cuerpos han producido tanta que se insensibilizan a su efecto. Las buenas noticias para las personas obesas y con sobrepeso es que cuando adelgazan lo suficiente, sus células comienzan a responder de manera normal a la leptina, y nuevamente suprime el hambre.

Voy a explicar más acerca del desequilibrio de los neurotransmisores en el capítulo 22. Si usted cree estar padeciendo de desequilibrio en los neurotransmisores, puede responder el cuestionario en línea para descubrirlo. Vaya a www. thecandodiet.com para más información.

Neurotransmisores desequilibrados

Cuando las hormonas viscerales están en desequilibrio, es difícil determinar cuando dejar de comer. Lo mismo sucede cuando los neurotransmisores —esos mensajeros químicos tan importantes— se salen de equilibrio. Hay tres desequilibrios principales en los neurotransmisores que pueden llevar a un apetito desbocado.

1. *Deficiencia norepinefrínica.* El más común de los tres entre pacientes obesos —bajos niveles de norepinefrina— se asocia muchas veces con depresión. La norepinefrina es clave para mantenernos alertas y concentrados. Cuando nuestros niveles de norepinefrina están bajos, podemos sentirnos lentos, cansados o exhaustos y muchas veces tenemos problemas para concentrarnos en una cosa. Esto a menudo provoca un estilo de vida alimenticio fuera de control.

2. *Deficiencia de serotonina.* El segundo más común, también está asociado con la depresión y la ansiedad. Como estos desórdenes están llegando a niveles casi epidémicos en los Estaos Unidos, podemos esperar ver que la deficiencia en la serotonina se vuelva cada vez más común. La serotonina es el neurotransmisor que nos hace "sentir bien". Es lógico, entonces, que un desequilibrio de este neurotransmisor esté asociado con problemas del sueño, antojo de dulces (especialmente de chocolate) y carbohidratos, comer en exceso, ataques de pánico, comer compulsivamente, fijación mental en la comida y desorden obsesivo-compulsivo (OCD). Su cerebro produce alrededor de 5 por ciento de la serotonina de su cuerpo; el otro 95 por ciento es producido por su tracto digestivo.[4] Es común encontrar individuos con deficiencia de serotonina exhibiendo patrones de conducta irracional sobre los que tienen poco o ningún control. Lo interesante es que el cerebro femenino sintetiza 50 por ciento menos serotonina que el cerebro masculino, razón por la que las mujeres suelen tener más antojos de azúcares y almidones que los hombres.[5]

LEA MÁS SOBRE ESTO

Para más información sobre los neurotransmisores y la manera en que afectan su estado de ánimo, consulte mi libro *The New Bible Cure for Depression and Anxiety* (La nueva cura bíblica para la depresión y la ansiedad).

3. *Deficiencia de dopamina.* Aunque la serotonina es el neurotransmisor que hace sentir bien, la dopamina trata estrictamente con el placer. Esto suena casi idéntico, pero el cerebro los procesa como dos cosas diferentes. Cuando sus niveles de dopamina son continuamente bajos, se vuelve proclive a desarrollar cualquier tipo de adicción: drogas, alcohol, cigarrillos, juego, sexo. Entre las personas obesas, esa adicción sin duda tiene que ver con comida. Como las otras dos deficiencias, un desequilibrio de dopamina puede hacerlo proclive a la depresión, la irritabilidad o el mal humor. La mayoría de los individuos que sufren de esto les es difícil emocionarse por cualquier cosa, razón por la cual a menudo apaciguan sus sentimientos con alimentos procesados llenos de almidón que brindan una "dosis rápida".

UNA RAZÓN DETRÁS DE CADA ANTOJO

Espero que ya esté percibiendo lo multidimensional que es su apetito. Casi siempre está relacionado con un estado de ánimo, lo cual es la razón por la que frecuentemente lo lleva a comer por razones emocionales. Es importante darse cuenta de ello la próxima vez que se le antoje algo dulce. Su apetito instantáneo, supuestamente abrumador, no es un sentimiento repentino; su cuerpo ha pasado por una serie de procesos complejos para llevarlo al punto en que se le antoje una galleta de chispas de chocolate, una rebanada de tarta de limón, o el alimento que se le antoje en el momento. Lo mismo sucede con los alimentos llenos de almidón, salados, con mucha grasa o altos en carbohidratos. En cada caso, sus vísceras y su cerebro se han estado comunicando previamente a través de las hormonas y los neurotransmisores y han llegado a un punto en el que su mente ha tomado una decisión: *Tengo antojo de esto, y ninguna otra cosa va a apaciguar mi apetito.* Si usted come constantemente cuando no tiene hambre y si come cuando está deprimido, solo,

> ### CÓLICOS Y CHOCOLATE
>
> Si usted es mujer, sabe lo que se siente batallar contra el antojo de dulces, especialmente antes de su ciclo menstrual. Aunque hay más factores involucrados, una de las razones por las que se le antoja el chocolate en particular es su alto contenido de magnesio. La deficiencia de magnesio exacerba el SPM, que puede convertir al chocolate en la "dosis rápida" amada ya que ayuda a alivias esos cólicos.

estresado y así sucesivamente, puede ser que tenga una adicción a la comida. La adicción a la comida implica tener antojos y consumir alimentos de manera compulsiva. Discuto más sobre la adicción a la comida en el capítulo 23.

Con eso en mente, continuemos al siguiente capítulo, donde abordaremos la pregunta de por qué ciertos alimentos parecen irresistibles; y lo que podemos hacer para cambiarlo. Porque la verdad es que usted *puede* cambiarlo. De hecho, al final de este libro usted sabrá exactamente cómo controlar su hambre y domar su apetito cuándo sea y dónde sea.

Puntos "yo si puedo" para recordar

1. El hambre se desencadena cuando el nivel de azúcar en su sangre desciende debajo de cierto nivel después de una comida.

2. El apetito es mucho más complicado que el hambre y puede ser desencadenado por el aroma de la comida, el aspecto de la comida, los ambientes sociales, los estados de ánimo y el estrés.

3. Hay mecanismos neurotransmisores en el cerebro y mecanismos hormonales en el aparato digestivo y el cerebro que tienen que ver con el hambre y el apetito.

4. Para controlar su apetito, es sumamente importante equilibrar los neurotransmisores.

5. Su cuerpo pasa por una serie de procesos complejos para llevarlo al punto de tener un antojo por cierta comida.

4

ALIMENTOS IRRESISTIBLES

Todos los días la abordaba alrededor de las tres de la tarde. Denise quería una malteada. Y no cualquier malteada; Denise siempre tenía un antojo especial de malteada de moca. Y no solamente cualquier malteada de moca, perdón, sino la original Malteada de Jamoca grande de Arby's.

Casi diez meses antes, había comenzado a hacer ciertos quehaceres para su jefe a media tarde que la llevaban fuera de la oficina. Su vuelta de cinco minutos a unas cuadras de distancia al centro de depósito local de FedEx, se había convertido en un descanso de diez minutos que siempre incluía una parada obligada en el Arby's cercano. Al principio, los compañeros de trabajo de Denise la molestaban por tener que salirse a tomar su "dosis de azúcar de la tarde". Sin embargo, unas semanas después, notaron el extraño efecto que tenía en su estado de ánimo cuando no podía salir a la hora acostumbrada. Se volvía enojadiza y fácilmente irritable. Incluso Denise admitía que la rutina diaria estaba afectando su constitución física que ya mostraba sobrepeso.

Para el momento en que entró a mi oficina, Denise inclinó la balanza a más de 90 kilogramos (200 libras). Era una mujer alta, de casi 1.83 metros (seis pies), pero está mujer de treinta y dos años estaba obviamente cargando más peso de lo que era saludable para su cuerpo. Lo que suelo hacer cuando le tomo el historial a una paciente que quiere bajar de peso le pregunto qué alimentos se le antojan, qué tan seguido come esos alimentos, por qué y cuándo se le antojan, y preguntas similares. Siendo una mujer que subía y bajaba de peso en los años anteriores, Denise tenía las respuestas típicas de por qué se le antojaba todos los día una Malteada de Jamoca grande de Arby's.

"No lo sé —dijo—. Creo que me relaja. Soy el asistente personal de mi jefe, así que mi horario puede ponerse bastante estresante. Creo que la malteada es algo que me quita la tensión un poco durante el día, me hace sentir un poco mejor en medio de la locura".

Cuando le pregunté si alguna vez se podía detener después de un par de sorbos en lugar de tomarse toda la malteada grande cada día, su respuesta fue igual de típica: "¿Está bromeando? Es como si no pudiera parar una vez que el sabor entra en mi boca".

LOS ANTOJOS SUCEDEN

En el último capítulo hablamos acerca de las razones físicas y psicológicas detrás de un antojo habitual como el de Denise. Descubrimos la química que sucede entre el aparato digestivo y el cerebro cada vez que alguien desarrolla un apetito y que no ha podido repeler sus exigencias. Aunque estos antojos son perfectamente normales, en este capítulo quiero profundizar más y finalmente desbancar la noción de que ciertos alimentos no se pueden evitar una vez que se ha despertado un apetito.

Casi cada persona con sobrepeso u obesa tiene una comida particular que lo tienta en momentos específicos del día. La mayoría de estas personas se rinden y terminan devorándose toda la bolsa, la caja, el recipiente o porción de la comida que se les haya antojado. Antes de que sigamos adelante, déjeme recordarle: Sin importar lo fuertes o frecuentes que sean sus antojos, usted no es esclavo de este tipo de patrón alimenticio. Los antojos sucederán con toda seguridad; la clave es aprender qué hacer cuando vengan y reducir el hambre y estabilizar el nivel de azúcar en la sangre por medio de ingerir los alimentos correctos cada tres o cada tres horas y media. Una vez que comprenda las razones detrás de sus antojos y realice ajustes a su ambiente o a su horario, podrá controlar la tentación de alimentos al parecer "irresistibles".

Es verdad: las cartas ya están apiladas en su contra con respecto a estos alimentos; principalmente por la cultura en la que vivimos. A la gente se le antoja con más frecuencia alimentos densos, altos en calorías, que son exactamente lo que ofrecen los restaurantes de comida rápida y los establecimientos de todo lo que pueda comer.

Durante un estudio que duró todo un año llamado la prueba de La Evaluación Integral de los Efectos a Largo Plazo de Restringir la Ingesta de Calorías (CALERIE, por sus siglas en inglés), investigadores de la Universidad Tufts descubrieron que los alimentos que más se le antojan a la gente son los altos en calorías. A los participantes no solamente se les antojaban carbohidratos (como se suele creer), sino que se les antojaban alimentos específicos altos en calorías. Estos incluían alimentos altos en azúcar y grasa como el chocolate, así como refacciones saladas como las patatas fritas o las patatas a la francesa.[1]

Otro estudio aparte del Laboratorio de Alimentos y Marcas de la

Universidad de Illinois dio un paso más allá para identificar estos alimentos en específico. Según esta encuesta aplicada a más de mil individuos, los alimentos consoladores favoritos de los estadounidenses son: patatas fritas (23 por ciento); helado (14 por ciento); galletas (12 por ciento); chocolate (11 por ciento) y pizza o pasta (11 por ciento). Lo interesante es que el estudio también reveló que estos alimentos de consuelo no se limitan a refacciones y que el género también tiene una parte en el tipo de alimentos consumidos. Mientras que las mujeres prefieren alimentos más convenientes que requieren menos preparación (p. ej. refacciones), los hombres tienden más hacia los alimentos relacionados con comidas como los cortes de carne, las hamburguesas y las cacerolas horneadas.[2]

Espere; es momento de desencadenarlo

Para finalmente conquistar los antojos de comida es esencial conocer los momentos específicos del día en que somos más susceptibles a ellos. No solamente tenemos que identificar esos momentos que desencadenan el apetito, sino que también tenemos que modificar nuestra conducta, selección de alimentos y horarios para combatir nuestra tendencia natural a ceder a ellos. Parte de este ajuste incluye saber cómo reconocer indicadores de estrés y señales potenciales de desequilibrio químico cerebral. Recuerde, usted no está solo en esto; virtualmente casi cada persona con

---

Adicción a la comida: Cuando los antojos están fuera de control

La adicción a la comida es un desorden alimenticio sumamente real y debilitante para mucha gente. Si le es imposible controlar sus antojos, quizá necesite ayuda profesional para vencer este desorden. Los adictos a la comida abusan de ella de una manera similar a la forma en que los adictos a las drogas o al alcohol abusan de estas sustancias. Esta obsesión poco saludable con la comida afecta a hombres y mujeres de todas las edades y razas, y puede acompañar otros desórdenes alimenticios como la anorexia, la bulimia y comer en exceso de manera compulsiva. Si cree padecer de adicción a la comida o cualquier desorden alimenticio, hay esperanza. Lo animo a que llame a la línea de ayuda para desórdenes alimenticios al 1-800-941-5313 (EE.UU.).

Para más información

Voy a hablar más sobre adicción a la comida en el capítulo 23. Si piensa que padece de adicción a la comida, puede verificarlo al tomar las pruebas en línea en: www.thecandodiet.com para hallar más información.

sobrepeso enfrenta antojos diarios "irresistibles" de alimentos altos en calorías.

Los horarios más comunes en que se desencadenan son entre las 2:00 p.m. y las 6:00 p.m. [entre la comida y la cena del horario típico estadounidense] y de las 8:00 p.m. a las 11:00 p.m. [entre la cena y la hora de dormir]. Aunque el momento preciso varía de un individuo a otro, y posiblemente se altere ligeramente dependiendo de factores como el estado de ánimo o el ambiente, la mayoría de la gente notará que hay un momento consistente del día en que su apetito parece volver a la vida con una venganza. Lamentablemente, estos a menudo se complementa con uno de los errores más comunes que veo que los pacientes obesos o con sobrepeso están cometiendo: se saltan comidas, en lugar de comer cada tres o cada tres horas y media para reducir su hambre.

No puedo subrayar lo suficiente lo importante que es mantener una cantidad adecuada de combustible en su cuerpo *y* el tipo correcto de combustible. Ambos son clave para mantener niveles normales de azúcar e insulina con el fin de prevenir un apetito desbocado. Esto comienza con un desayuno saludable, una comida saludable y una cena saludable, así como con refacciones saludables a media mañana, media tarde y noche. No puedo subrayar lo suficiente que saltarse comidas es absolutamente lo peor que puede hacer cuando está batallando con los antojos de comidas irresistibles.

Hablo de la importancia de combinar la mezcla adecuada de combustible en cada una de sus comidas así como en sus refacciones con mayor detalle en los capítulos 16 y 17.

Si usted es como la mayoría de la gente, cuando se salta una comida, probablemente termina compensando la situación por medio de dirigirse a la máquina expendedora, tienda de la esquina, restaurante de comida rápida o bombonera más cercana. En un esfuerzo por sentirse mejor rápidamente y apaciguar su hambre se come patatas fritas, *bagels* o rosquillas —cualquier cosa con montones de calorías (y azúcares y grasas)—. Recuerde, la mayoría de las personas que bajan de peso y se mantienen delgadas son las que no se saltan comidas, especialmente el desayuno. De hecho, un estudio de a Universidad de Colorado descubrió que 78 por ciento de los que adelgazan y se mantienen delgados desayunan todos los días.[3]

Sin redundar en lo obvio, usted debe darse cuenta de que cuando llega el momento desencadenante, probablemente no se le va antojar comer brócoli, lechuga, espárrago o quimbombó. Más bien, estará buscando los alimentos con mayor densidad calórica disponibles para elevar rápidamente su azúcar en la sangre y darle combustible al organismo con el fin de apagar el antojo. E incluso cuando usted comience a comer tres comidas al día con el tipo correcto de alimentos y refacciones saludables, es probable que su momento de desencadenamiento de apetito continúe. Por ejemplo, quizá vaya en el coche a una cita importante a las dos treinta de la tarde cuando de pronto su apetito es liberado. Sin preparación, probablemente se detenga en el McDonald's más cercano y se engulla una Quarter Pounder con queso, patatas y refresco grandes. Aunque su estómago quizá se sienta mucho mejor, todos sabemos lo rápido que la culpa se levanta.

En lugar de eso, usted puede estar preparado y vencer el antojo con algo que no solamente satisfaga su hambre, sino que lo mantenga en el camino hacia bajar de peso. Por eso es importante mantener en su bolso, su coche o el escritorio de su oficina refacciones saludables, suplementos que elevarán los niveles de serotonina o norepinefrina, y suplementos de fibra como la PGX que puede de hecho evitar los momentos de antojo. Una barra energética saludable es un buen ejemplo de una refacción saludable que se puede tener en la oficina así como nueces, semillas y frutas como manzana, pera, naranja o toronja, junto con una bebida de proteína. Otra refacción excelente es una rebanada de pan integral (aproximadamente 5 gramos de fibra por rebanada) y una proteína como entre 114 y 227 gramos (4 a 8 onzas) de queso cottage bajo en grasa, yogurt bajo en grasa, búlgaros sin azúcar bajos en grasa o rebanadas de pavo o de rosbif y un puñado de nueces o semillas. Solamente asegúrese de comer lentamente y masticar cada bocado unas treinta veces para permitirle a su cerebro recibir el mensaje de que ya está satisfecho. Usted de hecho estará proveyendo la mezcla ideal para apagar el apetito. Si el momento en que se desencadena su apetito es tarde en la noche puede hacer lo mismo en ese momento. También puede tomar entre dos y tres cápsulas de fibra PGX con 473 mililitros (16 onzas) de agua para llenar su estómago antes de consumir su refacción.

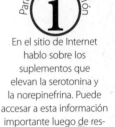

Para más información

En el sitio de Internet hablo sobre los suplementos que elevan la serotonina y la norepinefrina. Puede accesar a esta información importante luego de responder el cuestionario en www.thecandodiet.com.

Dome el ambiente

Parte de combatir las trampas de un momento desencadenante potencial es domar su ambiente alimenticio. Elimine alimentos chatarra como patatas fritas, galletas, galletas saladas, pasteles, tartas, dulces y otros agasajos de sus gabinetes, despensa y frigorífico. Y, por supuesto, recuerde deshacerse del helado alto en grasa y azúcar del congelador. Por medio de remover la tentación, es mucho más fácil permanecer fuerte cuando el impulso irresistible llegue. Surta su despensa y frigorífico con alternativas saludables de alimentos, más que con bolsas de patatas fritas o latas de refresco. Ya que estas últimas solamente lo dejarán sintiéndose culpable y derrotado. Si usted fuera un alcohólico tratando de volver a la sobriedad, con toda seguridad no mantendría su frigorífico y sus gabinetes llenos de cerveza, vino o güisqui. De la misma manera, si usted está cambiando su estilo de vida para involucrar alimentos más saludables y beneficiosos, entonces saque de la casa los alimentos poco saludables y los perjudiciales fuera de la casa. Aunque "fuera de la vista, fuera de la mente" no es una apuesta a prueba de fuego con respecto a ciertos alimentos, sí aumenta sus probabilidades de poder resistir cuando no tiene la casa llena de tentaciones.

Por supuesto, hay muchas excusas en contra de la idea de domar el ambiente. Probablemente la más popular que escucho entre mis pacientes que están bajando de peso es: "No puedo deshacerme de estas refacciones porque mis hijos las comen". Si sus hijo comen de manera habitual estos alimentos, probablemente también lleguen a tener sobrepeso o se vuelvan obesos. ¿Realmente quiere eso? Lo dudo. Si sus hijos realmente desean estos alimentos y usted no quiere negárselos por completo, agasájelos una o dos veces a la semana en el centro comercial o en el restaurante, pero no en casa. La idea principal es mantener los alimentos irresistibles fuera de su casa. También, asegúrese de nunca ir de compras con hambre, y evite comer en restaurantes estilo bufé.

Alimentación automática

Una de las maneras más sutiles, pero más dañinas en que las personas caen presa de un estilo de vida que las lleva a la obesidad es por medio de la alimentación automática. Esto

Llénese antes

Varios estudios han demostrado que hacer las compras de los abarrotes con un estómago vacío puede llevar a un gasto 15 a 40% mayor.

es simplemente comer mientras está cambiando de un canal a otro en la TV, viendo una película, trabajando en la computadora o hablando por teléfono. Durante estos tipos de actividades usted no suele darse cuenta de que ya se comió toda una bolsa de palomitas, de patatas fritas, una caja de galletas o un bote de helado. Para evitar esto, necesita designar zonas para comer en la casa, como la cocina y el comedor, y prohibir que se coma en todas las demás habitaciones de la casa. Cuando usted se permite comer en la cama o en el sofá mientras ve la TV —o en cualquier otro lugar que usted quiera a ese respecto— probablemente caerá presa de la alimentación automática. También es mucho más probable que se sienta influenciado por los comerciales de comida o bebidas de la TV. Nuevamente, no es ninguna coincidencia que después de un anuncio de refresco, sea probable que usted camine al frigorífico por un refresco; todo ello sin darse cuenta de que acaba de picar como pez en la trampa de los publicistas astutos.

En lugar de comer de manera automática, debemos hacerlo a plena consciencia. Comprenda que el verdadero placer en la mayoría de los alimentos está en los primeros bocados a medida que saborea la comida. Sus papilas gustativas están inmersas en una experiencia placentera mientras disfruta el momento presente. Al ser cuidadoso al comer, se vuelve más consciente del tipo de alimentos que escoge así como de la cantidad que consume. También tiende más a preguntarse a sí mismo si realmente tiene hambre y si verdaderamente desea la comida que está comiendo. La mayoría de la gente no entra al centro comercial a comprarse un traje o un vestido sin preguntar el precio. No obstante muchos individuos con sobrepeso se sientan y de manera automática consumen miles de calorías en una sola comida sin siquiera darse cuenta del precio que están pagando con su salud. ¡Y luego se preguntan por qué la ropa que compraron en el centro comercial ya no les queda!

> **LEA MÁS SOBRE ESTO**
>
> Conozca más sobre esta peligrosa trampa de comer de manera automática en *Mindless Eating* (Alimentación automática) del Dr. Brian Wansink.

ENTRENE SUS PAPILAS GUSTATIVAS

He descubierto que una de las maneras más sencillas en que podemos vencer impulsos irresistibles por comer es entrenar a nuestras papilas gustativas a disfrutar alternativas bajas en calorías, bajas en grasas y bajas en azúcar de los alimentos que se nos antojan. Por ejemplo, en lugar de helado de chocolate de Häagen-Dazs alto en grasa y azúcar, encuentre una alternativa baja en grasa y baja en azúcar como un poco de chocolate amargo orgánico Dagoba que solamente contiene 4 gramos de azúcar. Y en lugar de consumir ocasionalmente un gran tazón o un bote de 2 litros (medio galón) de helado de una sentada, intente una bola de helado bajo en grasa, bajo en azúcar o yogurt congelado una o dos veces por semana. (Pero no guarde el helado en casa.) Al saborear cada bocado y practicar la alimentación consciente, usted puede de manera literal volver a entrenar a sus papilas gustativas a que disfruten muchos alimentos alternativos.

Lo que usted practique continuamente con el tiempo se convertirá en un hábito. No es difícil aprender a disfrutar alimentos con significativamente menos calorías y a saborear solamente unos pocos bocados en lugar de gratificarse con cantidades masivas de un alimento en particular. En lugar de solamente escoger chocolates chatarra —que la mayoría de las barras de chocolate lo son con su mezcla de chocolate de calidad inferior, jarabe de maíz, saboreadores y colorantes artificiales— pruebe una pequeña cantidad de chocolate amargo fino. Al comer lentamente, disfrutar y saborear una pequeña cantidad de "lo verdadero", sus sentidos también participan, y usted suele quedar satisfecho después de unos pocos bocados.

SOLAMENTE DIGA QUE NO

Una de las claves de la alimentación consciente es visualizarse mentalmente a sí mismo rechazando alimentos tentadores. Cuando mi esposa, Mary, y yo volamos por American Airlines, un sobrecargo suele venir después de la comida con galletas enormes de chispas de chocolate, calientitas, recién horneadas y *sumamente tentadoras*. A Mary le encantan estas galletas, pero hace unos años estaba tratando de adel-

OTRA RAZÓN PARA QUE LE GUSTE EL CHOCOLATE

Razón Núm. 253 de por qué el chocolate es tan bueno: contiene triptofano, un aminoácido esencial que afecta la cantidad de serotonina liberada en su cerebro. Y la serotonina que nos hace "sentir bien" como vimos en el capítulo anterior, suele reducir los antojos de dulces y carbohidratos.

gazar, y cada vuelo presentaba un desafío increíble para ella. No podía resistir la tentación de estas galletas de aroma y sabor divinos, que la llevaban a frustrarse más con ella misma.

No era como si un día pudiera quedar libre instantáneamente de la tentación o que de pronto pudiera tener la facultad en ese momento de decir que no. Tenía que visualizarse a sí misma diciendo que no. De hecho, tenía que *practicar* esta visualización a menudo en su cabeza con el fin de entrenarse para cuando el momento llegara realmente. E hizo justo eso, se imaginó a sí misma abordando el avión, comiendo su comida, esperando a que el sobrecargo le formulara la pregunta, y luego respondiendo con un firme: "No, gracias".

Nunca voy a olvidar la ocasión en que íbamos volando hacia California y sucedió. Después de comer, el sobrecargo amablemente se acercó con un paquete de galletas de chispas de chocolate calientitas, húmedas, increíblemente cautivadoras y le preguntó a Mary si quería una. "No, gracias", dijo. Volteé a ver a Mary perplejo. "¿Estás segura?", le pregunté. Ella sonrió y reafirmó su decisión. Como ven, ella ya había ensayado mentalmente cómo rechazar esas galletas, visualizándose a sí misma diciendo esas palabras cientos de veces, ¡y esta vez de hecho pudo decirlas! Desde entonces, lo ha hecho en repetidas ocasiones. Y las buenas noticias son que (especialmente para muchos de ustedes que tienen un antojo similar) es que ahora en algunas ocasiones de hecho acepta la galleta y puede controlar su apetito a través de darle solamente uno o dos mordiscos. Desde entonces ella ha hecho lo mismo con otros alimentos que solían ser irresistibles para ella, incluyendo el pan, el chocolate y los postres.

Mary ahora es capaz de practicar la alimentación consciente comiendo solamente unos bocados de lo que anteriormente era su debilidad y dejar el resto. El maravilloso resultado es que saborea esos bocados y no tiene antojo por esos alimentos después. Nuevamente, no es una habilidad mágica que le vino al despertar una mañana y que decidió usar; repetidamente lo practicó y lo visualizó. Primero: aprendió a decirle que no a sus alimentos consoladores y venció la tentación abrumadora. Luego redujo su hambre a través de planear sus comidas y refacciones. Finalmente,

CLIENTES ENGANCHADOS

Una de las maneras en que los restaurantes acentúan los sabores de sus alimentos y que hacen que usted regrese es por medio de añadirle grandes cantidades de glutamato monosódico (MSG) a sus platillos. Además de hacer que usted vuelva a tener hambre solo unas horas después de haber comido, el MSG tiene varios efectos negativos secundarios más, incluyendo dolores de cabeza severos y pérdida del aliento. Aunque los restaurantes chinos tienen la peor reputación por utilizar el polvo parecido a la sal, muchas cadenas de comida rápida y restaurantes las utilizan también.

pudo reintroducir pequeñas cantidades de estos alimentos favoritos y, por medio de practicar la alimentación consciente, no darse un atracón, sino permanecer en control de sus alimentos. Creo que usted puede hacer exactamente lo mismo.

SIMPLEMENTE IRRESISTIBLE

La realidad es que privarse de sus alimentos favoritos casi siempre lo llevará a darse un atracón de estos alimentos; lo cual todos sabemos lleva a la culpa y la condenación. Si a usted realmente le encanta el chocolate, por ejemplo, no hay manera de que usted deje de comer chocolate por el resto de su vida. Nuevamente, esta es una de las razones principales por las que estar a régimen no funciona a largo plazo. Más bien, usted puede implementar los principios de este capítulo y de todo el libro para que pueda tener la capacidad de controlar sus impulsos irresistibles por ciertos alimentos.

Una nota final: es importante que acepte el hecho de que hay algunos alimentos que simplemente no puede resistir. Los fabricantes de alimentos como las patatas fritas con sabores especiales, las galletas, los dulces y repostería han desarrollado estos productos para que la mayoría de los consumidores no pueda comer solo uno. También están sumamente conscientes de que han creado una sustancia que, por lo menos para las personas con sobrepeso o que son obesas tiene el mismo efecto que una droga. La mayoría de la gente que es enganchada por comidas irresistibles son personas que comen por estrés o emoción. Estos alimentos están haciendo más que elevar el nivel de azúcar en su sangre y apagar la señal de hambre en su cerebro; literalmente los están consolando. Como tomar Valium o una inyección de morfina, los alimentos consoladores o de compañía encienden una reacción en el cerebro y a lo largo del resto del cuerpo que produce una liberación de poderosos neurotransmisores y químicos del cerebro como las endorfinas. Estos químicos naturales tienen un efecto tremendo para calmar e insensibilizar la mente y el cuerpo, razón por la que muchas personas experimentan un viaje cuando comen estos alimentos irresistibles.

En lugar de reintroducir alimentos chatarra que están de hecho diseñados para estimular su apetito y engancharlo, aprenda a escoger y saborear alimentos naturales como chocolates naturales de alta calidad bajos en azúcar. A diferencia de los alimentos artificiales que literalmente lo programan para comerse todo el paquete, unos pocos bocados de alimentos naturales generalmente satisfarán su antojo por esa comida.

Hasta que haya dominado los principios del programa "Yo sí puedo", le insto fuertemente a no tener alimentos irresistibles en su casa. Tener acceso fácil a estos alimentos sabotea cualquier esfuerzo por adelgazar. Busque el apoyo de su familia y amigos para hacerlo, ya que usted quizá no sea capaz de realizar esta maniobra difícil por sí solo. Con su ayuda, usted puede vencer sus antojos y controlar su apetito. Puede identificar sus alimentos irresistibles, así como los momentos desencadenantes de antojos, y eliminar esos alimentos de su casa, su oficina, su coche, su closet, su cartera o donde tenga la mayor tentación.

Ahora que hemos abordado los asuntos de controlar el hambre y el apetito, junto con los antojos que vienen con ellos, sigamos adelante para descubrir exactamente cómo es que su cuerpo procesa los alimentos que consume; sean buenos o malos.

PUNTOS "YO SI PUEDO" PARA RECORDAR

1. Es importante identificar los momentos que desencadenan su apetito. (Los más comunes son entre las 2:00 p.m. y las 5:00 p.m. y de 8:00 p.m. a 11:00 p.m.)

2. Cuando se salte una comida, está abriéndose a tener antojo de alimentos irresistibles que suelen tener altas cantidades de azúcar o carbohidratos refinados.

3. Dome su ambiente alimenticio por medio de remover alimentos chatarra y dulces de su casa.

4. Comer de manera automática es comer sin consciencia de lo que está haciendo mientras mira TV, una película, un partido o está trabajando en la computadora.

5. Practique el entrenamiento de sus papilas gustativas para disfrutar alimentos naturales en lugar de alimentos artificiales creados por el hombre.

5

CÓMO FUNCIONA EL METABOLISMO

Me encanta ver videos grabados con la técnica *time-lapse* en los que el tiempo pasa rápido. Sea el reporte del clima durante la noche que muestra el movimiento de las nubes durante el día o un montaje del fluir de personas en una esquina bulliciosa, hay algo fascinante en ver meses, semanas, días u horas condensadas en solamente unos segundos.

Mi interés en esto comenzó hace años cuando vi un documental que utilizaba esta técnica para capturar los efectos del mar en la línea costera. Me quedé viéndolo anonadado mientras las olas golpeaban las rocas día tras día, con cada subida y bajada de marea. Al principio, parecía que el agua no estaba provocando nada en especial. Incluso después de varios meses y años, la costa parecía esencialmente la misma. Sin embargo, los documentaristas probaron que si su video hubiera podido llevar el registro de miles de años (o de miles de millones de años como algunos geólogos dicen) se podría haber visto la formación de un paisaje completamente distinto. Al golpear la costa repetida e incesantemente, el océano de hecho estaba desgastando las rocas. Con el tiempo, incluso estás estructuras al parecer inamovibles podían ser moldeadas en formas completamente distintas a través del poder de la erosión.

El ponernos a régimen en repetidas ocasiones, o lo que a menudo se le llama "la dieta del yoyó", tiene efectos similares en nuestro cuerpo. Específicamente: desgasta nuestro metabolismo En general cuando usted hace la dieta del yoyó, su masa muscular disminuye y su grasa corporal incrementa. Incluso sin ponerse a régimen, la persona promedio pierde entre 2.26 y 3.17 kilogramos (5 y 7 libras) de masa muscular cada diez años a partir de los treinta y cinco años.[1] Sin embargo, cuando usted se pone a dieta en repetidas ocasiones, pierde todavía más masa muscular. Aun así en muchas dietas, aproximadamente la mitad de los kilogramos que baja son de grasa, el resto suele ser músculo y agua metabólicamente activos. Es difícil poder subrayar lo suficiente lo perjudicial que es esto para tener un control sostenido sobre su peso. ¡El músculo es extremadamente valioso! De hecho, las células musculares queman alrededor de setenta veces más calorías que las células grasas, razón por la que son tan cruciales para mantener un peso bajo.

Lamentablemente, cada vez que usted salta de una dieta a otra, suele perder valiosos gramos de músculo y recupera grasa adicional. Lo peor de todo es que gradualmente se está volviendo más gordo a través de reducir su índice metabólico. Los estudios demuestran que con cada década de pérdida de músculo, su metabolismo también disminuye aproximadamente 5 por ciento.[2] En esencia cada vez que usted abandona una dieta, hace que la siguiente se vuelva más difícil.

LA PRUEBA DEL ALIENTO: LA MEJOR FORMA DE MEDIR SU METABOLISMO BASAL

Una prueba pulmonar de rutina en el laboratorio, llamada calorimetría indirecta, puede medir su consumo de oxígeno, su producción de dióxido de carbono y su índice de intercambio respiratorio. Esto brinda información precisa y útil para darle una imagen detallada de los procesos metabólicos del cuerpo cuando está en reposo.[5]

Para descubrir como puede detener este ciclo y restaurar su sistema metabólico, demos un vistazo primero a la manera en que el metabolismo funciona.

QUEME MIENTRAS DESCANSA

El metabolismo se define como los procesos químicos que se llevan a cabo continuamente en las células vivas, y en los organismos, que son esenciales para mantener la vida.[3] En realidad es la suma de todas las reacciones químicas en el cuerpo. Tenga en mente que sus tejidos y sus órganos nunca descansan. Su corazón siempre bombea, sus pulmones siempre respiran, su hígado nunca se detiene en sus quinientas funciones distintas; incluyendo: filtrar la sangre; remover toxinas; procesar grasas, proteínas y carbohidratos; producir bilis; así como desintoxicar químicos, toxinas y residuos metabólicos. Su cerebro y su sistema nervioso, su sistema digestivo, su sistema inmune, hormonas, huesos, coyunturas, músculos y cada tejido de su cuerpo requieren energía y nunca dejan de realizar sus funciones, lo cual contribuye con el índice metabólico. Como se necesita energía para que su corazón lata, sus pulmones respiren y todos sus órganos funcionen adecuadamente, el índice metabólico es simplemente la cantidad de calorías que quema en reposo. Cuando se considera un periodo de veinticuatro horas, se le llama metabolismo basal, o metabolismo en reposo.

Usted suele quemar 75 por ciento de sus calorías en reposo. Como veremos más tarde en este capítulo, hay varias cosas que influencian su metabolismo, incluyendo su nivel de estrés, masa muscular, patrones alimenticios, selección de alimentos y nivel de actividad.

Uno de los mayores factores que afectan el metabolismo es saltarse comidas, lo cual ya he mencionado. Cuando usted no come durante más de doce horas, su metabolismo baja alrededor de 40 por ciento. Esto lo posiciona hacia subir de peso, lo cual se hacer realidad cuando consume alimentos altos en carbohidratos y en grasas ya que su cuerpo no quemará tantas calorías en este estado metabólico atenuado. Esta también es la razón por la que desayunar de manera saludable (literalmente des-"ayunar" o romper el ayuno nocturno) es tan esencial. Las personas que desayunan suelen ser más delgadas que los que se saltan el desayuno porque su metabolismo es generalmente más alto.

Como se puede imaginar, la grasa corporal no es un tejido activo metabólicamente. En cambio, el tejido muscular es metabólicamente activo en extremo. Entre más músculo tenga, mayor será su metabolismo. Entre más grasa tenga, su metabolismo será más lento. Piénselo de otra manera si le ayuda: se requiere mucho más energía para mantener un kilogramo de músculo que un kilogramo de grasa. Una buena manera de incrementar su metabolismo es incrementando su masa muscular y reducir su grasa corporal.

Todo está en el cálculo

Calcular un metabolismo basal aproximado es fácil.* Hay fórmulas más específicas para calcular su metabolismo basal, pero quiero mantener nuestra conversación sencilla, así que voy a compartir una fórmula general. Hay tres pasos sencillos: Primero: simplemente multiplique su peso en libras por diez [un kilogramo equivale a 2.205 libras, multiplique su peso en kilogramos por 2.205 y luego por diez]. Segundo: determine el número de calorías que quema al día por medio de multiplicar el número de minutos que se ejercita a diario por cuatro. Tercero: añada la cantidad del paso dos al resultado del paso uno.

Por ejemplo: si usted pesa 200 libras (90.72 kilogramos) y se ejercita

---

* Al calcular el metabolismo basal es importarse darse cuenta de que el varón típico tiene significativamente más músculo que una mujer típica, mientras que las mujeres suelen tener una cantidad significativamente mayor de grasa corporal que los varones. Por lo tanto, una fórmula para calcular el metabolismo que se le aplique a todos no es completamente precisa o realista. La fórmula que presento aquí es una manera bastante cruda de medir su metabolismo basal.

treinta minutos al día, usted podría calcular las calorías que quema al día como sigue:

Peso corporal en libras x 10
   (200 lb x 10 = 2,000)

Número de minutos ejercitándose x 4
   (30 minutos x 4 = 120)

2,000 + 120 = 2,120 calorías quemadas al día

Utilizando esta fórmula, usted estaría quemando aproximadamente 2,120 calorías al día. Tenga en mente que solamente es una aproximación de su metabolismo; no se le puede aplicar a personas con problemas metabólicos o que tienen un metabolismo deprimido.

SE DICE MÁS FÁCIL DE LO QUE SE PUEDE HACER

"Adelgazar no es una ciencia complicada. Todo lo que se necesita es comer menos y ejercitarse más". ¿Cuántos de nosotros hemos escuchado esa solución simplista durante la mayor parte de nuestros años con sobrepeso? He tenido muchos pacientes obesos que les hubiera gustado torcerle el pescuezo a todas las personas bien intencionadas, pero insensibles que dan este "consejo". ¡Como si estos pacientes nunca lo hubieran intentado!

La verdad es que la fórmula para adelgazar es correcta. Para bajar de peso, lo que usualmente necesitamos hacer es comer menos y ejercitarnos más. ¿Pero que pasa cuando hacerlo no funciona? ¿Qué se hace cuando se ha seguido cada dieta y programa de ejercicios al pie de la letra y todavía no ve resultados?

Si esto lo describe, primero déjeme recordarle que no está solo. A medida que exploramos varias razones por las que la gente se estanca en sus esfuerzos por adelgazar, usted verá que

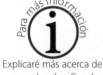

Explicaré más acerca de vencer los desafíos de adelgazar cuando tiene problemas metabólicos en el capítulo 22.

muchos de estos factores están alcanzando proporciones epidémicas. Si usted padece uno o más de estos factores, está en la compañía de otros millones como usted; y el club está creciendo. Segundo: sepa que es probable que tenga un problema metabólico. Todo lo que significa es que su metabolismo esta casi en un estado de shock y tiene que recuperarse. De alguna manera —casi siempre a través de dietas crónicas y atracones— se ha desgastado al punto de apenas funcionar, lo que significa que su cuerpo no está quemando combustible de la manera que debe.

Esto puede suceder por mil razones, varias de las cuales se cubren en el último capítulo del libro y en www.thecandodiet.com. Pero el resultado general es que su cuerpo se queda atorado en el modo *almacenar* grasa, en lugar de en *quemarla*. Tristemente, muchos estadounidenses obesos y que tienen problemas metabólicos no están conscientes de los factores diarios que han contribuido con su condición. Con eso en mente, examinemos algunos de los factores principales que pueden afectar severamente su metabolismo.

OTRAS FÓRMULAS PARA CALCULAR EL METABOLISMO BASAL[4]

La fórmula Harris Benedict

La fórmula Harris Benedict calcula su metabolismo basal utilizando su altura, peso, edad y género.

Esto la hace más precisa que la fórmula sencilla que le mostré en la página anterior, que se basa solamente en el peso. (Cuando considere la fórmula siguiente, tenga en mente que 1 pulgada equivale a 2.54 centímetros y que un kilogramo equivale a 2.2 libras.)

Hombres: MB = 66 + (13.7 x peso en kg) + (5 x altura en cm) − (6.8 x edad en años)

Mujeres: MB = 655 + (9.6 x peso en kg) + (1.8 x altura en cm) − (4.7 x edad en años)

Por ejemplo, una mujer de treinta y un años de edad que mide 5 pies y 6 pulgadas (167.6 cm) y pesa 120 libras (54.5 kilos) podría obtener su MB así:

655 + 523 + 302 - 141 = **1,339 calorías por día**

La fórmula Katch-McArdle

La fórmula Katch-McArdle puede brindar la medida más precisa de su MB de todas porque toma en cuenta su porcentaje de grasa corporal y su masa muscular. Usted tiene que conocer su porcentaje de grasa corporal con el fin de utilizar esta fórmula, que se ve así:

MB (hombres y mujeres) = **370 + (21.6 x masa muscular en kg)**

Utilizando nuestro mismo ejemplo de una mujer de treinta y un años de edad que mide 5 pies y 6 pulgadas (167.6 cm) y pesa 120 libras (54.5 kilos), ahora le añadimos que ella sabe que su porcentaje de grasa corporal es de 20% (24 libras), lo cual significa que su masa muscular es de 96 libras (43.6 kilos), la fórmula de su MB se vería así:

MB = 370 + (21.6 x 43.6) = **1,312 calorías por día**

Cómo incluir su nivel de actividad

Una vez que calcule su metabolismo basal, ya sea con la fórmula de Harris Benedict o la de Katch-McArdle, todavía necesita incluir su nivel de actividad antes de saber exactamente cuántas calorías necesita consumir a diario. Esta es una lista de varios niveles de actividad:

Sedentario = MB x 1.2 (poco ejercicio o nada, trabajo de escritorio).

Ligeramente activo = MB x 1.375 (ejercicio o deporte ligero uno o tres días a la semana).

Moderadamente activo = MB x 1.55 (ejercicio o deporte moderado tres o cinco días a la semana).

Bastante activo = MB x 1.725 (ejercicio o deporte fuerte seis o siete días a la semana).

Extremadamente activo = MB x 1.9 (ejercicio o deporte diario fuerte, trabajo físico o entrenamiento —p. ej., maratón o competencia, etcétera— dos días a la semana).

Digamos que nuestra mujer de treinta y un años es una persona moderadamente activa, así que siguiendo la fórmula de Harris Benedict, sus necesidades calóricas diarias son:

1.55 x 1,339 = **2,075 calorías por día**

Siguiendo la fórmula Katch-McArdle, sus necesidades calóricas diarias son:

1.55 x 1,312 = **2,033 calorías por día**

En nuestro ejemplo, la diferencia en las necesidades calóricas diarias de ambas fórmulas es mínima (2,075 calorías contra 2,033 calorías) porque la persona que utilizamos en el ejemplo tiene un tamaño corporal y una complexión promedio. El beneficio de añadir la masa muscular en la fórmula de MB de Katch-McArdle incrementa para las personas cuya composición corporal está más cercana a alguno de los extremos del espectro (sumamente musculosa o demasiado obesa).

EVITE EL MODO INANICIÓN

La Organización Mundial de la Salud clasifica a cualquier dieta que contenga menos de 2,100 calorías al día para el hombre promedio y 1,800 calorías al día para una mujer promedio como una dieta de inanición. Cuando usted restringe de manera excesiva las calorías y su ingesta calórica cae más allá de su metabolismo basal, ha entrado en la zona de inanición. En pocas palabras, todos sus órganos y tejidos deben recibir sus calorías diarias. Cuando esto no sucede, su cerebro piensa que esta muriendo de hambre y comienza a reducir su metabolismo para conservar energía de modo que pueda sobrevivir. Esta es una respuesta fisiológica normal.

Lamentablemente, muchas dietas fallan en reconocerlo y en lugar de ello van en contra de la naturaleza y todos sabemos quien gana el encuentro. Cuando usted de manera intencional se mata de hambre, no solamente perturba el ciclo natural de alimentación de su cuerpo, sino que reduce significativamente su metabolismo. He tenido muchos pacientes que se quejan conmigo de cómo han pasado días enteros no comiendo nada más que 57 gramos (2 onzas) de pollo y ensalada seca, y que aun así no pueden bajar de peso. Luego, después de comerse una sola patata al horno, de pronto suben casi medio kilo (una libra). ¿Le suena familiar?

Esto puede ser frustrante si se ha adherido de manera estricta a la última dieta de moda, pero lo que se debe entender es el verdadero daño de saltarse comidas. Cuando no come, su cerebro interpreta sus acciones como hambruna. Simplemente hace lo natural y se bloquea en modo de autopreservación por medio de darle la señal a su metabolismo de desacelerar con el fin de conservar energía. Sin saberlo, usted ha encendido la respuesta a la inanición. Por lo cual, puede imaginarse el efecto que tiene esto en su cuerpo de hacerlo repetidamente. Muchas personas a régimen han restablecido su metabolismo una y otra vez, y el resultado ha sido como la estufa que ya no funciona a altas temperaturas sino que solamente cuece a fuego lento. Aunque el fuego de estas personas está encendido, no pueden quemar lo suficiente para adelgazar.

> ## ¡NO SE SALTE COMIDAS!
>
> Cuando no come azúcar o almidones durante más de veinticuatro horas, la reserva de glucógeno (azúcar almacenada) en su hígado y músculos con el tiempo se agota, provocando que el hígado tome proteína de los músculos y otros tejidos en un esfuerzo por reabastecerse. Como su hígado no es capaz de proveer las cantidades adecuadas de azúcar utilizando este método, usted termina sintiéndose fatigado, letárgico, olvidadizo, desorientado, tembloroso y mareado. Esto también puede desatar los tremendos antojos de azúcares y almidones que muchas personas experimentan a media tarde o en la tarde noche.

ESTRÉS CRÓNICO

El estrés crónico también disminuye el metabolismo. Nuestros cuerpos están diseñados para secretar dos hormonas del estrés cuando estamos estresados: epinefrina e hidrocortisona. La hormona epinefrina, que provoca las reacciones de responder o huir, opera de inmediato por medio de acelerar nuestros cuerpos cuando es desencadenada por situaciones estresantes como una emergencia, ir demorado a una cita o tener una discusión son su cónyuge. Cuando nuestros cuerpos no son capaces de pelear o de huir, nos convertimos en las personas atrapadas en el tráfico de la hora pico que van a vuelta de rueda: somos dejados literalmente cociéndonos en nuestros propios jugos estresantes. La epinefrina precipita la respuesta de tensión por medio de elevar nuestra presión sanguínea e incrementar tanto nuestro ritmo cardiaco como nuestra respiración. Cuando el estrés percibido termina, el nivel de epinefrina suele disminuir a lo normal.

Por otro lado, la hidrocortisona trabaja con mayor lentitud, dándonos energía para enfrentar el estrés a largo plazo. Sin embargo, cuando la respuesta al estrés se bloquea como resultado de estar sometido a estrés un largo plazo, la elevación continua de la hidrocortisona provoca que el cuerpo libere continuamente azúcar en el torrente sanguíneo a partir del glucógeno. El glucógeno es simplemente azúcar almacenada, generalmente en el hígado y en los músculos. Cuando el glucógeno es liberado en el torrente sanguíneo, genera un aumento en los niveles de insulina, que a su vez reduce los niveles de azúcar en la sangre. El bajo nivel de azúcar provoca que se libere más hidrocortisona, llevando a engordar. La insulina excesiva también lleva al cuerpo a almacenar grasa en los tejidos adiposos, al mismo tiempo de que evita que el cuerpo libere grasa de los tejidos, incluso durante el ejercicio. En otras palabras, el estrés nos programa para almacenar grasa y contribuye significativamente con desarrollar resistencia a la insulina.

LEA MÁS SOBRE ESTO

Por favor vea mis libros anteriores: *Los siete pilares de la salud* y *Eat This and Live!* (¡Coma esto y viva!) para más detalles sobre los beneficios saludables del café.

Los niveles elevados de hidrocortisona también pueden llevar al cuerpo a quemar tejido muscular como combustible. La hidrocortisona es una hormona catabólica, lo cual significa que lleva a degradar músculo para producir energía, llevando a un metabolismo todavía más bajo. Como todo levantador de pesas sabe, el tejido muscular es un combustible muy caro; sacrificamos nuestro metabolismo cuando quemamos nuestro tejido muscular como combustible. La hidrocortisona es la única hormona que incrementa a medida que envejecemos.

Ciertos alimentos y bebidas pueden elevar los niveles de hidrocortisona, incluyendo ítems de consumo diario como las bebidas con cafeína y el café. De hecho, beber dos tazas de café eleva sus niveles de hidrocortisona aproximadamente 30 por ciento en una sola hora. No le estoy recomendando que deje de tomar café, ya que tiene ciertos beneficios para la salud, sino que le recomiendo que no beba más de dos tazas al día.

Comer cantidades excesivas de azúcar, pan blanco y otros alimentos con alto índice glucémico sin una proporción apropiada entre proteínas, grasas y fibra puede llevar a episodios hipoglucémicos, que son periodos de bajo nivel de azúcar en la sangre que también elevan los niveles de hidrocortisona. Cada vez que su nivel de azúcar en la sangre se desploma, su cuerpo naturalmente recibe la señal de incrementar la producción de hidrocortisona. Otra manera en que esto puede suceder es a través de las alergias y la sensibilidad a ciertos alimentos.

LA EDAD

El envejecimiento trae consigo muchos cambios en la salud, incluyendo perder músculo y acumular grasa. Al envejecer, no solamente perdemos masa muscular, sino que la mayoría de la gente experimenta niveles menores de hormonas, particularmente de hormonas anabólicas, que ayudan a desarrollar músculo y que incluyen testosterona, dehidroepiandrosterona (DHEA) y la hormona del crecimiento. Este desequilibrio hormonal puede atrofiar de manera severa cualquier esfuerzo de pérdida de peso.

> ### LA GRASA ABDOMINAL Y EL ESTRÓGENO
>
> ¿Sabía que la grasa abdominal de hecho produce estrógeno? Es verdad. Los altos niveles de estrógeno pueden llevar a la ginecomastia (aumento del tejido mamario en los hombres) y un constante aumento de peso, especialmente en las caderas, la cintura y los muslos.

Entre las mujeres, esto se puede ver a menudo cuando producen o demasiado o muy poco estrógeno. Ambas situaciones pueden producir que se acumule grasa, particularmente en el abdomen, las caderas y los muslos. El estrógeno en forma de píldoras anticonceptivas o de terapias de reemplazo hormonal suele provocar aumento de peso. Al mismo tiempo, muchas mujeres posmenopáusicas a menudo le achacan su incremento de grasa abdominal y toráxica a una falta de estrógeno, cuando de hecho a menudo se presenta por demasiado estrógeno. En general, entre más grasa corporal tenga usted, más estrógeno producirá. Y entre más estrógeno produzca, más grasa corporal tendrá; es un círculo vicioso.

Esta también es la razón por la que muchos hombres obesos tienen pechos abultados: sus células adiposas simplemente están produciendo demasiado estrógeno. Sí, los hombres tienen estrógeno, de la misma manera que las mujeres tienen testosterona. De hecho, tanto hombres como mujeres pueden aumentar de peso como resultado de una reducción de testosterona. Entienda que las hormonas necesitan estar en equilibrio para corregir su metabolismo, desarrollar músculo y quemar grasa; lo cual en suma, por supuesto, afecta su peso.

GÉNERO

Las mujeres suelen tener un porcentaje de grasa corporal más alto y un metabolismo más bajo que los hombres. Aunque actualmente no se ha llegado a un consenso sobre un rango específico "saludable" de porcentaje de grasa corporal, y los rangos varían con la edad, la mayoría de los estudios indican que una buena meta para las mujeres es mantener su grasa corporal debajo de 30 por ciento (para las mujeres la obesidad se define al pasar de 33 por ciento; la banda entre 31 y 33 por ciento es la frontera). Para los hombres, esa meta es menos de 20 por ciento (para los hombres la obesidad se define al pasar de 25 por ciento; la banda entre 21 y 25 por ciento es la frontera).[6] Por diseño, las mujeres tienen un metabolismo más bajo que los hombres porque llevan entre 7 y 8 por ciento más de grasa con ellas, incluso en un peso saludable. Añádale a esto que el metabolismo de una mujer declina a un ritmo de aproximadamente 5 por ciento por década de vida a partir de los veinte años.

> **¿SENTARSE O PONERSE EN FORMA?**
>
> Las personas obesas están sentadas un promedio de 152 minutos más cada día que los individuos más delgados.[7]

INACTIVIDAD

Los individuos sedentarios presentan una pérdida significativa de músculo al envejecer. Como dije antes, los adultos pierden de manera natural entre 2.26 y 3.17 kilogramos (entre 5 y 7 libras) de músculo cada diez años después de los 35 solamente por efectos de la edad, y, como podrá imaginarse, la inactividad acelera este proceso todavía más. Entre menos activos estemos, más grasa corporal acumulamos; y, naturalmente, más músculo perdemos. Para los sesenta años, la mayoría de las personas pierden alrededor de 12.7 kilogramos (28 libras) de músculo que es reemplazado con esa misma cantidad de grasa.

He descubierto que esto es especialmente cierto entre las mujeres. Yo voy revisando las medidas de grasa corporal en todos mis pacientes que están buscando adelgazar y comúnmente he encontrado a mujeres con 50 por ciento de grasa corporal o más. Es extremadamente raro encontrar esto entre los pacientes masculinos. La mayoría de estos casos han sido el resultado de combinar el género con una falta de ejercicio y con uno o más problemas metabólicos. Obviamente, las mujeres tienen la desventaja de llevar un mayor porcentaje de grasa corporal y generalmente no van a adelgazar tan rápido como los hombres. A causa de esto, es todavía más importante que tengan la información adecuada sobre los efectos que tiene el ejercicio sobre el metabolismo, así como entender los desafíos únicos que enfrentan. El sedentarismo simplemente complica la situación e incrementa sus probabilidades de llegar a la obesidad.

Genética

Aunque se puede convertir fácilmente en una excusa para tener sobrepeso, su diseño genético afecta grandemente su metabolismo. Como mencioné en el capítulo 1, numerosos

El gen misterioso

Aunque muchos son prestos en disputar la existencia de un "gen gordo", varios estudios independientes poblacionales han identificado un gen que posiblemente sea responsable de 22% de los casos de obesidad y probablemente esté relacionado con la diabetes. No obstante, se debe señalar, que la investigación se encuentra en sus primeras etapas.[8]

estudios han mostrado que los niños adoptados raras veces reflejan el peso de sus padres adoptivos, sino que más bien imitan el peso de sus padres biológicos. No obstante, demasiado a menudo estos individuos utilizan su "tarjeta genética" para dar razón de su obesidad y se resignan a ser obesos por el resto de su vida. He descubierto que ese no es el caso y he visto a muchos individuos impulsar su metabolismo y adelgazar siguiendo este programa.

Medicamentos

Ciertos medicamentos pueden disminuir su metabolismo y generar un aumento de peso. Estos incluyen a las píldoras anticonceptivas, la terapia de reemplazo hormonal, la prednisona y otros esteroides, varios antidepresivos, neurolépticos, litio, insulina, y medicamentos estimulantes de la insulina, medicamentos para reducir el colesterol, algunos medicamentos anticonvulsivos, algunos antihistamínicos y ciertas pastillas para la presión sanguínea como los beta-bloqueadores. Irónicamente, muchos médicos tratan las enfermedades provocadas por la obesidad como la hipertensión, la diabetes, la depresión y el colesterol elevado con los mismos medicamentos que disminuyen el metabolismo y generan un aumento de peso. Por eso es que yo suelo utilizar vitaminas, suplementos y otros nutrientes junto con el programa "Yo sí puedo" para tratar problemas relacionados con la obesidad en lugar de solamente medicamentos. Hablo más sobre esto en el capitulo 23.

PROBLEMAS DE TIROIDES

Una tiroides con baja o lenta actividad puede también provoca un metabolismo bajo, aunque este es a menudo un problema que se deja de lado en la ecuación de pérdida de peso. He visto cientos de casos en los que los pacientes llegaron al final de sus esfuerzos después de haberse adherido a cualquier dieta bajo el sol, pero sin adelgazar, solamente para descubrir que su tiroides les estaba evitando avanzar. Los perfiles tiroideos en sangre se deben realizar de manera regular para asegurarse de que la tiroides esté funcionando normalmente.

Aunque los hombres también pueden enfermar de la tiroides, la inmensa mayoría de las personas que sufren por problemas tiroideos son mujeres. Se calcula que trece millones de mujeres estadounidenses padecen algún tipo de disfunción tiroidea.[9] Lo triste es que muchas de ellas ni siquiera lo saben y batallan con su peso (junto con otros problemas) toda su vida. Los investigadores dicen que cerca de 10 por ciento de las mujeres más jóvenes y 20 por ciento de las mujeres mayores de cincuenta regularmente experimentan problemas de tiroides que afectan su peso, sus actitudes y su salud en general.[10] Puede hallar más sobre esto en el capítulo 23.

Para más información

Hablo sobre soluciones para su tiroides que no interfieran con sus metas de control de peso en internet. Puede tener acceso a esta información después de resolver el cuestionario en www. thecandodiet.com.

LA MITAD DE LA ECUACIÓN

Cada persona con sobrepeso tiene una razón para su condición de sobrepeso. Sin embargo, tristemente, la mayoría de los que no han tenido éxito con ponerse a régimen a largo plazo nunca descubren la razón subyacente para su incapacidad de adelgazar para siempre. En este capítulo, hemos tocado muchas de estas causas diferentes y su relación con el metabolismo, las cuales van desde saltarse comidas y estar continuamente a régimen hasta el estrés crónico, la edad y los medicamentos. Al hacerlo, he tratado de ayudarlo a comprender las muchas maneras en que su metabolismo puede ser afectado, lo cual, como ahora sabe, tiene un efecto directo sobre mantenerse delgado.

Sin embargo, esta es solamente la mitad de la ecuación. Revelar la manera en que trabaja el metabolismo es esencial para comprender como bajar de peso y mantenerse delgado. E igual de importante es conocer la solución: desarrollar un estilo de vida con un nivel glucémico bajo. Con eso en mente, veamos ahora cómo podemos elevar su metabolismo y poner a raya esos kilogramos extra para siempre.

PUNTOS "YO SI PUEDO" PARA RECORDAR

1. Las células musculares queman alrededor de setenta veces más calorías que las células adiposas, razón por la que son tan cruciales para mantener un peso bajo.

2. Su metabolismo basal es simplemente la cantidad de calorías que usted quema en un periodo de veinticuatro horas en reposo.

3. Cuando usted se salta comidas o no come durante más de doce horas, su metabolismo baja alrededor de 40%.

4. Entre más músculo tenga, mayor será su metabolismo.

5. Un metabolismo lento suele ser provocado por dietas ocasionales, dietas intermitentes, comer de más, saltarse comidas o escoger el tipo equivocado de alimentos.

6. El estrés crónico disminuye su metabolismo y programa al cuerpo para almacenar grasa.

7. El envejecimiento suele estar asociado con un desequilibrio hormonal, pérdida de músculo y un metabolismo más bajo.

8. Muchos medicamentos disminuyen su metabolismo.

EL ÍNDICE GLUCÉMICO Y LA CARGA GLUCÉMICA

ÁRBARA, DE TREINTA y cinco años, había batallado contra la obesidad desde su primer embarazo diez años antes. Después de tener tres hijos, tenía un sobrepeso de 36 kilogramos (80 libras) y estaba extremadamente frustrada. Por supuesto que había intentado varias dietas y había adelgazado los típicos 2.26 ó 4.5 kilogramos (5 ó 10 libras). Pero después de dejar estas dietas siempre recuperaba el peso, y algunas veces incluso más. El problema principal, creía Bárbara, era su horario caótico. Trabajaba a tiempo completo, además de llevar a sus hijos a la escuela y otras actividades, preparar la cena, limpiar la casa, así como ser esposa y mamá.

Su ritmo frenético le dejaba a Bárbara poco tiempo para preparar alimentos para su familia, que ella misma comiera y poder limpiar. Así que en lugar de privar a su familia, decidió recortar sus propios alimentos. Solía saltarse el desayuno por completo o tomar una taza de café (con crema y azúcar) y un bagel o una rosquilla en el trabajo. Para comer, iba a un restaurante y solía pedir patatas a la francesa, una hamburguesa y un refresco de cola bajo en calorías. Y casi cada tarde, deambulaba al salón de descanso de la oficina para una refacción. Sus compañeros de trabajo siempre llevaban rosquillas, galletas, bagels, pastel o patatas fritas.

¿QUÉ ES MÁS PROBABLE QUE SE CONSUMA?

¿Sabía que aparte del agua, los carbohidratos son la sustancia más consumida en el mundo?

Después del trabajo, Bárbara le preparaba la cena a la familia todas las noches, que casi siempre consistía en pan (como pan de soda o panecillos), carne, almidones (incluyendo patatas, arroz y pasta) y alguna verdura. Ella creía que estaba preparando una comida bien balanceada, ya que sus hijos tenían un peso saludable y su esposo no tenía sobrepeso, ella creía estar haciendo algo bien. No obstante, para ella era difícil entender porque tenía 36 kilogramos (80 libras) de sobrepeso si cenaba lo mismo que el resto de la familia todas las noches.

CONTROLE EL NIVEL DE AZÚCAR
EN LA SANGRE Y LA INSULINA

Sin saberlo, Bárbara estaba escogiendo alimentos que elevaban su nivel de azúcar, hacían que sus niveles de insulina fueran muy altos y la programaban para engordar. Entre sus problemas esenciales estaba consumiendo demasiados carbohidratos procesados, como es el caso de la mayoría de los estadounidenses. Lamentablemente, la mayoría de los carbohidratos que comemos en nuestro país están extremadamente refinados y se convierten en azúcar demasiado rápido.

Tomemos el pan blanco por ejemplo. El trigo en el pan blanco está altamente procesado y refinado. Durante la molienda, los granos de trigo son quebrados y luego pulverizados por una serie de rodillos. La porción del grano llena de almidón llamada endospermo, que es alta en carbohidratos, se separa del salvado, que contiene fibra, magnesio y vitaminas. También se separa del germen de trigo que contiene grasas poliinsaturadas y vitaminas. El germen de trigo y la fibra se venden luego a las tiendas de alimentos saludables, mientras que el público en general obtiene el resto. Después de procesar el endospermo lleno de almidón, las máquinas lo muelen más, se blanquea y finalmente se convierte en harina. Esta harina luego se utiliza para hacer bagels, pan de caja, galletas saladas, bollos, cereales, galletas, mantecadas, pasta, pasteles y demás. Lamentablemente, esta harina altamente refinada de uso común eleva el nivel de azúcar en la sangre y estimula la liberación de insulina, lo cual posiciona a la gente para engordar.

Eso es exactamente lo que le estaba pasando a Bárbara. Cuando por fin desayunaba en lugar de saltarse el desayuno (una opción que era igual de mala en su caso), tomaba café con azúcar y se comía un bagel. El azúcar en el café y los carbohidratos altamente procesados en el bagel provocaban que se elevaran rápidamente los niveles de azúcar en la sangre. Una vez ingeridos, los carbohidratos procesados se comportan de manera similar a los azúcares en el tracto digestivo y son absorbidos rápidamente, generando una alza de azúcar en el torrente sanguíneo. Para bajar el nivel de azúcar, el páncreas segrega insulina para llevar el azúcar a los tejidos del cuerpo. Sin embargo, cuando consumimos azúcar o carbohidratos altamente procesados y no los complementamos con suficientes cantidades de proteínas, grasas y fibra, esta pobre mezcla energética a menudo provoca que el páncreas produzca demasiada insulina.

Cuando el nivel de azúcar en su sangre se eleva rápidamente después de consumir alimentos azucarados y carbohidratos refinados, se suele sentir feliz, bien, lleno de energía, pleno y satisfecho. No obstante, si el páncreas segrega cantidades excesivas de insulina, su nivel de azúcar en la sangre con el tiempo se desploma. Esto, as u vez, puede llevarlo a sentirse aturdido, sudoroso, letárgico, lento, irritable, hambriento, mareado, nervioso, ansioso y tembloroso. Además, su corazón puede acelerarse o a menudo usted puede desarrollar dolores de cabeza. Ya he cubierto la manera en que el centro de hambre del cerebro de inmediato detecta cuando el nivel de azúcar en la sangre cae y cómo envía señales de hambre.

Cada vez que esto le pasaba a Bárbara ella sistemáticamente buscaba alguna refacción en el salón de descanso como una barra de chocolate con caramelo o una rosquilla para que sus síntomas desaparecieran. Lamentablemente, esto reiniciaría el círculo vicioso, elevando su nivel de azúcar en la sangre nuevamente. Como resultado, el cuerpo de Bárbara estaba programado para engordar.

En su caso, los culpables eran saltarse las comidas, refacciones con alto índice glucémico y exceso de insulina. Esta hormona es una espada de dos filos; aunque es necesaria para la salud, demasiada insulina nos posiciona hacia subir de peso, la obesidad y una horda de enfermedades mortales. El exceso de insulina en el torrente sanguíneo es llamado hiperinsulinemia, y cuando elevamos nuestros niveles de insulina programamos nuestro cuerpo para de hecho almacenar grasa. Si estos niveles permanecen elevados durante mucho tiempo, podemos desarrollar resistencia a la insulina, en la que los tejidos del cuerpo ya no responden de manera normal a la insulina. Cuando esto sucede, la insulina envía el azúcar en la sangre hacia los músculos y el hígado para ser almacenada como glucógeno, además de que también provoca que se acumule grasa en el hígado, en la sangre (en forma de triglicéridos elevados), en las células musculares y especialmente en el abdomen produciendo una cintura siempre creciente. Esto también evita que el cuerpo libere grasa almacenada incluso por medio del ejercicio. Los elevados niveles de insulina

JOVEN Y DULCE

Los cereales azucarados no fueron introducidos al mercado sino hasta principios de la década de 1950, cuando las empresas comenzaron a enfocarse en los niños. Entre los primeros cereales estaba el Sugar Smacks de Kellogg (con un nombre bastante adecuado), el cual contenía sorprendentemente 56% de azúcar.[1] Al producto le cambiaron luego el nombre a Honey Smacks, pero no permita que eso lo engañe; el azúcar sigue siendo el ingrediente principal en su etiqueta.

y la resistencia a la insulina son asociados con muchas enfermedades incluyendo diabetes tipo 2, triglicéridos y colesterol elevados, cardiopatías, hipertensión, enfermedad policística de los ovarios, enfermedades autoinmunes, Alzheimer e incluso algunos tipos de cáncer.

Principios básicos del índice glucémico

Para obtener un mejor entendimiento de lo rápido que los niveles de insulina se disparaban en los individuos después de haber consumido carbohidratos, los médicos y los científicos crearon el índice glucémico. El cual fue identificado por primera vez a principios de la década de 1980 por los doctores David Jenkins y Thomas Wolever, que eran profesores de nutrición en la Universidad de Toronto en Canadá. En sus estudios de la época, se enfocaron en individuos con diabetes tipo 2 y descubrieron que ciertos carbohidratos incrementaban los niveles de azúcar y de insulina en la sangre, mientras que otros carbohidratos no. Le dieron seguimiento a esto por medio de probar cientos de alimentos diferentes para determinar sus valores de índice glucémico. Como sus métodos y descubrimientos han probado ser tan confiables, son el estándar por medio del cual medimos el procesamiento interno de los alimentos.

En esencia, el índice glucémico le da una indicación de la velocidad a la que diferentes carbohidratos y alimentos se transforman para liberar azúcar en el torrente sanguíneo. Con mayor precisión, le adjudica un valor numérico a qué tan rápido se eleva el azúcar en la sangre después de consumir un alimento que contiene carbohidratos. Tenga en mente que el índice glucémico se usa solamente para carbohidratos y no para grasas o proteínas. Los azúcares y carbohidratos que se digieren rápidamente como el pan blanco, el arroz blanco y las patatas instantáneas elevan el azúcar en la sangre rápidamente. Estos son alimentos con altos índices glucémicos de 70 o mayores.

Por otro lado, si los alimentos que contienen carbohidratos son digeridos lentamente y, por lo tanto, liberan azúcares gradualmente en el torrente sanguíneo, tienen un bajo

Regla general: El índice glucémico

Los alimentos con un índice glucémico bajo van del 0 al 55.

Los alimentos con índices glucémicos medios van del 56 al 69.

Los alimentos con altos niveles glucémicos van del 70 en adelante.

índice glucémico de 55 o menos. Estos alimentos incluyen a la mayoría de las hortalizas y frutas como judías, guisantes, camotes y semejantes.

Como estos alimentos provocan que el nivel de azúcar en la sangre se eleve más lentamente, los niveles de azúcar en la sangre se estabilizan durante un periodo más largo. Los alimentos con bajo índice glucémico pueden hacer que las hormonas de saciedad se liberen en el intestino delgado, lo cual lo mantiene satisfecho durante más tiempo.

Como un ejemplo de los diferentes valores glucémicos para diferentes alimentos: la glucosa tiene un valor de 100, mientras que el brócoli y la col, los cuales contienen pocos o casi nada de carbohidratos, tienen un valor de 0 a 1. En realidad, el índice glucémico no es nada sofisticado. Uno de los factores más importantes que pueden determinar el índice glucémico de los alimentos es simplemente qué tanto se procesa el alimento. En general, entre más procesado esté un alimento, mayor es su índice glucémico; entre más natural sea, menor es su índice glucémico.

La carga glucémica

Casi veinte años después de que los doctores Jenkins y Wolever llegaron a su medida, los investigadores de la Universidad de Harvard desarrollaron una nueva manera de clasificar los alimentos que tomó en cuenta no solamente su índice glucémico, sino también la cantidad de carbohidratos que contiene ese alimento. Lo cual es llamada la carga glucémica (CG). Nos da una guía de la cantidad que debemos comer de cierto tipo de carbohidratos o alimentos en particular.

Durante mucho tiempo, los nutriólogos se rascaban la cabeza cuando los pacientes que deseaban adelgazar estaban consumiendo alimentos con un bajo índice glucémico, pero no bajaban de peso. De hecho, algunos estaban engordando. El problemas, que descubrieron a través de la CG, era que consumir en demasía muchos tipos de alimentos con bajos índices glucémicos puede de hecho llevar a subir de peso. Y estos pacientes estaban comiendo todos los alimentos con bajo índice glucémico que querían, simplemente porque se les había dicho que los alimentos con un índice glucémico menor eran mejores para adelgazar.

La CG de un alimento se determina por medio de multiplicar su índice glucémico por la cantidad de carbohidratos que contiene una porción (en gramos), y luego dividir ese número entre 100. La fórmula real se ve así:

(Índice glucémico x gramos de carbohidratos por porción) / 100 = Carga glucémica

Para mostrarle la importancia de la CG, permítame darle algunos ejemplos. Algunas pastas de trigo tienen un índice glucémico bajo, lo cual lleva a muchas personas que se ponen a régimen a pensar que son la clave automática para bajar de peso. Sin embargo, si una porción de esa pasta de trigo es demasiado grande, puede sabotear sus esfuerzos para adelgazar, porque a pesar de tener un bajo índice glucémico, su CG es alta. En el otro extremo, una sandía que tiene un alto índice glucémico, pero una CG sumamente baja se puede consumir en grandes cantidades. Como otro ejemplo, las patatas blancas tienen una CG que es del doble del de las batatas.

Para más información

Le voy a enseñar un método sencillo para calcular tamaños de porción de alimentos en el capítulo 15.

No se preocupe. No va a tener que calcular la CG de cada ítem en cada comida que disfrute. Más bien, le voy a enseñar un método sencillo para calcular tamaños de porción de alimentos. El punto principal es que a través de entender la CG, usted puede identificar qué alimentos con bajo índice glucémico le pueden causar problemas si come mucho de ellos. Estos incluyen panes con bajo índice glucémico, arroz de bajo índice glucémico, camotes, batatas, pasta de bajo índice glucémico, cereales de bajo índice glucémico y demás. Como regla general, una abundante cantidad de un alimento rico en almidón con un bajo índice glucémico tenderá a tener una alta CG.

Tenga en mente también que si usted utiliza la CG sin considerar el índice glucémico, probablemente estará comiendo una dieta tipo Atkins con abundancia de grasas y proteínas y muy pocos carbohidratos; que no es una manera saludable de comer a largo plazo y puede provocar resistencia a la insulina.

ÍNDICE GLUCÉMICO DE ALIMENTOS COMUNES[2]

Para buscar el índice glucémico de otros alimentos no mencionados aquí, vaya a www.glycemicindex.com.

Alimento	Índice glucémico
Espárrago	<15
Brócoli	<15
Apio	<15
Pepino	<15
Judías verdes	<15
Lechuga (todas las variedades)	<15

Alimento	Índice glucémico
Yogurt bajo en grasa (endulzado artificialmente).	<15
Pimientos y chiles (todas las variedades)	<15
Espinaca	<15
Calabacín	<15
Tomate	15
Cerezas	22
Leche (descremada)	32
Espagueti (integral)	37
Manzana	36
Cereal de salvado (All-Bran)	42
Sopa de lentejas (enlatada)	44
Jugo de naranja	52
Plátano	53
Camote	54
Arroz (integral)	55
Palomitas	55
Muesli	56
Pan integral	69
Sandía	72
Rosquillas	75
Barras de arroz	82
Hojuelas de maíz	84
Patata (al horno)	85
Baguette	95
Chirivía	97
Dátil	103

¿DEMASIADO BUENO COMO PARA SER VERDAD?

Cuando conocí a Bárbara, estaba lista para tirar la toalla con respecto a adelgazar. Sin embargo, en unas pocas semanas descubrimos dos problemas que la estaban retrasando. Primero: comenzó a comer tres buenas comidas al día, junto con una refacción saludable a media tarde. Segundo: realizó un cambio básico de carbohidratos con alto índice glucémico a deliciosos carbohidratos con un bajo índice glucémico y una baja CG. En sus palabras, la transformación fue "simplemente sorprendente". Ya no tenía los antojos de azúcares y almidones, y se sentía satisfecha y llena de energía. Por medio de seguir el programa "Yo sí puedo", Bárbara adelgazó 36 kilogramos (80 libras) en menos de un año; todo sin estar a régimen o matarse de hambre.

Dependiendo de su condición actual, es posible que usted tenga los mismos resultados en la misma cantidad de tiempo. Este programa incorpora tanto alimentos con un bajo índice glucémico, como alimentos con una CG baja, razón por la que la información de este capítulo es tan importante que se entienda. Aunque no es necesario que conozca los detalles o la historia detrás de cada término glucémico, ayuda tener una comprensión básica del índice glucémico y de la carga glucémica; así como de la manera en que pueden afectar su éxito para adelgazar.

A menudo las personas me dicen que después de estar en el programa "Yo sí puedo" durante algunos meses se les hace difícil creer que esto pueda ser tan fácil. No quiero dorarles la píldora (perdón por la selección de palabras); en ocasiones es difícil para las personas tener que vencer múltiples obstáculos. Sin embargo, incluso esas personas se sorprenden de lo poco restrictivo que es este programa. No tiene fases de estar a régimen como tienen muchas dietas. Más bien, usted estará comiendo los mismos tipos de alimentos para bajar de peso que para mantener su peso. La única diferencia es que los tamaños de las porciones van a variar. No tendrá que privarse, sino que estará comiendo alimentos deliciosos y saludables que reducirán significativamente su hambre y lo ayudarán a controlar su apetito. Y la mayoría de la gente encuentra que el mejor aspecto de este programa es que, después del primer mes, se le permite comer golosinas de vez en cuando; incluso de las que tienen un índice glucémico moderado o alto. La clave es asegurarse de que se coman en porciones modestas y con la mezcla correcta de combustible como buenas proteínas, buenas grasas y fibra adecuada.

Cuando establecí el programa "Yo sí puedo" mi meta fue enfatizar la moderación para que la gente todavía pudiera disfrutar sus alimentos favoritos y que al mismo lo pudieran vivir por el resto de su vida. Recuerde, como dije en la introducción de este libro, que una de las razones principales por las que las dietas no funcionan a largo plazo es porque no se pueden mantener. En otras palabras, no son prácticas. Con este programa de alimentación no se estará muriendo de hambre ni comerá comida de dieta. Más bien, usted notará un incremento en su nivel de energía, dormirá mejor y de hecho se sentirá mejor. No tendrá que cocinar comida diferente para el resto de su familia. Este programa es saludable para los niños, los ancianos, así como si está embarazada o dando pecho, si tiene diabetes, alguna enfermedad del corazón, cáncer o cualquier otra enfermedad; sin importar su condición. De hecho, usted estará consumiendo fibra abundante, así como vitaminas, minerales, grasas saludables, antioxidantes y fitonutrientes que reducen significativamente el riesgo de enfermedades cardiovasculares, diabetes tipo 2, hipertensión, colesterol alto, cáncer, Alzheimer, síndrome de ovario policístico y enfermedades autoinmunes.

El programa "Yo sí puedo" también le ayuda a su cuerpo a adelgazar preferentemente en la zona abdominal, reduciendo así su cintura. También mejorará su frecuencia para evacuar debido al alto contenido de fibra de este programa. Muchos pacientes dicen que incluso desacelera el proceso de envejecimiento, ya que dicen verse más jóvenes y tener más energía.

Si todas esas razones no fueran suficientes para seguir este programa, aquí hay otra que debería capturar su atención: *sus hijos serán más saludables.* He visto la vida de incontables familias cambiada cuando mamá y papá comienzan el programa de alimentación, y que por pura conveniencia, incluyen a todos en la nueva manera de comer. En cada caso en el que hubo un esfuerzo concertado en el que se incluyeron a los hijos, se volvieron más saludables, adelgazaron si tenían sobre peso o estaban

NO OLVIDE

Consulte siempre con su médico antes de empezar este programa.

obesos, y se volvieron más resistentes a las enfermedades. Solían tener más energía y se comportaban mejor. Eso, a cambio, a menudo dio como resultado mejores calificaciones en la escuela.

¿Demasiado bueno como para ser verdad? Siga leyendo, y usted podrá juzgar por sí mismo.

PUNTOS "YO SI PUEDO" PARA RECORDAR

1. La mayoría de los carbohidratos que comemos en nuestro país están extremadamente refinados y se convierten en azúcar demasiado rápido.

2. Cuando consumimos azúcar o carbohidratos altamente procesados y no los complementamos con suficientes cantidades de proteínas, grasas y fibra, nuestro páncreas segrega demasiada insulina.

3. Demasiada insulina nos posiciona para engordar, padecer obesidad y un sinfín de enfermedades mortales.

4. El índice glucémico mide qué tan rápido se eleva el azúcar en la sangre después de consumir un alimento que contiene carbohidratos.

5. En general, entre más procesado esté un alimento, mayor es su índice glucémico; entre más natural sea, menor es su índice glucémico.

6. La carga glucémica (CG) nos da una guía de la cantidad que debemos comer de cierto tipo de carbohidratos o de ciertos alimentos en particular.

7

Carbohidratos: Un caso más de la tortuga y la liebre

Todos hemos escuchado la historia de la tortuga y la liebre. La liebre se adelanta corriendo pero no llega a la meta, mientras que la lenta y perseverante tortuga finalmente la alcanza y gana la carrera. Cuando se trata de la manera en que su cuerpo procesa los carbohidratos, la carrera que se lleva a cabo dentro de usted es una reminiscencia de esta antigua fábula. En este capítulo, echaremos una mirada a dos tipos principales de carbohidratos: "los carbohidratos tortuga" y "los carbohidratos liebre".

Antes de que comencemos, quiero explicar que *no* voy a hablar de carbohidratos simples contra carbohidratos complejos, que son dos categorías comunes para los carbohidratos. Más bien, le estoy llamando a los carbohidratos con bajo índice glucémico "carbohidratos tortuga" y a los carbohidratos con alto índice glucémico "carbohidratos liebre". Explicaré por qué en los párrafos siguientes.

Lamentablemente, los carbohidratos han recibido una mala reputación a lo largo de los últimos años. He conocido a incontables individuos quienes en sus primeras citas conmigo me predicaban sobre los defectos de todos los carbohidratos porque eso es lo que se les había enseñado en sus experiencias pasadas al ponerse a régimen. Se habían subido al tren de las dietas altas en proteínas y no estaban listos para bajarse de él; aun y cuando su salud estuviera sufriendo como resultado. En ocasiones era verdaderamente gracioso como vehementemente rechazaban a los carbohidratos, como si tocarlos les hiciera subir medio kilogramo (una libra) o todo un kilogramo (dos libras) instantáneamente. El problema era que no habían podido sostener el método anti-carbohidratos durante mucho tiempo, razón por la cual estaban en mi oficina más gordos que antes.

La verdad es que los carbohidratos son cruciales para una buena salud. Al combinarlos con la porción correcta de grasas y proteínas, los buenos carbohidratos le dan energía, tranquilizan su humor, lo mantienen lleno y satisfecho por medio de apagar el hambre y, de hecho, lo ayudan a adelgazar. También lo ayudan a disfrutar las comidas y las refacciones, y lo capacitan para manejar mejor el estrés, permitiéndole dormir mejor, mejorar sus funciones intestinales y darle un sentimiento de bienestar general. Los Institutos Nacionales de Salud (NIH, por sus siglas en inglés) de hecho recomiendan que de 45 a 65 por ciento de nuestra ingesta diaria provenga de carbohidratos, que 25 a 35 por ciento de la energía provenga de grasas y solamente entre 15 y 35 por ciento provenga de proteínas.[1] Yo suelo recomendar que cerca de 40 por ciento de nuestras calorías provengan de carbohidratos de bajo índice glucémico, 30 por ciento de proteínas bajas en grasa y 30 por ciento de grasas saludables. Como usted puede darse cuenta, los carbohidratos son cruciales para un estilo de vida saludable; lo cual quiere decir que son cruciales para mantener su peso bajo.

LA PEOR COMIDA DE LOS ESTADOS UNIDOS

¿Es alguna maravilla que el peor platillo en un restaurante en los Estados Unidos, tal y como fue seleccionado por el editor en jefe de la revista de salud para hombres *Men's Health*, David Zinczenko, este rebosante de carbohidratos, calorías y grasas? Las patatas a la francesa con queso y aderezo ranch estilo australiano del Outback Steakhouse tiene una sorprendente cantidad de 2,900 calorías —más que el límite máximo diario de la mayoría de las personas a régimen— 240 gramos de carbohidratos y 182 alucinantes gramos de grasa. ¡Esto es para un platillo que se supone debe ser el preámbulo del plato principal![2]

CARBOHIDRATOS LIEBRE

Lamentablemente, la mayoría de los carbohidratos que consumen las personas con sobrepeso u obesas nos son del tipo que les ayuden a adelgazar. Más bien, son los "carbohidratos liebre", o los carbohidratos con alto índice glucémico, los que hacen que el nivel de azúcar en la sangre se incremente de manera rápida. Como ya he mencionado, estos alimentos desencadenan una serie de eventos que con el tiempo atrapan a la gente en el modo de almacenamiento de grasa y evitan que terminen la carrera para adelgazar. El ciclo subyacente de los carbohidratos liebre es bastante obvio: entre más rápido absorba los carbohidratos, más alto se eleva su nivel de insulina, engorda más y desarrolla más enfermedades.

El problemas es que es fácil encontrar estos carbohidratos malos, ¡están por todas partes! Los productores de alimentos han tomado las frutas, verduras, patatas, azúcar de caña, maíz, trigo, arroz y otros granos y los han procesado y refinado por medio de molerlos, exprimirlos, apretarlos, cocinarlos y separar los alimentos integrales en partes. Estos procedimientos convierten los alimentos naturales en alimentos hechos por el hombre. En lugar de fruta, obtenemos jugos, mermeladas y repostería procesada y pasteurizada, y similares. En lugar de caña de azúcar y maíz, terminamos con azúcar blanca y refrescos que contienen jarabe de maíz de alta fructosa. En lugar de pan de trigo integral, recibimos pan blanco, galletas saladas, pasta, cereales altamente procesados, bollos, bagels, pretzels, pasteles o mantecadas. Y en lugar de arroz integral o arroz silvestre, se nos da arroz blanco y barras de arroz.

¿Alguna vez se ha preguntado porque no hay más restaurantes y cadenas de comida rápida pregonando carbohidratos naturales como panes integrales, avena integral, frutas integrales, brócoli, espárragos, guisantes o leguminosas? Primero, porque estos carbohidratos son en realidad más llenadores; lo cual significa que los clientes rara vez los comen en exceso y hacen que sea menos probable que quieran comprar otros artículos del menú. Segundo, es porque estos tipos de carbohidratos no se conservan tan bien; lo cual lo hace a uno pensar en qué es exactamente lo que se le adiciona a los malos carbohidratos para hacerlos durar tanto. Finalmente, la mayoría de la industria alimentaria no ofrece estos carbohidratos naturales porque no se venden tan bien. ¿Y por qué podría ser? ¡Porque esa es la cultura que han creado!

Bienvenido al lado oscuro de los carbohidratos, donde los menús de los restaurantes, los estantes de las tiendas de abarrotes y las despensas de las casas rebosan de carbohidratos procesados de alto índice glucémico como el pan blanco, el arroz blanco, las galletas saladas, las patatas fritas, las pasteles, las tartas, los refrescos, las galletas, los dulces y las rosquillas. ¿Es alguna maravilla que nuestro país esté enganchado por estos alimentos adictivos?

REGLA GENERAL: PANES

Entre más procesado y refinado sea el pan, contiene menos fibra; y finalmente, llena menos. Busque marcas que incluyan por lo menos 3 gramos de fibra por rebanada. También recomiendo panes doble fibra y panes con germen.

EL ADICTO AL AZÚCAR Y LOS CARBOHIDRATOS

Cuando las personas tienen antojo de carbohidratos altamente procesados, en realidad tienen antojo de azúcares. Y con mucha frecuencia, son adictos al azúcar. El sistema digestivo rápidamente convierte esos carbohidratos altamente procesados en azúcar, que son absorbidos rápidamente en el torrente sanguíneo. Esto, a su vez, dispara los niveles de insulina, que lleva el azúcar a la células y los tejidos. En solamente unas horas, cuando las células del hipotálamo sienten un nivel bajo de azúcar, el apetito nuevamente se dispara. Mientras tanto, el cerebro comunica que necesita una nueva "dosis".

Si usted piensa que estoy exagerando con la continua analogía con la drogadicción, esto prueba que no: El azúcar y los carbohidratos altamente procesados liberan opioides naturales en el cerebro. Su cerebro de hecho tiene receptores opioides. ¿Alguna vez ha escuchado sobre el "éxtasis del corredor"? Esta sensación eufórica sucede cuando el ejercicio estimula el cerebro para formar endorfinas. Estos neurotransmisores son semejantes en estructura molecular a la morfina, pero son mucho más suaves. Activan el centro de placer del cerebro.

Como el ejercicio, los azúcares y los carbohidratos altamente procesados también pueden desencadenar la liberación de tales endorfinas; razón por la que llamamos al resultado "pico de azúcar" o "éxtasis de azúcar". La mayoría de la gente está estimulando inconscientemente centros de placer en su cerebro, creando un pico de azúcar, por medio de tener una dosis de azúcar, pan blanco, mantecada, bagel, rosquilla, refresco o algo similar. Nuevamente, esto prueba lo fácil que es volverse un adicto al azúcar o a los carbohidratos; estamos programados naturalmente de esta manera.

Este efecto opioide —y nuestra inclinación natural hacia él— incluso ha sido estudiado en los bebés. En la Universidad John Hopkins, los investigadores estudiaron a bebés de uno a tres días de nacidos para observar su respuesta al azúcar. Estos bebés fueron colocados en una cuna durante cinco minutos, y cuando comenzaban a llorar o a quejarse, se les daba una pequeña cantidad de azúcar en agua o solamente agua sola. Los investigadores descubrieron que el agua con azúcar hacía que los bebés dejaran de llorar, mientras que el agua sola no provocaba ningún efecto.[3]

Además de activar los receptores opioides, el azúcar y los carbohidratos altamente procesados también tienen un efecto tranquilizador psicológicamente a causa de la liberación de serotonina en el cerebro.

Cuando el nivel de serotonina del cerebro se eleva después de haber comido dulces o algún almidón refinado, se experimenta un alivio emocional significativo de veinte o treinta minutos. Esto también suprime su apetito, mejora su estado de ánimo, le ayuda a relajarse, hace que duerma mejor y contribuye con un sentimiento general de bienestar. Mientras tanto, su cuerpo es programado para almacenar grasa, mientras anhela la siguiente ingesta de carbohidratos que lo hacen sentir bien, pero que están altamente procesados.

Carbohidratos tortuga

A lo largo de los años, he asistido a algunos seminarios financieros sobre cómo invertir dinero. En casi todos ellos, el experto en finanzas utilizaba la analogía de la liebre y la tortuga para demostrar cómo las inversiones a largo plazo siempre son mejores al final. Aunque algunos inversionistas se las arreglan para hacerlo de manera distinta y jugar con el mercado para ganancias de corto plazo, son sin duda los inversionistas lentos y perseverantes, que invierten para el largo plazo, quienes terminan con mayores ganancias. A causa de esto, estos instructores apenas y pasaban tiempo hablando de las acciones más atractivas para el próximo año, sino más bien ofrecían una abundante cantidad de consejos sobre cómo encontrar las acciones o fondos comunes que fueran ganadores constantes.

Cuando hablamos de éxito para adelgazar, los "carbohidratos tortuga" son como inversiones campeonas de largo plazo. Estos son los carbohidratos que lentamente elevan el nivel de azúcar en la sangre y que le ayudan a adelgazar, prevenir enfermedades y terminar la carrera hacia la meta. Hemos dedicado la primera parte de este capítulo hablando sobre los terribles efectos de los "carbohidratos liebre"; ahora vamos a dedicar el resto del capítulo a estos carbohidratos naturales sin procesar que pueden mantenerlo saludable.

Para empezar, los carbohidratos tortuga con bajo índice glucémico pueden clasificarse en los grupos siguientes:

1. Verduras.
2. Frutas.
3. Almidones, como los panes integrales, la pasta integral, maíz, avena, cereales sin procesar y camotes.
4. Productos lácteos como leche, yogurt, búlgaros, mantequilla y queso.

5. Leguminosas como judías, guisantes, lentejas y cacahuetes.

6. Nueces y semillas.

Para ejemplos de alimentos con un bajo índice glucémico que pueda consumir en esta dieta, consulte el capítulo 16.

Aunque la mayoría de estos carbohidratos tortuga son saludables, todavía es posible seleccionar el tipo incorrecto de almidones y lácteos o comer en exceso almidones con bajo índice glucémico como el pan integral y la pasta, y sabotear así sus esfuerzos por bajar de peso. Por esta razón, y como hay otras maneras en que los carbohidratos estancan los esfuerzos para adelgazar, es importante incorporar los principios del índice glucémico y la carga glucémica de los que hablamos en el capítulo anterior.

SELLO DE APROBACIÓN

Para ayudar a que sea más fácil comprar productos integrales, busque el sello "100% Whole Grain" (100% Integral) que tiene un fondo dorado-amarillo y un filo negro. Los alimentos que llevan este sello contienen lo equivalente a una porción de grano integral (16 gramos), en contraste con los que llevan el sello básico, que solamente equivale a la mitad de una porción de grano integral y está mezclado con granos refinados.[4] El sello de 100% Integral indica que todo el grano de un producto es grano entero. El sello básico Integral es para productos que posiblemente contengan algún grano refinado.

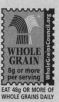

EAT 48g OR MORE OF WHOLE GRAINS DAILY

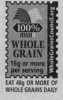

EAT 48g OR MORE OF WHOLE GRAINS DAILY

¿ES UNA LIEBRE O UNA TORTUGA?

Entre más rápido su cuerpo digiera un carbohidrato, más rápido eleva su nivel de azúcar en la sangre —y, por lo tanto, su índice glucémico será mayor—. Eso es lo que hace que ciertos carbohidratos sean liebres en lugar de tortugas. ¿Pero como se puede diferenciar entre ambos con mayor exactitud? Estos son algunos rasgos que lo ayudarán a distinguir entre una tortuga y una liebre:

1. *Contenido de grasa.* Con la excepción de las semillas, nueces y lácteos ricos en grasas, la mayoría de los carbohidratos tortuga son bajos en grasa. Como veremos más tarde, las grasas no son un mal inherente como algunas dietas las pintan. De hecho, la cantidad adecuada de grasas en una comida es absolutamente esencial para

mantenerlo saciado más tiempo y reducir el ritmo en que los carbohidratos son digeridos y liberados en el torrente sanguíneo, que es la razón por la que la mayoría de las dietas bajas en grasa fallan. Esto no le da permiso de comerse una bolsa de Doritos u otros carbohidratos altos en grasa solamente para obtener su contenido graso. Obviamente, usted sabotearía sus esfuerzos por adelgazar si lo hace.

2. *Contenido de fibra.* Generalmente, entre mayor sea el contenido de fibra de un alimento desacelera su absorción de azúcar, convirtiendo a estos carbohidratos en tortugas.

3. *Tipo de almidón.* Ciertos almidones como las patatas, el pan blanco y el arroz blanco contienen amilopectina que es un carbohidrato complejo que el cuerpo absorbe rápidamente. No obstante, los granos enteros, judías, guisantes, leguminosas y camotes contienen otro carbohidrato complejo llamado amilosa, que se digiere más lentamente y eleva el nivel de azúcar en la sangre de una manera más lenta también. Muchos productos de maíz como la harina de maíz, la pasta de maíz y las hojuelas de maíz se digieren bastante rápido y, por lo tanto, son considerados carbohidratos liebre (con un alto índice glucémico). Sin embargo, el grano entero de maíz o los granos de las mazorcas se digieren más lentamente y gradualmente eleva el nivel de azúcar en la sangre.

En el capítulo 9 le mostraré la diferencia entre grasas buenas y grasas malas. También hay varios ejemplos de refacciones y comidas balanceadas en el Apéndice F.

4. *Grado de maduración.* Entre más madura esté la fruta, se absorbe con mayor rapidez. Un ejemplo de esto es la diferencia entre los plátanos amarillos y los plátanos con manchas color marrón. Los últimos elevan el nivel de azúcar en la sangre mucho más rápido que los plátanos amarillos ya que están más maduros y tienen un contenido más alto de azúcar.

5. *Cocción.* La mayoría de la pasta puede ser un carbohidrato tortuga o un carbohidrato liebre dependiendo de la manera en que la cocine. Si cocina la pasta al dente, lo cual significa cocinarla solamente entre cinco o seis minutos y dejarla firme, suele ser un carbohidrato tortuga y tiene un bajo índice glucémico. Si la pasta se cocina por más tiempo y está sumamente

suave, es un carbohidrato liebre y tiene un índice glucémico más alto. También, la pasta más gruesa generalmente tiene un índice glucémico más bajo que las variedades más delgadas de pasta, mientras que la pasta integral tiene un índice glucémico más bajo que la pasta refinada blanca.

6. *Molienda.* Un grano finamente molido es un carbohidrato liebre y tiene un índice glucémico más alto que un grano no tan molido, que tiene un mayor contenido de fibra y por lo tanto es una tortuga.

7. *Contenido de proteína.* Entre más alto sea el contenido de proteína de un alimento, más ayuda a prevenir un aumento rápido en el nivel de azúcar en la sangre y hace que sea más probable que el alimento tenga un índice glucémico más bajo, y por lo tanto sea un carbohidrato tortuga.

FIBRA

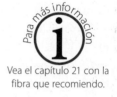

Vea el capítulo 21 con la fibra que recomiendo.

La fibra es uno de los carbohidratos más importantes para el control del peso. Reduce el índice glucémico de los alimentos, creando un carbohidrato tipo tortuga, y previene el pico de azúcar y los altos niveles de insulina que vienen con alimentos con altos índices glucémicos. Incuso los alimentos con alto índice glucémico como los azúcares, las pasteles, las tartas y las galletas se pueden convertir en alimentos con un índice glucémico medio a través de comer fibra. Durante años les he estado diciendo a mis pacientes: "¡La fibra cubre una multitud de pecados dietéticos!".

La fibra también lo mantiene lleno y saciado durante periodos más largos. Reduce el apetito significativamente por medio de llenar su estómago y desacelerar el ritmo en que los azúcares son absorbidos en el torrente sanguíneo. Comer alimentos ricos en fibra también se lleva más tiempo masticándolos y desacelera

SE TRATA DE LA FIBRA

Como solamente 5% de los estadounidenses consumen una cantidad adecuada de fibra a diario, las mujeres que esperan adelgazar deberían concentrarse más en ingerir suficiente fibra en lugar de seguir dietas bajas en carbohidratos, bajas en grasas o altas en proteína. Esto fue confirmado por un estudio de más de cuatro mil quinientas personas, que también descubrió que las mujeres que siguen una dieta baja en fibra, y alta en grasas tienen un riesgo mayor de padecer sobrepeso u obesidad.[6]

el mismo acto de comer de una manera dramática, lo cual le ayuda a evitar que consuma calorías en exceso antes de que el centro de saciedad de su cerebro se dé cuenta.

Lamentablemente, la mayoría de los estadounidenses no consumen suficiente fibra. Aunque los números varían con la edad, el Instituto de Medicina recomienda que los hombres consuman alrededor de 38 gramos de fibra al día y que las mujeres consuman alrededor de 25 gramos de fibra diariamente. No obstante, según el instituto, el hombre promedio y la mujer promedio el los Estados Unidos consumen cada uno menos de la mitad de esa cantidad.[5]

Para obtener todo el beneficio de la fibra, es útil conocer la diferencia entre los dos tipos principales de fibra: soluble e insoluble. La mayor parte de la fibra dietética no se puede digerir y se excreta en las heces. Aunque ambos tipos de fibra desaceleran el ritmo en que los carbohidratos son digeridos y entran al torrente sanguíneo, hay más diferencias notables.

Fibra soluble: Este tipo de fibra se disuelve en el intestino, mientras que la fibra insoluble no. Los alimentos ricos en fibra soluble incluyen leguminosas, judías, guisantes, lentejas, manzanas, cítricos, avena, cebada, semillas de linaza así como la cascarilla y las semillas de llantén. La fibra soluble forma una sustancia pegajosa y gomosa que pasa por el intestino. Actúa como esponja, absorbe y atrapa el colesterol excesivo, el azúcar y las toxinas y es excretada en las heces. La fibra soluble no solamente le ayuda a adelgazar y reducir su apetito, sino que también disminuye su nivel de colesterol y azúcar en la sangre, lo cual reduce el riesgo de que padezca una enfermedad cardiaca.

La fibra insoluble: se deriva de las paredes celulares de las plantas, por lo que consiste principalmente en celulosa, la cual no se puede digerir. Se encuentra principalmente en granos enteros, en el salvado de trigo y en menores cantidades en frutas y verduras. La fibra insoluble le añade tamaño a las heces, alivia la constipación y ayuda a dejar limpio el colon. No solamente ayuda a controlar el apetito, sino que también previene la constipación y el padecimiento de divertículos.

Tanto la fibra soluble como la insoluble le ayudarán a controlar su apetito, a reducir los niveles de colesterol, estabilizar el nivel de azúcar en la sangre, disminuir el riesgo de

PICO DE AZÚCAR NACIONAL

El consumo general de azúcar del estadounidense promedio ha incrementado 30% desde 1983.[10]

enfermedades crónicas, mejorar las funciones intestinales y a adelgazar.

AZÚCAR

Ya hemos hablado de los diferentes tipos de carbohidratos; ahora hablemos brevemente sobre el azúcar. Lamentablemente, las estadísticas muestran que los estadounidenses se han familiarizado demasiado con esta sustancia elemental. El estadounidense promedio consume aproximadamente 72 kilogramos (158 libras) de azúcar al año; ¡alrededor de cincuenta cucharadas de té al día![7] Pongámoslo en perspectiva: Una lata de 355 mililitros (12 onzas) de refresco carbonatado suele contener alrededor de 8 a 10 cucharaditas de azúcar.[8] Si usted bebe refresco a lo largo del día, puede ver cómo esta ingesta adicional de azúcar rápidamente se multiplica. Y es todavía peor para los adolescentes, quienes a menudo consumen casi el doble de esa cantidad.[9]

Casi todos conocen los alimentos que son ricos en azúcar como los postres, refrescos, dulces, galletas, pasteles, tartas, rosquillas y demás. El público en general, tiene menos conocimiento acerca de los alimentos con almidón que, aunque no son famosos por ser ricos en azúcar, aun así contienen cantidades considerables de la sustancia. No puedo subrayar lo suficiente lo importante que es esto para adelgazar y mantenerse delgado. Como vimos anteriormente, el azúcar dispara la liberación de endorfinas que nos dan un pico de azúcar. Actúa más como una droga y lleva a tener antojo de más y más azúcar. Consumir azúcar programa al cuerpo para engordar. También nos hace más susceptibles a la resistencia a la insulina, al síndrome metabólico, a la diabetes tipo 2 y a las enfermedades cardiovasculares. El exceso de azúcar también dispara reacciones de radicales libres en nuestro cuerpo, llevando a enfermedades crónicas, envejecimiento acelerado y formación de placa de ateroma. En algunos casos, el exceso de azúcar puede causar glicación, donde las moléculas de azúcar reaccionan con las moléculas de proteína y provoca arrugas en la piel y daño en los tejidos. La conclusión es que demasiada azúcar no produce una cara o un cuerpo hermoso, sino un cuerpo gordo y una cara arrugada.

DULCE Y ARTIFICIAL

El Splenda, que se elabora a través de convertir azúcar en un cloruro de carbono llamado sucralosa, es aproximadamente 600 veces más dulce que el azúcar.[11]

Edulcorantes

Durante muchos años, el truco dietético era, y hasta cierto grado sigue siendo, simplemente reemplazar este exceso de azúcar con edulcorantes artificiales. Hay muchos de estos disponibles en el mercado, siendo los más conocidos el aspartame y la sucralosa. No recomiendo ninguno de ellos. (Para las razones detalladas por qué ninguno de los dos funciona, consulte mi libro *Los siete pilares de la salud*.) No obstante, hay tres edulcorantes naturales que son seguros y con bajo índice glucémico.

Stevia

Es un edulcorante herbal sin calorías y con un índice glucémico de 0. Es mi edulcorante natural favorito, y utilizo stevia en forma líquida en mi café y té. De esta forma, es sumamente dulce; aproximadamente 200 veces más dulce que el azúcar, de hecho. Gracias a ello, solamente necesita una pequeñita cantidad. Stevia también se encuentra disponible en forma granulada. Productos como Truvia contienen stevia granulado en paquetes convenientes de una porción individual que se pueden encontrar en la mayoría de las tiendas de abarrotes. Si el stevia en polvo o líquido es demasiado dulce para usted, le sugiero que pruebe la forma granulada que se parece más a la consistencia y dulzura del azúcar.

Xilitol

Xilitol es un alcohol de azúcar con un índice glucémico sumamente bajo. También es bactericida y previene la caries. He utilizado xilitol como tratamiento para pacientes con infecciones en los senos paranasales en forma de gotas para la nariz. Sabe a azúcar, no deja sabor

> ## El néctar de agave y el jarabe de maíz
>
> A pesar de lo que haya escuchado, el néctar de agave no se elabora a partir de la savia de la planta de agave, sino del almidón de la piña o cabeza de la planta. La piña del agave contiene almidón —similar al que se encuentra en el maíz o el arroz— y un carbohidrato complejo llamado inulin, que está hecho de fructosa.
>
> De manera similar a la manera en que la fécula de maíz se convierte en jarabe de maíz, el almidón del agave se somete a un proceso químico que convierte el almidón en un jarabe rico en fructosa; cercano a 70% de fructosa o más, según varios sitios web sobre el agave.
>
> Eso significa que la fructosa refinada del néctar de agave es todavía más concentrada que la fructosa en el jarabe de maíz. En comparación, el jarabe de maíz utilizado en los refrescos es 55% fructosa refinada. Por esta razón, no recomiendo que se utilice agave como alternativa al azúcar, al jarabe de maíz o a cualquier otro edulcorante.[12]

desagradable en la boca y es un buen sustituto del azúcar al cocinar u hornear. Sin embargo, por ser un alcohol de azúcar, algunos individuos experimentan distensión abdominal, gases y otros problemas gastrointestinales al ingerir xilitol en exceso. Como es un edulcorante natural y nuestro cuerpo lo produce, sigo recomendándolo en dosis pequeñas al principio para evitar alguna perturbación gastrointestinal.

Just Like Sugar (achicoria)

Just Like Sugar es un edulcorante natural hecho con cuatro ingredientes: raíz de achicoria, que es un alimento probiótico que le ayuda a mejorar sus funciones gastrointestinales; calcio, que le ayuda a su cuerpo a combatir la alta presión sanguínea, ataques al corazón, osteoporosis y problemas dentales; vitamina C de jugo de naranja orgánico; y el zumo de la cáscara de naranja (que es lo que le da su sabor dulce). Tan saludable como puedan ser estos ingredientes, de hecho recomiendo este edulcorante por lo que *no* contiene: nada de glutamato monosódico, nada de L-glutamina, ni D-glutamina, ni ácido aspártico, así como nada de preservadores. Además de apoyar sus esfuerzos para adelgazar, Just Like Sugar no fomenta la caries. Se encuentra disponible en tiendas como Whole Foods y muchas otras tiendas naturistas, y yo encuentro que es una alternativa natural maravillosa del azúcar y los edulcorantes artificiales dañinos sin el intenso sabor dulce que deja stevia en la boca que hace que la gente quiera dejar de usarlo. (Vea Apéndice H.)

Cada carbohidrato —sin importar que sea tortuga o liebre, bueno o malo— necesita un compañero digestivo, por así decirlo. Y uno de los factores más importantes para adelgazar es qué está combinando con los carbohidratos que come. Con eso en mente, veamos que tipos de proteínas saludables podemos elegir para adelgazar y sentirnos de maravilla.

Puntos "yo si puedo" para recordar

1. Los buenos carbohidratos suelen ser cereales de bajo índice glucémico sin refinar ni procesar, verduras, frutas y leguminosas. Al combinarlos con la porción correcta de grasas y proteínas, estos carbohidratos "tortuga" le dan energía, tranquilizan su humor, lo mantienen lleno y satisfecho por medio de apagar el hambre y, de hecho, lo ayudan a adelgazar.

2. Los carbohidratos malos (los carbohidratos "liebre") incluyen azúcares y alimentos altamente procesados o refinados como el pan blanco, el arroz blanco, la mayoría de los cereales procesados, bagels, pretzels, galletas, mantecadas y demás.

3. Los azúcares y los carbohidratos procesados ejercen un efecto opioide en el cuerpo y pueden generar una adicción al azúcar o a los carbohidratos.

4. Entre más madura esté la fruta, su índice glucémico generalmente es mayor y se absorbe con mayor rapidez.

5. La fibra adecuada diaria ayuda a controlar el apetito, equilibra el nivel de azúcar en la sangre y previene enfermedades.

6. La ingesta excesiva de azúcar y carbohidratos procesados harán que envejezca prematuramente.

7. Hay edulcorantes naturales maravillosos, incluyendo stevia, xilitol y Just Like Sugar.

8

EL PODER DE LA PROTEÍNA

UCHAS PERSONAS CREEN que una dieta rica en proteína es la mejor manera y la más saludable de adelgazar. Sin embargo, hemos visto que el exceso de proteína de hecho daña el cuerpo al reducir la función renal y prepararlo para la osteoporosis. Muchas carnes y fuentes de proteína también son ricas en grasas saturadas, lo cual puede incrementar el riesgo de tener colesterol alto y enfermedades cardiovasculares. Una alta ingesta de grasas saturadas también puede predisponerlo a desarrollar resistencia a la insulina, que se suele asociar con aumento de peso e incrementa sus posibilidades de desarrollar diabetes tipo 2 así como hipertensión (alta presión arterial).

No recomiendo ni una dieta rica en proteína, ni una dieta baja en proteína, sino una ingesta moderada diaria de alimentos proteínicos. Las dietas altas en proteínas se consideran que son aquellas en las que más de 30 por ciento de la ingesta calórica proviene de proteína. No obstante, muchas de estas dietas, recomiendan que más de 50 por ciento de la ingesta calórica sea a partir de proteína. En comparación, la dieta estadounidense promedio obtiene aproximadamente 15 por ciento de sus calorías de la proteína, mientras que la dieta asiática está cercana a la marca de 12 por ciento.[1]

Según el Instituto de Medicina, la cantidad recomendada diaria de proteína es 0.8 gramos por kilogramo (o 2.2 libras) de peso corporal.[2] Basándonos en esta recomendación, un hombre de 70 kilogramos (154 libras) necesitaría aproximadamente 56 gramos (2 onzas) de proteína al día. No obstante, esa cantidad también varía con el nivel de actividad. Por ejemplo, un maratonista, necesita de 1.2 a 1.4 gramos de proteína por kilogramo de peso corporal, mientras que un levantador de peso requiere de 1.4 a 1.8 gramos de proteína por cada kilogramo de peso corporal.[3] Cuando se factorizan ambos extremos de la escala de actividad, el requerimiento diario promedio para la proteína es aproximadamente de 50 a 75 gramos al día para las mujeres adultas y de 70 a 100 gramos diariamente para los varones dependiendo de su nivel de actividad.

Sin embargo, la verdad es que es extremadamente raro en los Estados Unidos que un adulto o un niño presente deficiencia proteínica. Nuestra perspectiva de alimentación de carne con patatas ha creado una cultura conocida por su obsesión con el pollo y la res. Nos gusta la carne jugosa y nos gusta en grandes cantidades. Me atrevo a decir que eso ha tenido un efecto directo en el éxito de estas dietas ricas en proteína, sin importar lo poco saludables que son algunas de ellas. La clave, como siempre, es la moderación. Los estudios han mostrado que los hombres con dietas ricas en carne roja tienen un mayor riesgo de padecer cáncer de próstata, y que suele ser la forma más agresiva de cáncer de próstata. No obstante, los hombres que comen pescado tres veces a la semana cortan aproximadamente el riesgo de padecer cáncer de próstata a la mitad en comparación con los hombres que en raras ocasiones comen pescado.[4] Además, freír o asar la carne, el pollo o el pescado hasta estar bien cocido o quemado también se asocia con un incremento en el riesgo de padecer cáncer.

Generalmente, entre más proteína se consuma, más calcio excretará. El calcio neutraliza los ácidos que se producen cuando las proteínas se digieran y se absorben en el cuerpo. Con una ingesta moderada de proteína, su sangre contiene suficiente calcio para neutralizar estos ácidos. No obstante, cuando consume demasiada proteína, su cuerpo quizá tenga que canibalizar sus huesos y dientes para obtener el calcio suficiente para aminorar la proliferación de ácidos producidos por el exceso de proteína. De hecho, un multicitado estudio (Nurses' Health Study) descubrió que las mujeres que consumen más de 95 gramos de proteína al día tenían 20 por ciento más de probabilidades de fracturarse una muñeca que las que comían menos de 68 gramos de proteína al día.[5] De ninguna manera estoy indicando que la proteína sea nuestra enemiga. Más bien, simplemente necesitamos practicar moderación a través de consumir porciones más pequeñas de fuentes saludables de proteína.

En 2002, el NIH sugirió los rangos siguientes de carbohidratos, grasas y proteínas. Entre sus recomendaciones estaba que la proteína debería constituir de 15 a 35 por ciento de la ingesta diaria de una persona de energía o calorías totales. Creo que si más de 35 por ciento de nuestras calorías diarias provienen de las proteínas, simplemente es demasiado. Les digo a mis pacientes que obtengan aproximadamente 30 por ciento de sus calorías diarias de proteína magra, 40 por ciento de fibra, carbohidratos de bajo índice glucémico y 30 por ciento de grasas saludables.

También creo fuertemente en consumir un poco de proteína en cada comida y refacción. Como podrá ver, ayuda a elaborar la correcta mezcla de combustible que mantenga su apetito controlado, su energía arriba y sus niveles de azúcar e insulina en sangre a raya; todo esto mientras su metabolismo sigue quemando esos kilos adicionales.

LA FUNCIÓN DE LA PROTEÍNA

La mayoría de nosotros podemos recordar haber visto la ilustración de una proteína en la clase de biología en la escuela de enseñanza media-superior o superior. Las proteínas se componen de aminoácidos y se suelen ilustrar como una cadena de cuentas, en la que cada cuenta es uno de los veinte aminoácidos distintos. El cuerpo es capaz de elaborar doce aminoácidos que son conocidos como aminoácidos no esenciales. Sin embargo, los ocho aminoácidos restantes, son esenciales y se deben suplir en la comida que comemos. Como nuestro cuerpo es incapaz de almacenar proteína de la misma manera en que almacena grasas o azúcares, constantemente necesitamos nuevas proteínas, y las requerimos a diario. En general, hay por lo menos diez mil proteínas diferentes a lo largo de su cuerpo. Estas constituyen el componente principal de las enzimas metabólicas y digestivas, las hormonas, los anticuerpos y las lipoproteínas que llevan el colesterol.

> ### SIN DEFICIENCIA DE PROTEÍNA
>
> En el Big Texan Steak Ranch en Amarillo, Texas, los amantes de la carne pueden comerse un bistec de 2 kilogramos (72 onzas) gratis; siempre y cuando se lo terminen. Los que no llegan a terminárselo tienen que pagar una cuenta de $72 dólares. De los más de cuarenta mil que han tomado el desafío, más de treinta y cinco mil han fallado; y sin duda se fueron con una indigestión.[6]

En esencia, las proteínas y los aminoácidos son los bloques de construcción del cuerpo. Se utilizan para reparar y mantener tejidos como los músculos, el tejido conjuntivo, nuestra piel, nuestro cabello, nuestra matriz ósea e incluso nuestras uñas. Si no tiene las proteínas adecuadas, no podrá mantener estos tejidos que mencioné de manera adecuada, así como las enzimas, las hormonas y su sistema inmune. Como resultado envejecerá más rápido y con el tiempo desarrollara enfermedades.

Las proteínas y adelgazar

Aunque la proteína no es la pieza principal del rompecabezas alimenticio para adelgazar —mi argumento es que no puede haber un solo componente que cargue con todo el peso— juega un papel clave. Su cuerpo es capaz de adelgazar y mantenerse delgado cuando come alimentos balanceados y refacciones que contienen la cantidad adecuada de proteínas sanas, carbohidratos y grasas en las proporciones correctas. Eso significa que la selección adecuada de proteína es extremadamente importante para ayudarle a lograr a mantenerse delgado permanentemente.

Incluir proteína en una comida balanceada de hecho ayuda a sentirse más satisfecho después de comer y ayuda a disminuir el hambre entre comidas. Los alimentos ricos en proteína desaceleran el vaciado gástrico, que es simplemente el movimiento de los alimentos del estómago al tracto digestivo. Esto, a su vez, lo mantiene lleno más tiempo. Como quizá ya lo adivinó, esto también le ayuda a estabilizar su nivel de azúcar en la sangre. La proteína, al igual que la grasa, le ayuda a prevenir la rápida elevación del nivel de azúcar en la sangre después de comer carbohidratos y azúcares refinados. La proteína también ayuda a elevar el ritmo metabólico durante una a tres horas después de comer.

Con el entendimiento de que comer proteína con sus alimentos es vital para adelgazar, démosle una mirada a las fuentes más saludables de proteína. Como veremos en el resto del capítulo, estas incluyen pescado, aves, carnes magras, huevo, lácteos bajos en grasa, leguminosas, cereales integrales, nueces y semillas.

Proteína animal

Las proteínas animales suelen ser de mejor calidad que la proteína vegetal y contienen todos los aminoácidos esenciales. Esta categoría incluye lácteos, huevo, carne, aves y pescado, todo lo cual contiene los aminoácidos esenciales necesarios y por lo tanto son proteínas de una mejor calidad.

> ### Cuidado con el salami
>
> Sin importar la marca, el salami sigue siendo una de las carnes delicatessen menos saludables en el mercado. Su mezcla de carnes ricas en sodio, cargadas de grasa se debe evitar a toda costa y ser reemplazada con pavo bajo en sodio o pechuga de pollo.

Recomiendo fuertemente la carne de res y pollo certificada como de animales de campo o de reses, pollos y pavos alimentados orgánicamente. Estas carnes vienen libres de antibióticos y hormonas.

¿Por qué es que tengo mis reservas contra el paquete promedio de carne producida en masa? A causa de las prácticas descuidadas en los rastros y la laxa normatividad, la carne muchas veces puede venir contaminada con la letal bacteria *E. coli* O157:H7. El alimento y el agua también puede estar contaminada con diferentes toxinas. Probablemente no se dé cuenta, pero las toxinas que consume el animal suelen almacenarse en los tejidos grasos del animal.

Los animales de criadero suelen ser alimentados con granos y son engordados de manera considerable ya que se venden por peso. Esto da como resultado cortes de carne que son ricos en grasa saturada. Por eso es tan importante seleccionar los cortes más magros y remover la grasa visible. Eso incluye quitarle la piel al pollo y al pavo.

En lugar de freír la carne, que multiplica su contenido graso, trate de asarla, hornearla o incluso freírla en poco aceite removiéndola constantemente (stir-fry) a bajas temperaturas. Nuevamente, tenga cuidado con la carne asada ya que las carnes bien cocidas o quemadas (así es, incluso el pescado y el pollo) suelen contener aminos heterocíclicos que se asocian con cáncer.

POR QUÉ SON IMPORTANTES LAS CARNES ORGÁNICAS Y LAS DE ANIMALES DE CAMPO

La revista *TIME* publicó un artículo en agosto de 2009 que incluía una comparación entre el ganado alimentado en el campo y el ganado criado de manera convencional. Este es un resumen[7]:

	Orgánico	Convencional
Prevalencia	1% del ganado	99% del ganado
Dieta	Pasto	Pasto y maíz
Suplementos	Ninguno	Químicos: antibióticos y algunas veces hormonas para el crecimiento, sangres y grasas.
Impacto humano	El efecto omega: Ricos en beta caroteno, vitamina E y ácidos grasos omega-3	El ataque de las grasas: Más altos en grasa, ayudando a fomentar la epidemia de obesidad.

Finalmente, debería ser obvio que necesita evitar carnes chatarra ricas en grasa que están cargadas de sal, nitratos y nitritos; y que también están asociadas con un incremento en el riesgo de padecer ciertos cánceres. Estas carnes incluyen salchichas Viena, mortadela, salami,

LEA MÁS SOBRE ESTO

Para mis recomendaciones sobre cómo asar carne, aves y pescado consulte *Los siete pilares de la salud* y *Eat This and Live!* (¡Coma esto y viva!

pepperoni, salchicha, tocino y otros ítems altamente procesados. Sé que en ciertas ocasiones quizá se le antoje un poco de tocino o salchicha. Si usted decide comerlos, coma los que sean más bajos en grasa, y por favor exprima las piezas entre dos servilletas para remover tanta grasa como pueda. Además, seleccione tocino, tocino de pavo o salchicha de pavo libre de nitritos y nitratos.

Esas son las carnes famosas por su grasa. En el otro extremo del espectro de encuentran las carnes magras que pueden incluir res magra, cerdo magro (como la chuleta de cerdo), jamón, filete, ternera, cordero, búfalo, alce, faisán, pato, pollo, pavo y cualquier pescado o marisco (enlatado o congelado). Después de leer la lista, muchos de ustedes probablemente están pensando: "¿Quiere decir que puedo comer carne roja, o cerdo o mariscos todos los días y adelgazar?". No exactamente.

Recomiendo fuertemente que limite estos alimentos a una o dos veces a la semana y que limite las porciones a de 85 a 170 gramos (de 3 a 6 onzas) de los cortes más magros (y preferiblemente de animales de campo). Creo fuertemente que el pollo, el pavo, el pescado, el huevo y los lácteos bajos en grasa son alternativas mucho más sanas de proteína. Sin embargo, la carne de cerdo magra y los mariscos no impulsa la epidemia de obesidad.

Pescado

Para seleccionar el mejor pescado para su ración de proteína, recomiendo fuertemente pescado de mar en lugar de pescado de criadero. El último suele contener niveles más altos de bifenilos policlorados que son carcinógenos, así como otros contaminantes. Los peces predadores suelen tener un contenido de mercurio más alto, e incluyen al pez espada, al tiburón, la macarela gigante y el atún grande. El atún

PESCADO BAJO EN MERCURIO

Anchoas
Palometa
Bagre
Almeja
Cangrejo (doméstico)
Langostino
Corbina (Atlántico)
Lenguado
Eglefino (Atlántico)
Merluza
Arenque
Macarela (Atlántico Norte)
Mújol
Ostión
Perca (marina)
Platija
Carbonero
Salmón (enlatado o fresco)
Sardina
Vieira
Alosa
Camarón
Suela (del Pacífico)
Calamares
Mojarra Tilapia
Trucha (agua dulce)
Farra
Merlán

pequeño o atún tongol que se encuentra en la mayoría de las tiendas naturistas suele ser sumamente bajo en mercurio. El salmón silvestre de Alaska es otro de mis favoritos por su bajo contenido de mercurio.

Si consume pescado bajo en mercurio, puede comer pescado varias veces a la semana. Sin embargo, el Colegio Estadounidense de Obstetras y Ginecólogos recomienda solamente dos porciones de 170 gramos (6 onzas) a la semana para mujeres embarazadas,[8] y la Academia Estadounidense de Pediatría recomienda no más de 198.50 gramos (7 onzas) de pescado a la semana para los niños.[9]

Huevo

El huevo ha tenido una mala reputación durante muchos años de elevar el colesterol debido al supuesto alto contenido de colesterol de la yema. Ahora sabemos que esto no es exactamente verdad. El huevo en realidad tiene poco efecto sobre el colesterol LBD en muchas personas, que es el colesterol malo. De hecho, he tenido muchos pacientes que comían tres yemas diarias, y que tenían niveles sumamente bajos de colesterol. Ahora hay huevo enriquecido con omega-3 y huevo orgánico que le puede ayudar a surtir a su organismo de grasas benéficas al mismo tiempo de hacer bajar su colesterol y servir como una buena fuente de proteína. Por lo tanto, la mayoría de la gente puede comer y disfrutar huevo orgánicos u omega-3. No obstante, si está siendo tratado por colesterol alto, consulte a su médico con respecto a esto. Si no conoce sus niveles de colesterol, pídale a su médico que revise su panel de lípidos.

También recuerde que el huevo tibio o cocido es generalmente más saludable y más bajo en calorías; sin embargo, todavía puede freír y revolver su huevo a flama baja o en una pequeña cantidad de aceite saludable como aceite de oliva extra-virgen, aceite de nuez de macadamia o incluso aceite de coco.

Lácteos

Como el huevo, hay cierto lácteos que han recibido una mala reputación por años a causa de su alto contenido de grasa. Alimentos como la leche entera, la crema agria, la crema, la mantequilla, el queso y el helado han sido declarado malos porque suelen tener un alto contenido de grasa saturada y están asociados con altos niveles de colesterol y enfermedades cardiovasculares. Como resultado, muchos médicos le han recomendado a sus pacientes que eviten estos alimentos. Lamentablemente, la mayoría de los estadounidenses consumen demasiado de estas fuentes lácteas altas en grasa.

Sin embargo, ahora hay abundantes fuentes saludables de lácteos bajos en grasa, incluyendo leche descremada, quesos bajos en grasa, crema agria baja en grasa, yogurt bajo en grasa y búlgaros bajos en grasa. Estas son buenas fuentes de proteína y son ricas en calcio. Las investigaciones han mostrado que entre más calcio consuma, es más probable que adelgace y pierda grasa en particular.

De nuevo recomiendo productos orgánicos para evitar pesticidas, antibióticos y hormonas, así como otras toxinas que consumen los animales lecheros. Hay otro beneficio de los productos orgánicos: Para muchas personas con alergias alimentarias o que son sensibles a los lácteos, quizá toleren mejor los lácteos orgánicos. Estas personas normalmente experimentan eccema, sarpullido, constipación, infecciones recurrentes o producción excesiva de moco por comer alimentos lácteos. No obstante, muchas veces estos síntomas se pueden evitar al cambiar a productos orgánicos de leche de cabra baja en grasa, o a yogurt o búlgaros orgánicos bajos en grasa. (Por supuesto, las personas que son severamente alérgicas a los lácteos serían sabias en simplemente mantenerse lejos de estos productos sean orgánicos o no.)

Si no conoce los búlgaros, le recomiendo que los pruebe. Los búlgaros son primos del yogurt y son simplemente leche fermentada rica en bacteria benéfica. Tanto con los búlgaros como con el yogurt evite los que ya vienen con fruta porque suelen tener un alto contenido de azúcar y pueden sabotear sus esfuerzos por adelgazar. Es mejor escoger búlgaros y yogurt naturales orgánicos bajos en grasa y añadirles su propia fruta fresca.

También, muchas personas a régimen se quejan de no poder comer queso. En el programa "Yo sí puedo" usted todavía podrá disfrutar pequeñas cantidades de su queso favorito bajo en grasa o queso de leche descremada ligeramente espolvoreado sobre su comida. Pero no

¿ALÉRGICO O INTOLERANTE?

La intolerancia a la lactosa no es lo mismo que las alergias alimentarias o la sensibilidad a los lácteos. Si usted es intolerante a la lactosa, su tracto digestivo no produce suficiente lactasa para digerir apropiadamente la lactosa (el azúcar láctea) presente en los productos lácteos. Los síntomas de la intolerancia a la lactosa —gases, distensión y diarrea— se pueden aliviar mediante consumir productos deslactosados o tomando suplementos de lactasa como Lactaid.

se lo coma en rebanadas, ya que esto generalmente lleva a comer sin consciencia.

Proteína vegetal

La proteína vegetal suele ser proteína de menor calidad, ya que a la mayoría le falta por lo menos uno de los aminoácidos esenciales. Las leguminosas y las judías tienen poca cantidad del aminoácido metionina y los cereales tienen menos del aminoácido lisina. Los vegetarianos pueden combinar las proteínas vegetales con sus comidas regulares para obtener proteínas de alta calidad. Por ejemplo, al combinar maíz y judías, trigo integral y crema de cacahuete o arroz con judías se pueden formar proteínas completas. No obstante, la soya es una excepción y ya es considerada una proteína completa.

El problema potencial de combinar dos almidones para hacer una proteína completa es que es fácil desacelerar o detener por completo sus esfuerzos por adelgazar si sus porciones son demasiado grandes. No obstante, si puede mantener esto en mente, no hay razón por la que no deba disfrutar los beneficios y sabores adicionales de estas proteínas. Por ejemplo, los cereales integrales y las leguminosas son fuentes excelentes de fibra y también están cargadas de nutrientes. La sopa de judías negras y una pequeña cantidad de arroz silvestre es una proteína completa y bastante llenadora, usted probablemente comience a adelgazar si la consume regularmente.

CINCO JUDÍAS DE POR VIDA

1. Las judías rojas: gramo por gramo, contienen más antioxidantes que los arándanos azules y son una fuente excelente de hierro.

2. Las judías comunes: la segunda mejor fuente leguminosa de antioxidantes, y también son una elección sólida para proveer fibra.

3. Las judías negras: además de proveer abundantes antioxidantes contienen la mayor cantidad de magnesio entre las leguminosas.

4. Las judías de careta: es la mayor fuente leguminosa de calcio, y también son excelentes para brindar magnesio y ácido fólico.

5. Las judías pintas: como las judías rojas, tienen más alto contenido de antioxidantes que los arándanos azules y también son la mejor fuente de selenio.[10]

Una palabra de advertencia sobre las judías: Como aprendimos desde chicos, las judías pueden causar demasiado gas y distensión. Esto se puede evitar fácilmente por medio de sumergir las judías, los guisantes o las lentejas en un envase con tres veces su volumen de agua fría en el frigorífico durante la noche. Al día siguiente, deseche el agua donde fueron sumergidos y cocine sus leguminosas. La mayoría de las sustancias que producen flatulencia en las judías se remueven con la sumergida. Y en caso de que esté comiendo fuera de casa, puede llevar consigo un par de grageas de Beano que se vende sin receta médica antes de comer judías. Esto le brinda la enzima que lo capacita para digerir las judías y por lo tanto evitar la flatulencia.

Soya

Mencioné la soya anteriormente como una proteína completa que puede defenderse sola. Esto es porque a pesar de ser considerada una leguminosa, contiene todos los aminoácidos esenciales para hacer una proteína completa. La soya fermentada como la del tofu, la sopa miso, el tempeh y el natto es de fácil digestión y asimilación. Se ha probado que la soya reduce el colesterol, disminuye el riesgo de infarto al miocardio (IM) y las enfermedades cardiovasculares, aminora los bochornos de las mujeres durante la menopausia y previene tanto la pérdida de memoria como el cáncer de mama.

Lamentablemente, hay un lado potencialmente oscuro de la soya, como indican las investigaciones recientes y un poco controversiales. Muchos científicos ahora creen que consumir la soya en exceso puede causar más mal que bien. El alto consumo de los isoflavones, que son químicos vegetales semejantes al estrógeno contenidos en la soya, pueden estimular la producción de células cancerosas en el pecho. También puede incrementar las probabilidades de desarrollar serios problemas reproductivos, tiroideos y hepáticos.[11]

Aparte de esto, la mayoría de los productos de soya son procesados y con un bajo valor biológico comparado con otras proteínas; lo que

DIABETES Y SOYA

Estos últimos años le he estado advirtiendo a la gente sobre el uso de la soya porque he visto que muchas personas tienen reacciones adversas por su consumo. Otros en la comunidad médica están comenzando a hablar también.

El Dr. Gabriel Cousens, le llama a la soya un *diabetogénico*, lo cual significa que genera diabetes. Cousens explica que 90% de toda la soya es genéticamente modificada. La soya es también uno de los siete alergenos principales. Los isoflavones de la soya pueden hacer que una persona se vuelva estrogénica, contribuyendo con cáncer y fibromas uterinos. Cousens también vincula la soya con una reducción en la producción tiroidea, la atrofia en el crecimiento de los niños, la disminución del buen colesterol LAD, resistencia a la insulina, enfermedades cardiovasculares y Alzheimer.[12]

significa que el cuerpo no las usa muy eficientemente. Esto incluye dos de los productos de soya más consumidos comúnmente, la leche de soya y la proteína de soya. Estos productos pueden interferir con las funciones tiroideas y con un metabolismo bajo haciendo que sea más difícil adelgazar. En general, hay muchos adultos y niños que toman leche de soya o proteína de soya en polvo, y al hacerlo quizá se estén haciendo más mal que bien, especialmente si están tratando de adelgazar.

Si usted disfruta la soya, le recomiendo reducir o eliminar los productos de soya por completo si desea adelgazar. Y déjeme enfatizar esto: la palabra final sobre la soya todavía no se ha dicho. Incluso los escépticos de la soya dicen que la conclusión es optar por las formas naturales de la soya más que los organismos alterados químicamente o genéticamente. Como sigue siendo una proteína un poco controversial, mi consejo es proceder con precaución; no coma o beba productos de soya todos los días, sino que si debe consumir soya, hágalo solamente dos veces a la semana.

Nueces

La nuez es una fuente bastante buena de proteína y una buena fuente de fibra. Contiene grasas benéficas, incluyendo grasas poliinsaturadas y monoinsaturadas. Un pequeño puñado de almendras, nueces o pecanas varias veces a la semana o como una refacción es extremadamente benéfico para adelgazar. Sin embargo, tenga cuidado de limitar las nueces a un pequeño puñado ya que contienen muchas calorías.

Proteína en polvo

La proteína de suero de leche es una proteína completa que es de alta calidad y de fácil digestión y absorción en el cuerpo. Es una manera excelente de añadirle proteína a sus comidas y refacciones. La proteína del suero de leche contiene el aminoácido leucina, así como las otras cadenas de aminoácidos que ayudan a mantener el tejido muscular y promover un peso bajo. Al estimular la liberación de dos hormonas, la CCK y la GLP-1, el suero suprime el apetito. También es crucial para el sistema inmune e

> ### TRANQUILÍCESE... POR EL BIEN DE LA PROTEÍNA
>
> ¿Sabía que el estrés puede afectar cuanta proteína absorbe? El estrés crónico está asociado con una menor liberación de enzimas pancreáticas al mismo tiempo que la sangre se retira del tracto digestivo. Esto, a su vez, puede atrofiar su capacidad para digerir proteína.

incrementa los niveles de glutation, que es uno de los antioxidantes más importantes del cuerpo.

Lamentablemente, la mayor parte de la proteína de suero de leche que se vende en las tiendas de alimentos saludables contiene suero de baja calidad. Yo recomiendo fuertemente proteína de suero sin desnaturalizar, que es de una calidad superior, o proteína de suero aislada. También hay polvos vegetarianos excelentes de proteína como Life's Basics Plant Protein, que contiene proteína de guisante, cáñamo y arroz con semilla de chía. Sin embargo, no recomiendo polvo de proteína de baja calidad como la soya, la caseína o proteínas de huevo.

Noticias sobre la digestión

La mayoría de los estadounidenses no tienen problemas para *comer* proteína. El problema es *digerir* la proteína. A pesar de consumir cantidades adecuadas, mucha gente es incapaz de procesar y absorber la proteína lo suficiente. La mayoría de nosotros comemos rápidamente y no masticamos nuestros alimentos lo suficiente, lo cual hace que sea difícil que digiramos las proteínas de manera adecuada. Esto es especialmente cierto en caso de muchos amantes de la carne. He visto incontables personas comerse un filete y que mastican la carne solamente un par de veces y se pasan cada bocado con grandes tragos de té helado. Si estos aficionados al filete son mayores, con toda probabilidad se están perdiendo del valor proteínico porque carecen de las enzimas y del ácido clorhídrico para digerirlo apropiadamente.

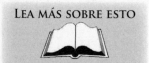

LEA MÁS SOBRE ESTO

Por favor consulte *Los siete pilares de la salud* y *Eat This and Live!* para más información con respecto a los beneficios digestivos de masticar apropiadamente y otros hábitos alimenticios.

Al simplemente desacelerar, relajarse y masticar cada bocado treinta veces, podemos ayudar con la digestión y la absorción de la proteína que consumimos. Algunos individuos, particularmente los mayores de cincuenta, incluso es posible que necesiten suplementos con enzimas digestivas o ácido clorhídrico para ayudarlos a digerir y absorber adecuadamente los alimentos proteicos.

Puntos "yo si puedo" para recordar

1. El requerimiento promedio diario de proteína es aproximadamente de 50 a 75 gramos al día para las mujeres y de 70 a 100 gramos diariamente para los varones adultos.

2. Entre más proteína coma, necesita más calcio para amortiguar el daño de los ácidos producidos por exceso de proteínas, lo cual puede llevar a su cuerpo a incluso canibalizar el calcio de sus huesos y dientes.

3. Comer las cantidades adecuadas de proteína en cada comida y refacción reducirá el hambre y le ayudará a adelgazar.

4. Si no tiene proteína adecuada, finalmente envejecerá más rápido y será propenso a desarrollar enfermedades.

5. La carne magra de pollo y pavo orgánicos de campo, los huevos orgánicos o con omega-3, los pescados silvestres y los lácteos bajos en grasa son las mejores opciones de proteínas animales

6. Las leguminosas orgánicas, los cereales integrales y las nueces son las mejores proteínas vegetales.

7. Proceda con precaución con los productos de soya.

8. La proteína en polvo como el suero de leche sin desnaturalizar es una manera excelente de añadirle proteína a sus comidas y refacciones.

9

GRASAS QUE LO HACEN ENGORDAR Y GRASAS QUE LO HACEN ADELGAZAR

D E CHICO RECUERDO que no había peor sentimiento que lo culparan a uno de algo que no había hecho. Rayar una pared. Romper un electrodoméstico. Dejar salir al gato de la casa. Romper la ventana del vecino con una pelota de béisbol. Todos hemos visto a alguien hacer algo malo, y que se nos culpe por ello. No es divertido tener la culpa cuando uno no es el culpable.

Durante décadas los médicos, nutriólogos, dietistas y otras autoridades de salud le han echado la culpa a la grasas por cada problema relacionado con la alimentación bajo el sol. La epidemia de la obesidad. El colesterol elevado. Las enfermedades cardiovasculares. Parece ser que alguien hace muchos años, ideó un plan maestro para indoctrinar una sola "verdad" y transformar la mentalidad dietética del país entero. La premisa es: *la grasa engorda*.

Como resultado, todo el país se vuelca sobre cualquier cosa con la etiqueta de "bajo en grasa", o todavía mejor: *"libre* de grasa". Todo el mundo comenzó a someterse a regímenes bajos en grasa, a cocinar siguiendo recetarios bajos en grasa y consumiendo galletas, patatas fritas e incluso helado bajo en grasa. Desde la década de 1960 los estadounidenses han reducido su consumo de grasa de la ingesta diaria de 40 por ciento a 38 por ciento de sus calorías totales en la década de 1980 para llegar a un nivel actual de aproximadamente 33 por ciento de sus calorías.[1] Pero, hay un gran problema.

Seguimos engordando.

De hecho, la obesidad se ha disparado en este país a proporciones sin paralelo, mientras que el peso promedio de los estadounidenses ha incrementado constantemente durante este mismo periodo de cuarenta años. Si se supone que las grasas engordan, ¿entonces por qué su reducción ha producido que los estadounidenses están más gordos? Es claro que hay algo que no computa.

LA PURA VERDAD

Primero lo primero: las grasas no necesariamente engordan. La verdad del asunto es que hay grasas buenas que le ayudan a adelgazar y grasas malas que pueden llevarlo a engordar. Las grasas buenas, de hecho son sumamente buenas; ayudan a prevenir enfermedades cardiovasculares, reducen el colesterol, disminuyen la inflamación y previenen una multitud de enfermedades. Las grasas malas... no tanto. Estas son las que se merecen que se las señale con el dedo, y hablaremos de ellas un poco. No obstante, la conclusión que se necesita entender es que comer demasiado de cualquier grasa, sea buena o mala, lo va a hacer engordar.

En general, las grasas son crucialmente importantes para su salud. Entre sus muchos papeles, su propósito principal en el cuerpo es brindar combustible para las células. Cada una de las billones de células de su cuerpo está rodeada por una membrana celular lípida compuesta principalmente de grasas poliinsaturadas y saturadas. Las grasas saturadas le proveen un soporte rígido a la membrana celular. Mientras que las grasas poliinsaturadas le añaden flexibilidad a las membranas celulares y permiten la transferencia de nutrientes al interior de la célula y que los residuos salgan de la células. Estas membranas celulares necesitan un equilibrio adecuado de grasas saturadas y poliinsaturadas.

De la misma manera, necesitamos un equilibrio adecuado de grasas en nuestra dieta para ayudar con la absorción de vitaminas solubles en grasa, incluyendo las vitaminas A, D, E y K. También necesitamos grasas para producir hormonas que regulen la inflamación, la coagulación sanguínea y la contracción muscular Aproximadamente 60 por ciento de su cerebro está compuesto de grasa. Necesita colesterol para producir células cerebrales, y la mayor parte de su colesterol proviene de grasas saturadas. Las grasas constituyen las cubiertas que rodean y protegen los nervios. Ayudan a satisfacer su hambre por periodos extendidos. E incluso pueden ayudarle a cocinar la cena.

Esta bien, esa última fue una exageración. Pero como puede ver, las grasas no son las villanas que las hemos hecho parecer. En este capítulo, vamos a ver que las grasas buenas de hecho tienen tremendos beneficios de salud.

TIPOS DE GRASAS

Las grasas se pueden clasificar en dos tipos principales: saturadas e insaturadas. Dentro de la categoría de las grasas insaturadas hay tres grupos más pequeños.

1. Grasas omega-6
2. Grasas omega-9
3. Grasas omega-3

Las grasas omega-3 y omega-6 son poliinsaturadas, mientras que las omega-9 son monoinsaturadas. Y, de hecho, solamente dos de las grasas dentro de estas subcategorías son absolutamente necesarias para la salud: el ácido linoleico, que es un ácido graso omega-6; y el ácido alfa-linoleico, que es un ácido graso omega-3. Nuestros organismos son capaces de producir el resto de tipos de grasas por medio de consumir estos dos ácidos grasos. Eso deja a las grasas omega-9 chiflando en la loma, ya que se consideran ácidos grasos no esenciales.

¿Entendió? Por supuesto que no. No espero que entienda los términos y detalles de las grasas, especialmente cuando a muchos estudiantes de biología se les dificulta recordarlos. El tema de las grasas y los ácidos grasos puede volverse extremadamente confuso para la mayoría de la gente. Así que para hacerlo más simple, he decidido categorizar las grasas en tres categorías principales: grasas malas, grasas buenas y grasas que pueden ser buenas o malas dependiendo de la cantidad que se ingiera.

GRASAS MALAS

Grasas trans

Las grasas trans son simplemente grasas hechas por el hombre a las que ya hicimos referencia en los primeros capítulos de este libro. Estas grasas están presentes en la margarina; en la manteca vegetal; en la mayoría de los alimentos horneados de manera comercial; muchos alimentos fritos; la mayoría de las cremas de cacahuete comerciales; y muchos alimentos procesados como galletas, pasteles, tartas y panes. El problema con las grasas trans es que son grasas tóxicas sintéticas que elevan el nivel de colesterol, forman placa de ateroma e incrementan el riesgo de que una persona sea obesa, padezca enfermedades cardiovasculares, diabetes tipo 2 e incluso cáncer.

Las grasas trans también están asociadas con la inflamación del cuerpo. Muchas enfermedades están asociadas con la inflamación, incluyendo las enfermedades cardiovasculares, Alzheimer, la artritis y las enfermedades autoinmunes para nombrar algunas. La inflamación también está asociada con la obesidad central.

¿Qué tan malas son las grasas trans? Abra una barra de margarina y déjela afuera de su garaje. Lo que suele ocurrir es que ningún insecto se le va a acercar siquiera. ¿Entonces, cómo es que terminamos poniendo esa sustancia en la mayoría de nuestros alimentos hoy? Buena pregunta. Después de haber sido desarrolladas en Alemania y producidas en masa en Inglaterra, las grasas trans llegaron a Estados Unidos en 1911 con la introducción de Crisco. Para impulsar las ventas se obsequiaron libros de recetas en las que cada receta requería la manteca vegetal hidrogenada.[2] Para cuando comenzó la Segunda Guerra Mundial, la mantequilla escaseó y las grasas trans se volvieron parte de nuestra cultura. Las empresas de alimentos tenían la grasa perfecta para sus ganancias. Ya que no se echaba a perder ni se arranciaba. Lo mejor es que era barata y tenía una vida útil extremadamente larga.

ALIMENTOS QUE A MENUDO CONTIENEN GRASAS TRANS

1. Comida rápida
2. Alimentos empacados
3. Alimentos congelados
4. Dulces y galletas
5. Artículos horneados
6. Patatas fritas y galletas saladas
7. Coberturas, dips y condimentos
8. Sopas
9. Margarina y mantequilla
10. Alimentos para desayunar

Qué barbaridad, cómo han cambiado los tiempos. En enero de 2007, la Administración de Alimentos y Medicamentos de EE. UU. (FDA, por sus siglas en inglés) casi prohibieron Crisco por completo. Sin embargo, en lugar de simplemente cerrar el negocio, el productor estuvo de acuerdo en reformular su manteca vegetal para que contuviera cero grasas trans por ración.[3] Esto se sintió más en línea con la recomendación general del NIH de no comer grasas trans o comerlas solamente en pequeñas cantidades. Las razones van más allá de engordar un poco. Al consumir grasas trans, sus células y las membranas celulares de hecho se volverían hidrogenadas o parcialmente hidrogenadas mientras se endurecen y se ponen rígidas. Esto, luego, afecta el transporte de nutrientes a las células y los productos residuales que no pueden salir de las células llevan a la inflamación.

En el mismo estudio (Nurses' Health Study) al que hice referencia en el último capítulo, los investigadores descubrieron que las mujeres que consumieron la mayor cantidad de grasas trans (alrededor de 3 por ciento de su energía diaria, o casi 7 gramos de grasa) tenían el doble de probabilidades de desarrollar enfermedades cardiovasculares a lo largo de un periodo de catorce años que las que comieron la menor cantidad de grasas trans.[4] En general, los expertos concuerdan en que cada gramo de grasa trans consumido incrementa el riesgo de enfermedades cardiovasculares aproximadamente 20 por ciento. Además, las grasas trans incrementan el riesgo de padecer obesidad por medio de incrementar la resistencia a la insulina y el tamaño de las células adiposas, que a su vez les da la capacidad de almacenar más grasa que las células adiposas regulares. Las grasas trans literalmente programan su cuerpo para almacenar grasa.

Con todos estos detrimentos, uno pensaría que el público en general entendería. Y las buenas noticias son que lo está… lentamente. A principios de enero de 2006, la FDA estableció como obligatorio que se etiquetaran todos los alimentos que contuvieran grasas trans. Afortunadamente, muchos restaurantes de comida rápida, así como muchas empresas de alimentos procesados ya no utilizan grasas tóxicas. Pero eso no significa que ya no existan. A la escritura de este libro, una rosquilla comprada en una tienda típica todavía contenía 3.2 gramos de grasas trans y una orden grande de patatas a la francesa de un restaurante de comida rápida promedio suele contener 6.8 gramos de grasas trans. Aunque estas cantidades ciertamente varían según de dónde provengan, el punto es que debemos estar alertas todavía contra estas grasas trans. Aprenda a leer las etiquetas de los productos y a evitar cualquier alimento que contenga grasas hidrogenadas, parcialmente hidrogenadas o grasas trans.

Grasas refinadas poliinsaturadas

Este es otro tipo de grasa mala que hace engordar. De hecho hay grasas

---

ETIQUETAS ENGAÑOSAS

El 1 de enero de 2006, todos los alimentos empacados a la venta en los Estados Unidos comenzaron a indicar su contenido de grasas trans en sus etiquetas de información nutrimental. Pero bajo las normas de la FDA "si la porción contiene menos de 0.5 gramos [de grasas trans], el contenido, al ser declarado, puede expresarse como cero".[5] Eso significa que usted podría comer varias galletas, cada una con 0.4 gramos de grasas trans, ¡y terminaría comiendo varios gramos de grasas trans aunque la etiqueta diga cero!

buenas poliinsaturadas (incluyendo grasas omega-3), así como grasas poliinsaturadas sin refinar como los aceites vegetales, de semillas y nueces extraídos en frío. Sin embargo, la mayoría de los estadounidenses consumen cantidades excesivas de grasas refinadas poliinsaturadas. Estas grasas vienen incluidas en la mayoría de los aderezos y aceites vegetales comerciales como el aceite de girasol, el aceite de cártamo, el aceite de maíz, el aceite de soya y casi cualquier otro tipo de aceite vegetal comercial. Estas grasas omega-6 han sido refinadas y calentadas a altas temperaturas y por lo tanto suelen ser ricas en peligrosos peróxidos lípidos, que desencadenan inflamación en el cuerpo. Estas grasas también se encuentran asociadas con engordar, nuevamente a causa de su tendencia de incrementar la resistencia a la insulina, que pone el escenario a la obesidad.

Alimentos fritos

Los alimentos que se fríen sumergiéndolos en abundante aceite como las patatas a la francesa, las patatas fritas, los aros de cebolla, el pollo frito, el pescado frito, las bolas de harina de maíz fritas y cualquier otro ítem que se fría sumergiéndolo en abundante aceite está cargado de grasas. Simplemente imagínese que toma una esponja, la sumerge en agua y luego la exprime. Eso es similar a lo que hace cuando come patatas a la francesa, aros de cebolla, pollo o cualquier otro tipo de comida que ha sido sumergida en aceite. Esa comida literalmente absorbe toda la grasa, solamente que no la exprime como una esponja sino que se la mete a la boca. Y en el proceso, su cuerpo está siendo programado (al comer alimentos fritos) a que almacene la grasa.

Muchos de los aceites que utilizan los restaurante en sus freidoras de hecho generan inflamación en el cuerpo. Ahora sabemos que la obesidad central, las enfermedades cardiovasculares, el Alzheimer, la artritis y las enfermedades auto-inmunes están asociadas con la inflamación. Los padres que alimentan a sus hijos regularmente con patatas a la francesa, pollo frito y tiras de pollo frito sin saberlo están programando a sus hijos para una lucha de por vida con la obesidad.

PIENSE VERDE

El aceite de canola, que utilizan muchos restaurante para freír, en realidad libera el doble de un contaminante del aire llamado acetaldehído que el aceite de oliva extra-virgen cuando se calienta a 176.67 Celsius (350 Farenheit). A los 246 Celsius (475 Farenheit), este aceite libera una cantidad dos veces y media mayor de acetaldehído.[6]

LAS GRASAS PUEDEN SER BUENAS O MALAS

Algunas grasas pueden ser buenas o malas, dependiendo de la cantidad ingerida. Estos incluyen grasas saturadas y grasas omega-6 sin refinar, que son grasas poliinsaturadas. Primero, echemos un vistazo a las grasas saturadas.

Grasas saturadas

Si una grasa saturada es buena o mala depende del tipo y cantidad consumida. Las grasas saturadas se encuentran principalmente en productos animales, incluyendo carne de res, cerdo, cordero y aves. Con mayor precisión, se encuentran en las grasas animales, como en la grasa visible que suele rodear un corte de carne. También se encuentra en la grasa marmoleada que es la grasa intermezclada con la carne que hace que la costilla de primera (prime rib) y el meollo de costilla (rib eye) sean tan jugosos. Finalmente, las grasas saturadas también se encuentran en la piel de las aves; los productos lácteos, incluyendo mantequilla, crema, leche evaporada y queso; así como en algunos aceites vegetales incluyendo el aceite de palma, el aceite de nuez de palma y el aceite de coco.

Miles de estudios prueban que la ingesta excesiva de grasas saturadas se asocia con un incremento del colesterol LBD, que es el tipo de colesterol malo, y con un incremento en el riesgo de padecer arteriosclerosis. Muchas personas no están al tanto de todos los tipos diferentes de grasas saturadas. Las grasas saturadas de cadena corta presentes en el aceite de coco y el aceite de nuez de palma son fuentes excelentes de combustible para el cuerpo y son fáciles de digerir. Estos ácidos grasos son grasas saturadas más saludables y es menos probable que eleven los niveles de colesterol a menos que se consuman en exceso. El aceite de coco también contiene ácido láurico que es una grasa saturada que ayuda a funcionar al sistema inmune e incluso se encuentra presente en la leche materna.

El siguiente tipo de grasas saturadas incluye los triglicéridos de cadena mediana (MCT). También se encuentran en el aceite de coco y en el aceite de nuez de palma, siendo el primero la fuente más concentrada de MCT. Estas grasas también son digeridas y utilizadas de una manera distinta al resto de las grasas saturadas. Primero son enviadas al hígado y son convertidas rápidamente en energía, a semejanza de los carbohidratos. Los atletas utilizan esta grasas con mucha frecuencia porque producen energía inmediata y no suelen almacenarse como grasa. Las

MCT también ayudan a incrementar el ritmo metabólico. Aunque no es eficiente, las MCT pueden ser almacenadas como grasa, especialmente si consume demasiadas calorías y no hace suficiente ejercicio.

Los peores tipos de grasas saturadas son las grasas saturadas de cadena larga, especialmente los cortes grasos de carne como la carne común de hamburguesa, las costillas, el meollo de costilla (rib eye), la costilla premium (prime rib), salchicha, salami y tocino: todas ellas asociadas con elevar el colesterol LBD. Las grasas saturadas de cadena larga están presentes en todas las carnes, especialmente en productos lácteos grasos y altos en grasa como la mantequilla y el queso.

Aproximadamente de 5 a 10 por ciento de su ingesta de comida diaria debe componerse de grasas saturadas. Sin embargo, si usted tiene niveles elevados de colesterol, el Programa Nacional de Educación sobre el Colesterol (NCEP, por sus siglas en inglés) recomienda que no más de 7 por ciento de sus calorías diarias deben provenir de grasa saturada.[7] Cuando usted consume constantemente más de 10 por ciento de sus calorías totales en grasa saturada, incrementa el riesgo de colesterol elevado, arteriosclerosis, resistencia a la insulina y engordar.

Recorte las grasas malas

¿Entonces, cómo puede reducir la ingesta de grasas saturadas? No es complicado. Seleccione cortes de carne extra magra, productos lácteos bajos en grasa o libres de grasa, remueva la piel de las aves y toda la grasa visible, además de que limite la ingesta de carne roja a dos o tres veces a la semana (no más de 510.29 gramos o 18 onzas en total a la semana). Recomiendo que opte por más pavo, pollo y pescado, que suelen ser bajos en grasas saturadas siempre y cuando sean orgánicos y criados en el campo y que no sea pescado de criadero. También lo insto a limitar los tamaños de las porciones de carne a: de 85 a 170 gramos (de 3 a 6 onzas) por comida. Esto equivale a: de 21 a 42 gramos de proteína por comida; que es demasiada proteína para cualquiera.

Para algunos, esto puede parecer como una pequeña cantidad de carne. Ya que a los hombres en especial les gusta comer filetes enormes. ¿Pero alguna vez ha considerado que un corte de 227 gramos (8 onzas) es un cuarto de kilogramo o media libra? Sin importar que tanto le guste la carne, entienda que está cargada de grasas saturadas (especialmente si es meollo de costilla o rib-eye) y que lo está encerrando en la obesidad, muchas veces vía resistencia a la insulina. Y como recordará, la resistencia a la insulina es cuando los tejidos del cuerpo no responden de manera normal a la insulina. Esto programa al cuerpo para que almacene grasa y engorde, razón por la que es tan importante seleccionar fuentes de carne extra magras y lácteos bajos en grasa o sin grasa y cuidar el tamaño de su porción. También entienda que los animales alimentados de manera orgánica o con pasto en el campo suelen tener una cantidad significativamente menor de grasa saturada que los animales alimentados con cereales. El búfalo, el bisonte y el alce, así como otras presas de caza, son buenas alternativas para carnes bajas en grasas saturadas.

Grasas omega-6

Todos necesitamos pequeñas cantidades de grasas omega-6 sin refinar diariamente para una buena salud. El ácido graso omega-6, el ácido linoleico, es un ácido graso esencial que todos requieren. No obstante, la mayoría de los estadounidenses consumen cantidades excesivas de este, a menudo en la forma de aderezo para ensalada, y otros aceites refinados como aceite de maíz, aceite de girasol y aceite de cártamo. Muchos alimentos procesados, así como los de restaurantes de comida rápida y otros, son extremadamente altos en ácidos grasos omega-6 refinados. La proporción recomendada de ácidos grasos omega-6 contra los ácidos grasos omega-3 debería ser aproximadamente de 4:1. ¡Actualmente, la mayoría de los estadounidenses consumen una proporción de 20:1![8] Las grasas omega-3 suprimen la inflamación mientras que el exceso de grasas omega-6 fomentan la inflamación. Recuerde, la inflamación se relaciona con obesidad central y con enfermedades.

En lugar de grasas refinadas omega-6, escoja aceites prensados por expulsor o en frío en cantidades sumamente pequeñas. Estos aceites incluyen al aceite de semilla de uva, aceite de nuez y aceite de ajonjolí. Otras fuentes saludables de grasas omega-6 incluyen a prácticamente todas las semillas y nueces. Aunque las semillas y las nueces son altas en grasa, también son altas en fibra, que es llenadora, satisface y de hecho previene la absorción de un poco de grasa. No obstante, tenga en mente que el consumo excesivo de incluso las grasas buenas omega-6 puede provocar aumento de peso y puede relacionarse con resistencia a la insulina, que dispara el almacenamiento de grasa. Como siempre, la

> ### LEA LA ETIQUETA
>
> Como los alimentos todavía contienen hasta 0.5 gramos de grasas trans por porción aun y cuando son etiquetados como cero grasas trans, la mejor manera de evitar consumir grasas trans sin saberlo es buscando las palabras *parcialmente hidrogenada* o *manteca vegetal* en la etiqueta. ¡Si alguna de estas palabras aparecen en la etiqueta, no coma el producto!

clave es la moderación. Cualquier tipo de grasa (incluso las grasas saludables) si es ingerida en exceso puede llevar a engordar.

GRASAS SALUDABLES

GLA

El ácido gama linoleico (GLA) es producido en el cuerpo a partir del ácido linoleico (LA). Piense en el GLA como un "súper LA". Es un ácido graso extremadamente benéfico que ayuda a reducir la inflamación del cuerpo. Los aceites que contienen GLA incluyen al aceite de borraja, el aceite de onagra y el aceite de semilla de grosella negra. Lamentablemente, el GLA no se encuentra en la mayoría de los alimentos. Aunque el LA es el ácido graso esencial, muchos individuos no son capaces de convertir LA en GLA y por lo tanto se encuentran en un riesgo mayor de desarrollar inflamación, una mala respuesta inmune a las alergias así como resistencia a la insulina. Esto también significa, por supuesto, que el riesgo de engordar y almacenar grasa incrementa debido a la incapacidad de su cuerpo de producir las cantidades adecuadas de GLA.

La mayoría de la gente que naturalmente produce el GLA extremadamente benéfico son jóvenes y saludables. Eso es porque la capacidad del cuerpo para convertir LA en GLA es atrofiada por: estrés excesivo, ingesta excesiva de grasas trans o grasas saturadas, una ingesta excesiva de grasas omega-6, y envejecimiento.

Grasas omega-3

Sin meterme en demasiados detalles que lo confundan, creo que es importante que explica más a fondo las grasas omega-3, ya que son mencionadas frecuentemente y son a menudo asociadas automáticamente con pescado. En realidad hay tres tipos de grasas omega-3: el ácido alfa-linoleico (ALA), que se encuentra en las semillas de linaza y en el aceite de linaza; el ácido eicosapentanoico (EPA), que se encuentra en los pescados de agua fría; y el ácido docosahexaenoico (DHA), que también se encuentra en pescado de agua fría, así como en algunas algas. Aproximadamente 99 por ciento de los estadounidenses tienen deficiencia de estas grasas saludables.

Ya hemos hablado de un ácido graso esencial, el LA, así como de otro ácido graso no esencial, el ALA. Lamentablemente, muchos individuos no pueden producir EPA y DHA a partir de ALA porque la enzima que hace esta conversión se encuentra atrofiada. Nuevamente, esto suele deberse al estrés excesivo, ingesta excesiva de grasas trans o grasas saturadas, una ingesta excesiva de grasas omega-6, y al envejecimiento. Por lo tanto, incluso si usted está comiendo una gran cantidad de grasas omega-3 en la forma de aceite de linaza y linaza, podría ser que no tenga las cantidades adecuadas de EPA y de DHA ya que su cuerpo no puede convertir ALA en las grasas omega-3 más poderosas: EPA y DHA

Las grasas omega-3, particularmente EPA y DHA, tienen muchos beneficios. Reducen la inflamación del cuerpo, disminuyen los niveles de colesterol y triglicéridos, ayudan a prevenir y a tratar las enfermedades cardiovasculares, ayudan a los neurotransmisores del cerebro a funcionar de manera óptima, apoyan al sistema inmune y conducen al organismo a liberar grasa almacenada. Las mejores fuentes de grasa omega-3 son los pescados grasos como el salmón, la macarela, el arenque y la sardina. Los suplementos de aceite de pescado de buena calidad también son una buena alternativa (consulte el Apéndice H).

Una dieta con cantidades suficientes de grasas omega-3 usualmente prevendrá y con el tiempo revertirá la resistencia a la insulina. Estas grasas ayudan al cuerpo a comenzar a *adelgazar* en la zona abdominal, haciendo que sea menos probable almacenar grasa allí. De hecho, las grasas buenas en forma de pescado graso o cápsulas de

LA REALIDAD DE LAS GRANJAS ESTADOUNIDENSES

El triste estado de la industria alimentaria de los Estados Unidos no es nuevo, pero un artículo reciente de la revista *TIME* presenta algunas estadísticas sorprendentes:

- El número de granjas estadounidenses actualmente es de menos de 2 millones, en comparación con 6.5 millones en 1935.

- En 1940, el granjero promedio alimentaba a 19 estadounidenses; hoy, alimenta a 129 personas.

- Se predice que para 2015 la demanda mundial de carne de res y aves aumentará 25%.

Las granjas estadounidenses se están volviendo más eficientes, ¿pero a qué precio? Posiblemente a usted le guste imaginarse que su tocino y sus huevos provienen de animales criados en una granja en la ladera serena de una colina por el viejo MacDonald. Pero es mucho más probable que provengan de una "granja fábrica" o una operación de alimentación concentrada de animales (CAFO, por sus siglas en inglés), donde mil o más animales son hacinados en condiciones semejantes a las de una prisión, haciendo que sea necesario llenarlos de antibióticos mientras son alimentados con maíz en lugar de con hierba para engordarlos para ser sacrificados lo más rápido posible.[9]

aceite de pescado de buena calidad son indispensables para los que quieren adelgazar en la zona abdominal. La grasa abdominal está relacionada con la inflamación, y el aceite de pescado reduce la inflamación del cuerpo. Los individuos que consumen abundantes grasas omega-3 también reducen el riesgo de desarrollar diabetes. Yo recomiendo fuertemente que al escoger pescado, seleccione salmón silvestre o pescado marino silvestre en lugar de pescado de criadero.

GRASAS QUE ADELGAZAN

Un estudio del Hospital Brigham and Women de Boston revela por qué un estilo de dieta mediterránea utilizando aceite de oliva es mejor que una dieta tradicional baja en grasa cuando se trata de adelgazar. Las personas en el régimen tradicional bajo en grasa limitó su ingesta de grasa a 20% de sus calorías totales, mientras que las personas en la dieta mediterránea tenían permitido consumir 35% de sus calorías a partir de aceite de oliva, nueces y otras grasas monoinsaturadas. Después de seis meses, ambos grupos bajaron de peso; lo cual no fue una sorpresa ya que ambos estaban consumiendo significativamente menos calorías que la dieta estadounidense promedio. Sin embargo, después de dieciocho meses, solamente 20% de los que estaban a régimen bajo en grasa siguieron adelante con su dieta, y la mayoría comenzó a recuperar el peso perdido. Mientras que la mayoría de los que estaban a dieta mediterránea no solamente permanecieron en ella, sino que también se mantuvieron delgados. [11]

Anteriormente mencioné los beneficios de seleccionar animales de campo, alimentados con pasto o alimentados orgánicamente. Los animales que suelen ser alimentados con cereales incluyen a las vacas, los cerdos e incluso los pollos. Su carne suele contener una concentración sumamente baja de ácidos grasos omega-3 y cantidades significativamente mayores de ácidos grasos omega-6. La carne de animales alimentados con cereales suele ser rica en grasas saturadas. Juntas, estas grasas incrementan el riesgo de resistencia a la insulina e inflamación, y por lo tanto, fomentan subir de peso, usualmente en el abdomen. Sin embargo, los animales de campo o alimentados con pasto, por otro lado, suelen tener concentraciones mucho mayores de grasas omega-3 en sus tejidos, así como niveles más bajos de grasas omega-6, y niveles menores de grasas saturadas.

Grasas monoinsaturadas

Las últimas grasas buenas de las que me gustaría hablar son las grasas monoinsaturadas. Ciertas dietas mediterráneas consumen 40 por ciento de sus calorías diarias a partir de grasas monoinsaturadas, principalmente en forma de aceite de oliva. En lo que se llegó a conocer como el Estudio de los Siete Países, el Dr. Ancel Keys y otros investigadores estudiaron más de doce mil hombres entre las edades de cuarenta y cincuenta años, de 1958 a 1964. Keys descubrió que los grupos mediterráneos tenían los índice de mortalidad más bajos en todas las causas de muerte. Los griegos tenían el índice de mortalidad más bajo general, así como el índice más bajo de enfermedades cardiovasculares. Por otro lado, los finlandeses tenían el índice más alto de enfermedades cardiovasculares y consumían 40 por ciento de sus calorías a partir de grasas, de las cuales más de 50 por ciento de ellas provenían de grasas saturadas. Aunque los griegos consumían casi la misma cantidad de calorías a partir de grasa, la mayoría de la grasa que consumían era grasa monoinsaturada en forma de aceite de oliva. Entre otras cosas, el estudio probó que el aceite de oliva y otras grasas monoinsaturada son grasas extremadamente saludables.[10]

Las grasas monoinsaturadas están en la categoría de omega-9 y son consideradas grasas no esenciales ya que el cuerpo las puede elaborar a partir de otras grasas. Independientemente de esto, las grasas monoinsaturadas son extremadamente saludables, ya que ayudan a reducir el colesterol LBD sin disminuir el colesterol LAD (el buen colesterol). También ayudan a impulsar el sistema inmune y ayudan a adelgazar por disminuir la resistencia a la insulina. Los alimentos ricos en grasas monoinsaturadas incluyen a las aceitunas, el aceite de oliva, las almendras, los aguacates, las nueces de macadamia, los cacahuetes, la crema de cacahuete, las nueces de la india, las avellanas, el ajonjolí, las nueces de Brasil y el aceite de canola. Estas grasas son líquidas a temperatura ambiente pero se solidifican cuando se refrigeran.

Junto con otros beneficios que he mencionado, las grasas monoinsaturadas como el aceite de oliva extra-virgen ayudan a disminuir la resistencia a la insulina, las cuales, como ya sabe, lo ayudan a adelgazar si son consumidas con moderación. Esto es particularmente clave para los individuos que están intentando adelgazar por medio de comer ensaladas frecuentemente. Muchas personas sabotean sus esfuerzos por adelgazar con los aderezos de la ensalada simplemente. Una solución sencilla, que yo siempre le recomiendo fuertemente a mis paciente es cambiar los aderezos de ensalada comerciales a aceite de oliva extra-virgen con vinagre balsámico u otro tipo de vinagre, y que utilicen un atomizador de ensalada.

EL PROBLEMA DE LA GRASA

Como mencioné al principio de este capítulo, la mayoría de los estadounidenses consumen aproximadamente un tercio del total de sus calorías a partir de grasas. Aunque esta es una cantidad bastante segura de grasa, los estadounidenses siguen engordando y sufriendo de una epidemia de sobrepeso y obesidad. Por esta razón, recomiendo que aproximadamente 25 a 30 por ciento de su ingesta calórica total sea de grasas (asegurándose de seleccionar *buenas* grasas) con el fin de adelgazar. No puede subrayar lo suficiente la importancia de tanto el *tipo* de las grasas como la *proporción* de grasas consumidas. Suelo sugerir que alrededor de 10 por ciento de su ingesta de grasa sea de grasa monoinsaturada y 10 por ciento de grasas poliinsaturadas en una proporción de 4:1 de grasas omega-6 a omega-3. En otras palabras, si 2.5 gramos de sus grasas son grasas omega-3, entonces debería buscar consumir 7.5 gramos de grasas omega-6.

Finalmente, creo que no más de 5 a 10 por ciento de su ingesta de grasa diaria debe componerse de grasas saturadas. Recomiendo fuertemente que evite todas las grasas trans, los alimentos fritos y las grasas refinadas omega-6, como la mayoría de los aderezos regulares para ensalada. Consumir cantidades modestas de grasas omega-3, grasas monoinsaturadas y grasas omega-6

COMIDA BARATA A UN ALTO COSTO

Los estadounidenses en la actualidad están pagando menos por caloría por su comida que en el pasado, pero esta comida barata está alimentando algunos hábitos alimenticios poco saludables y contribuyendo con la epidemia de la obesidad que ahora está afectando a dos tercios de la población. Según un reciente artículo de la revista *TIME*, los estadounidenses gastan menos de 10% de sus ingresos en comida el día de hoy; que es más bajo que 18% en 1966. ¿Sorprendido? ¿Se pregunta cómo es posible? Es porque el gobierno federal le ha inyectado $50 mil millones de dólares a la industria del maíz, y muchos otros granos reciben subsidios similares del gobierno para mantener los precios de estos alimentos artificialmente bajos.

No obstante, las frutas y las verduras no reciben el mismo apoyo económico que el maíz y otros granos; esa es la razón por la que un dólar puede comprar 875 calorías de refresco, pero solamente 250 calorías de verduras o 170 calorías de fruta. Por eso es que McDonald's le puede ofrecer un precio tan bajo —solamente $5 dólares por una Big Mac, patatas y Coca-Cola— pero ese "paquete" contiene más de la mitad de calorías que debe consumir en un día completo (casi 1,200), sin mencionar todas las grasas malas y otros ingredientes poco saludables.[12]

GLA le ayudará a reducir la resistencia a la insulina, lo cual lo habilitará para adelgazar.

Cada vez que le explico las grasas a los pacientes, al parecer las entienden mejor cuando les digo que simplemente necesitan un cambio de aceite. No se atrevería a pensar en conducir su coche año tras año sin cambiarle el aceite porque con el tiempo arruinaría el motor. Nuestro cuerpo no es distinto. Necesitamos el equilibrio adecuado de buenos aceites saludables en nuestro cuerpo para que todas nuestras células, tejidos y órganos funcionen adecuadamente. Las grasas no son malvadas; son esenciales. Recuerde, incluso su cerebro está constituido por 60 por ciento de grasa. Puede utilizar la proporción correcta y la cantidad adecuada de buenas grasas para de hecho ayudarlo a adelgazar y librarse de la grasa abdominal. ¡Ahora vaya y hágase un cambio de aceite!

Puntos "yo si puedo" para recordar

1. Entre sus muchos papeles, el propósito principal en el cuerpo de la grasa es brindar combustible para las células.

2. Un consumo excesivo de cualquier grasa, sea buena o mala, puede hacerlo engordar.

3. Las grasas malas incluyen a las grasas trans y a las grasas omega-6 refinadas, como la mayoría de los aceites comerciales, los aderezos para ensalada y los alimentos fritos sumergidos en abundante aceite.

4. Las grasas que son buenas con moderación y las grasas que son malas en exceso incluyen a las grasas saturadas y a las grasas omega-6 sin refinar como las semillas, las nueces y los aceites vegetales prensados en frío.

5. Las grasas buenas incluyen grasas omega-3 como los aceites de pescado y los aceites de linaza; las grasas monoinsaturadas como el aceite de oliva extra-virgen, los aguacates y otras nueces y semillas; así como ácidos grasos omega-6 como el aceite de borraja, el aceite de onagra de la tarde y aceite de semilla de grosella negra.

10

BEBIDAS: ¿ESTÁ BEBIENDO
KILOS DE MÁS?

JÓVENES DE CARA fresca de alrededor del mundo de pie en la cumbre de una colina cantando sobre que el mundo canta en perfecta armonía. Analistas deportivos comentan sobre los puntos más importantes del campeonato de fútbol americano patrocinado por una cerveza conocida en un escenario flanqueado por dos botellas de cerveza que llevan cascos de fútbol americano. Un bull terrier al que le gustan las fiestas cuyo nombre hace eco de una marca de cerveza. Osos polares observando la aurora boreal mientras toman sorbos de botellas de Coca-Cola.

Estas son algunas de las maneras ingeniosas que tiene la industria de cambiar la percepción. Uno tiene que darles el crédito: ciertamente saben cómo comercializar una bebida. Desde los comerciales de cerveza que van de lo cómico a lo ridículo, pero siempre memorables, a los comerciales de refrescos, los mercadólogos le han enseñado de manera brillante a los Estados Unidos que la diversión instantánea viene en una lata. Y como suele ser el caso, están más interesados en distraerlo con un recuerdo tierno o con un buen sentimiento acerca de su producto que en informarle acerca de su contenido real y los peligros potenciales de salud. Como el hecho de que una lata de 355 mililitros (12 onzas) de Coca-Cola contiene 140 calorías y 39 gramos de azúcares. O que una botella del "saludable" jugo de uva Ruby Red de Dole contiene 63 gramos de carbohidratos de los cuales (55 son azúcares) y 260 calorías por cada 444 mililitros (15 onzas). O incluso esa bebida carbonatada supuestamente *light* que puede llevarlo a subir más de peso que un refresco regular.

Mientras tanto, seguimos engullendo sus bebidas.

Y también está teniendo su efecto en nuestra cintura. Según la Beverage Marketing Corporation, la persona promedio (adulto o niño) ingiere aproximadamente 727 litros (192 galones) de líquido al año. Eso suma aproximadamente 14 litros (3.7 galones) a la semana, o casi dos litros (medio galón) al día.[1] Eso es una cantidad decente. No obstante, el problema no recae en *qué tanto* estamos bebiendo, sino *qué* estamos bebiendo. Durante años, he enseñado que necesitamos consumir alrededor de dos litros (medio galón) *de agua* al día. Miremos algunos porcentajes de los tipos de bebidas que la gente consume para ver lo lejos que estamos de esta marca.

LO QUE EL ESTADOUNIDENSE PROMEDIO BEBE[2]

Tipo de bebida	Porcentaje de consumo total de la bebida
Refrescos carbonatados	28.3 por ciento
Cerveza	11.7 por ciento (el consumo total de alcohol era 13 por ciento, con el vino en 1.2 por ciento y los licores en 0.7 por ciento)
Leche	10.9 por ciento
Agua embotellada	10.7 por ciento
Café	9.0 por ciento
Bebidas de fruta	4.7 por ciento
Té	3.8 por ciento

Según la tabla anterior 40 por ciento de todas las bebidas consumidas fueron refrescos carbonatados y bebidas alcohólicas, mientras que más de dos tercios (66 por ciento) de las bebidas consumidas fueron bebidas altas en calorías. Literalmente estamos bebiendo para engordar.

¿Tiene sed?

¿Por qué seguimos bebiendo las calorías y azúcares adicionales sin tener la intención aparente de cambiar? Más allá de los sabores frutales y los argumentos de "excelente sabor y menos llenadores", comienza con una fuerza impulsora básica: la sed. Su centro de sed está localizado en el hipotálamo del cerebro. La sed es la manera principal en que nuestro organismo emite la señal de que necesita ingerir más fluidos. Esto es de hecho disparado por una reducción en el volumen de la sangre o por un incremento de sodio en la sangre. Beber incrementa el volumen de sangre y diluye el sodio en la sangre, y la sed disminuye.

Esto no es necesariamente el caso entre las personas ancianas. Como muchas veces sufren de un sentido de sed deteriorado, son más propensos a deshidratarse; esencialmente, el sodio en su sangre se eleva demasiado. Para prevenir esto y apagar la sed, solemos tomar agua o una hueste de otras bebidas. No obstante, el problema para los que tratan de controlar su peso es que muchas de estas bebidas no aminoran de manera efectiva el apetito ni satisfacen el hambre.

Todo es parte del plan de los que elaboran bebidas. Su preocupación es la manera en que su bebida puede de manera efectiva apelar a su necesidad de apagar su sed. Como resultado, en casi cada tienda de abarrotes o de conveniencia, encontrará una cartelera gigante o pancarta mostrando una bebida fresca y refrescante. Por eso es que suele haber un frigorífico lleno de bebidas frías cerca de casi caja de pago. La verdad es que cualquier bebida fresca baja en sodio puede apagar su sed. Pero se da cuenta de que cuando toma alguna de estas también está ingiriendo cerca de 10 cucharaditas de azúcar con cada lata de refresco de 355 mililitros (12 onzas). Esto no ayuda en nada a apagar su hambre o su apetito. Al contrario, de hecho estimula su apetito.

Cuando absorbe el azúcar o el jarabe de alta fructosa de maíz de un refresco en su torrente sanguíneo (que suele ser un proceso rápido) el nivel de azúcar en la sangre lleva a un pico de insulina que es liberada del páncreas que a su vez dispara el apetito. En realidad, el refresco está simultáneamente apagando la sed *y* disparando el apetito; no obstante que el refresco no puede aminorar el hambre de manera efectiva. ¿Entonces qué es lo que suele suceder después? Si usted es como el estadounidense promedio, usualmente una hora o dos después se va a encontrar buscando una refacción alta en calorías para elevar su nivel de azúcar en la sangre. Muchos de nosotros somos atrapados en esta trampa del refresco.

GRANDES TRAGOS

La Asociación Nacional de Bebidas No Alcohólicas ahora reporta que la persona promedio consume más de seiscientas porciones de 355 mililitros (12 onzas) de refresco al año. Los jóvenes entre los doce y los veintinueve años son los mayores consumidores, tomando una sorprendente cantidad de más de 606 litros (160 galones) al año, lo que suma casi 2 litros (medio galón) al día.[3]

LA TRAMPA DEL REFRESCO

Anne era una de las que habían caído en la trampa. Una contadora de cuarenta y dos años, sus días solían comenzar comiendo un pequeño bagel con queso crema y bebiendo un vaso de jugo de naranja. A media tarde bebía un refresco, y, para comer, usualmente tomaba una sopa saludable junto con otro refresco. Añadía un refresco "para el camino" alrededor de las 3:00 p.m. y luego comía una cena saludable y bebía té helado por la noche. Aunque hacía ejercicio cinco días a la semana, siempre evitaba los postres y no consumía calorías en exceso, no podía entender por qué nunca adelgazaba. Lo más frustrante era ver que muchas de sus compañeras de trabajo estaban delgadas y nunca parecían subir un gramo, a pesar de que la mayoría comían más que ella, incluyendo postres.

Después de un tiempo, notó que sus compañeras de trabajo que estaban delgadas en lugar de tomar refresco estaban bebiendo agua y té sin endulzar. Como no podía dar un paso tan riguroso, trató de hacer un arreglo y cambió de tomar refresco regular a refresco *light*. A unos meses de haberlo hecho, en realidad había engordado 2.267 kilogramos (5 libras). ¡Eso sí es frustrante! Para el momento en que hizo una cita en mi consultorio, tenía 15.87 kilogramos (35 libras) de sobrepeso y estaba a punto de rendirse.

Al llenar el formulario con su historial de alimentos y bebidas, no se requirió mucho tiempo para identificar la fuente de sus problemas. Sus refrescos y refrescos *light* estaban matando cualquier esfuerzo que ella hacía para adelgazar. Cuando hice que Anne cambiara a agua con limón y a té verde sin endulzar y ajusté su ingesta de alimentos, comenzó a adelgazar. Seis meses después, había bajado los 15.87 kilogramos (35 libras), y se sentía y se veía increíble.

Los refrescos de dieta o *light*

El caso de Anne es más común de lo que piensa. Me he reunido con cientos de pacientes exasperados que pensaron que su solución era cambiar de refrescos regulares a refrescos *light* o de dieta. "Después de todo, casi no tienen nada, ¿no?", suelen preguntar. Solamente es por su nombre que los refrescos *light* o de dieta tienen relación alguna con las dietas. En alguna parte entre la primera bebida reducida en calorías y el surgimiento de los edulcorantes artificiales, creímos que podíamos adelgazar por el solo hecho de cambiar a refrescos *light* o de dieta.

Un puñado de estudios han demostrado exactamente lo opuesto. Estos reportes indican que beber refrescos *light* o de dieta puede de hecho provocar que uno engorde incluso más que bebiendo refrescos regulares. Un estudio que cubrió lo equivalente a ocho años de datos descubrió que beber una o dos latas de refresco al día llevaba a 32.8 por ciento más de probabilidades de padecer sobrepeso. Cuando los refrescos *light* o de dieta se consumen en lugar de los regulares en la misma cantidad, el riesgo se incrementa a un impresionante 54.5 por ciento.[4]

Tengo que ser honesto; las razones exactas para esto siguen siendo desconocidas. Los investigadores todavía tienen que descubrir la conexión directa entre el contenido de las bebidas *light* y engordar. Lo que sabemos es que de alguna manera los refrescos *light* llevan al cuerpo a almacenar grasa. Algunos investigadores creen que la tremenda dulzura de muchos de estos edulcorantes artificiales, que suelen ser entre 200 y 2000 veces más dulces que el azúcar nos llevan a que se nos antojen más dulces. El sabor dulce literalmente ceba las papilas gustativas para más dulces.

Los que beben refresco, y especialmente los que beben refrescos de dieta, es menos probable que disfruten la dulzura de la fruta, y más bien se inclinan por sabores más fuertes y dulzura mayor para hacer que los alimentos sepan bien. Sus papilas gustativas se vuelven adictas a la superdulzura. Además, incluso pensar en los dulces puede provocar que el cuerpo libere más insulina. A su vez, los mayores niveles de insulina en el cuerpo, hacen descender el nivel de azúcar en la sangre lo cual desencadena el hambre y nos coloca en modo de almacenamiento de grasa. Estos refrescos *light* o de dieta tienen mayores probabilidades de incrementar los niveles de insulina y de preparar a la gente para un incremento de hambre y para almacenar grasa, lo cual fue exactamente lo que le sucedió a Anne.

A medida que el refresco crece (también la cintura)

También hay otro factor hacia la conexión entre las cinturas más abultadas y los refrescos (regulares y de dieta). En la década de 1950, la Coca-Cola solamente se vendía en frascos de 192 mililitros (6 ½ onzas). Ahora las latas de refresco son de 355 mililitros (12 onzas) y la botella estándar es de 600 mililitros (20 onzas). El Centro de Ciencias para el Interés Público dice que el consumo diario promedio de refresco para cada adulto estadounidense es de 532 mililitros (18 onzas) de refresco. Ahora bebemos más del doble de la cantidad de refresco que se consumía al principio de la década de 1970.[6]

> **LOS REFRESCOS DE DIETA Y EL SÍNDROME METABÓLICO**
>
> Un estudio reciente de más de nueve mil quinientas personas descubrió que los que consumían una lata de refresco de dieta al día tenían 34% mayores probabilidades de desarrollar síndrome metabólico que los que no beben refrescos *light*.[5]

Obviamente no ayuda para nada que la mayoría de los restaurantes de comida rápida y las tiendas de conveniencia ofrecen bebidas tamaño gigante. Desde la oferta del vaso "king" de 1.25 litros (42 onzas) de Burger King al infame *Super* Big Gulp de 7-Eleven que le cabe una sorprendente cantidad de 1.3 litros (44 onzas) —como si antes no fuera lo suficientemente grande—, los estadounidenses tienen la libertad de beber todo lo que gusten, cuando quieran; ¡y con relleno gratis también! ¿Nos damos cuenta de que al hacerlo no solamente estamos cargando más de 400 calorías por cada una de estas bebidas, sino también estamos consumiendo más de *100 gramos* de azúcar (sin contar los rellenos)?

No hay forma de negar que esta mega-expansión en los tamaños de las bebidas ha afectado a nuestra generación más joven. El adolescente promedio ahora bebe aproximadamente dos latas de 355 mililitros (12 onzas) de bebidas carbonatadas al día, lo cual se correlaciona con 20 cucharaditas de azúcar que constituyen 13 por ciento de su ingesta diaria de calorías. (Esto no incluye el reciente auge de consumo de bebidas energizantes con altas cantidades de azúcar). En 1950, los estadounidenses bebían cuatro veces más leche que refresco; pero hoy, según la USDA, eso se ha revertido, de manera que los estadounidenses beben cuatro veces más refresco que leche.[7] Como el consumo de refresco ha reemplazado la leche en la dieta de los adolescentes, probablemente estén expuestos a un mayor riesgo de desarrollar osteoporosis. ¿Es alguna maravilla que los CDC reporten que a lo largo de los últimos treinta años el índice de obesidad nacional se ha más que triplicado en los adolescentes?[8] El consumo de refresco es un factor que ha contribuido con esto de manera inmensa. (De hecho, Michael Jacobson, cofundador y director ejecutivo del Centro de Ciencias para el Interés Público, cree tan fuertemente en esto que esta cabildeando que se exija colocar etiquetas de advertencia contra la obesidad en las latas de refresco similar a la advertencia del Cirujano General en los cigarrillos).

Los riesgos de salud de beber refresco son obvios. Un estudio reciente publicado en la revista *Circulation* sugiere que beber uno o más refrescos al día —incluyendo refrescos *light* o dietéticos— está relacionado con un incremento de otros factores de riesgo para enfermedades cardio-vasculares. Entre los evaluados, los que bebían un refresco o más al día incrementaban su riesgo de padecer obesidad en 31 por ciento, y tenían 30 por ciento más de probabilidades de incrementar su cintura, 25 por ciento más de probabilidad de desarrollar niveles elevados de azúcar en la sangre, y eran 32 por ciento más propensos a desarrollar niveles más bajos de colesterol LAD (bueno). El punto interesante es que no hacía ninguna diferencia en si el refresco era *light* o regular.[9]

A medida que la conexión entre los refrescos y la obesidad se sigue consolidando, sabemos algo con certeza: este "dulce líquido", que comprende aproximadamente 10 por ciento de las calorías de la dieta estadounidense, ciertamente no es todo lo que aparenta ser.[10]

ALCOHOL

Después de los refrescos, la bebida común que más se consume en los Estados Unidos es el alcohol. Como las bebidas carbonatadas, el alcohol tiene varios puntos desfavorables cuando se trata de adelgazar. Mientras que los carbohidratos y las proteínas contienen 4 calorías por gramo y la grasa tiene 9 calorías por gramo, el alcohol tiene alrededor de 7 calorías por gramo. En otras palabras, el alcohol se parece más en cuanto a calorías a la grasa que a los carbohidratos.

El alcohol incrementa los niveles de azúcar en la sangre, llevando a elevados niveles de insulina, que como sabemos programan al cuerpo para engordar y almacenar grasa. Su cuerpo preferentemente utilizará el combustible alcohólico a expensas de no quemar la grasa almacenada hasta que se utilice el alcohol. El alcohol no solamente incrementa los niveles de insulina, sino que eleva los niveles de hidrocortisona. Estos dos son el dúo dinámico de la engorda, especialmente para incrementar la grasa abdominal. Una de las razones principales por las que las bebidas alcohólicas llevan a engordar es que disminuyen nuestra capacidad de controlar lo que comemos, mientras que al mismo tiempo reducen nuestras inhibiciones. Así que al mismo tiempo que el alcohol estimula nuestro apetito, también nos está llevando a perder la capacidad de decirle que no a los tentadores alimentos altos en calorías.

Por mucho el alcohol más ampliamente consumido en Estados Unidos es la cerveza, que es famosa por ser rica en carbohidratos. Una lata típica de 355 mililitros (12 onzas) de cerveza viene acompañada de 148 calorías y 13 gramos de carbohidratos. Y aunque hemos convertido al hincha de fútbol, de vientre abultado que bebe grandes cantidades de cerveza en un icono cultural, una panza desarrollada a base de beber seis latas de cerveza por partido frente al televisor no es un asunto de risa. De hecho, esa panza cervecera es en realidad el vientre siendo recubierto con una envoltura cada vez mayor de omentum. El omentum es una tira grasa de tejido que literalmente cuelga debajo de los músculos dentro de su abdomen. Esta es grasa tóxica relacionada con colesterol alto, hipertensión, diabetes tipo 2 y enfermedades cardiovasculares. Lo típico es que entre más alcohol beba, su omentum crece más, y se vuelve más difícil para usted adelgazar.

El alcohol por sí mismo engorda, pero al combinarse con azúcar y estrés, su cuerpo literalmente se convierte en una máquina formadora de panza. Algunos de los peores ejemplos de esto de pueden encontrar en los bares a lo largo de Estados Unidos durante la "hora feliz". Después de un día lleno de estrés, los trabajadores entran al bar para aliviar la tensión con un trago social. ¿Pero cuántos de ellos se dan cuenta de que la margarita de 473 mililitros (1 pinta) que acaban de pedir tiene más de 670 calorías y 43 gramos de carbohidratos? Aunado a sus niveles de estrés, de tener el estómago vacío y un puñado de botanas dulces y saladas, están produciendo un desastre metabólico que está rápidamente envolviendo sus abdómenes con grasa.

El café y otras bebidas con cafeína

Tanto el alcohol como la cafeína funcionan como diuréticos suaves del cuerpo, lo cual incrementa la frecuencia de micciones y la pérdida de agua. Por lo tanto, algunas personas pueden experimentar una leve pérdida de peso al consumir este tipo de bebidas. De hecho, lo que están perdiendo es solamente peso temporal de agua. Muchos estadounidenses ya están levemente deshidratados sin que lo sepan, y en lugar de beber agua que los hidrata,

> ### Disparo al corazón
> Según los conocedores de café un disparo de espresso del productor italiano Illy contiene 35% menos cafeína que una taza de café estilo americano.[12]

recurren al café y otras bebidas con cafeína. Como resultado quedan atrapados en la trampa de la cafeína.

No estoy en contra de beber café, ya que es una buena fuente de antioxidantes. No obstante, beber bebidas de café altas en calorías como lattes y capuchinos, está ayudando a fomentar la epidemia de obesidad al elevar tanto los niveles de insulina como de hidrocortisona en el cuerpo. Con un Starbucks en casi cada esquina de la ciudad y con su café siendo ofrecido en casi cada supermercado y restaurante, estas bebidas se están volviendo tan problemáticas como los refrescos. Y el problema, como con las bebidas carbonatas, yace en los tamaños cada vez mayores. Los tres tamaños de bebida en Starbucks son el venti (709 mililitros o 24 onzas), el grande (473 mililitros o 16 onzas) y el alto (355 mililitros o 12 onzas). Si combina esto con los "extras" que muchas veces vienen con una bebida, es fácil ver por qué la línea entre los refrescos y el café se está borrando. Un Caffè Mocha grande con crema batida (usando leche al 2 por ciento), por ejemplo, contiene 330 calorías, 175 miligramos de cafeína y 33 gramos de azúcar. Por otro lado, un Frappuccino de Vainilla con crema batida contiene 560 calorías, 160 miligramos de cafeína y 84 gramos de azúcar.[11]

Durante años, muchos nutriólogos han recomendado la cafeína para adelgazar. Es verdad: la cafeína puede incrementar su ritmo metabólico levemente durante un periodo corto. Lo pone más alerta, más lleno de energía y más productivo; lo cual se suele traducir en un estilo de vida más activo que quema más calorías. Nueve de cada diez estadounidenses consumen algún tipo de cafeína de manera regular y en dosis moderadas de aproximadamente 150 a 300 miligramos al día, que es lo equivalente a una o dos tazas de café al día.[13] Esto no es dañino, ni hace engordar. *Es lo que le añade a su café lo que lo predispone a engordar,* especialmente el azúcar, los edulcorantes artificiales o la crema. Al utilizar stevia líquida, como edulcorante natural, así como leche descremada orgánica en lugar de crema puede reducir dramáticamente su ingesta calórica.

La cafeína también actúa como un supresor leve de apetito para muchos. Ayuda a estimular la *termogénesis* que es la forma en que su cuerpo genera calor. Esto también ayuda a elevar su metabolismo. Aunque no hay evidencia de que el incremento en la ingesta de cafeína causa o previene una baja de peso significativa, los estudios de largo plazo han vinculado a la alta ingesta de café con un menor riesgo de desarrollar diabetes tipo 2, Parkinson, Alzheimer, cirrosis y varias enfermedades más.

Ahora bien, antes de que salga y comience a beber tres o más tazas de café al día con base en esto, tome en cuenta que hay efectos secundarios. La ingesta excesiva de cafeína puede producir insomnio, taquicardia y sentirse nervioso. La gente también experimenta dolores de cabeza si

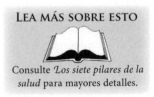

LEA MÁS SOBRE ESTO

Consulte *Los siete pilares de la salud* para mayores detalles.

consumen demasiada cafeína o si de pronto dejan de consumirla. Por lo tanto, creo que debería ir a la segura y beber solamente una o dos tazas de café al día con stevia y posiblemente un poco de leche orgánica descremada.

Jugo de fruta

Ya hemos expuesto el mito de que las personas que se cambian de tomar refrescos regulares a *light* adelgazan más. Desde que entró la moda de los licuados hace algunos años, cada vez me estoy encontrando con más personas que juran por la misma mentalidad cuando se trata de cambiarse a bebidas de fruta, jugos y licuados. Aunque los jugos como el jugo de naranja, el jugo de manzana, el jugo de uva y otros jugos de fruta tienen significativamente más vitaminas, minerales, antioxidantes y nutrientes que los refrescos, también contienen muchas calorías de azúcar (especialmente fructosa). De hecho, el jugo contiene aproximadamente la misma cantidad de calorías y azúcar que un refresco. Por ejemplo, 355 mililitros (12 onzas) de casi todos los jugos contienen aproximadamente 150 calorías, mientras que una lata regular de Pepsi, Mountain Dew o A&W tiene casi lo mismo.

El problema principal es que el ingrediente clave para adelgazar y aminorar el apetito (la fibra) ha sido removido de estos jugos. Y a menudo esto es suplementado con azúcar adicional durante el proceso de elaboración del jugo. Aunque el tamaño estándar por porción de un jugo de fruta es solamente tres cuartos de taza (177 mililitros o 6 onzas), muchos estadounidenses consumen 355 mililitros (12 onzas) o más. ¿Por qué? Simplemente por que es la cantidad que han sido programados mentalmente a consumir, ya que las latas de refresco son de 355 mililitros (12 onzas). En lugar de escoger jugo, trate de comer toda la fruta, que satisface más y es más rica en fibra. Si insiste en beber jugo, le recomiendo que lo beba por la mañana, que solamente tome 118 mililitros (4 onzas) o menos, y que le añada un poco de la pulpa. La fibra de la pulpa reducirá el índice glucémico del jugo y ayudará a reducir su apetito.

Una palabra de advertencia sobre los licuados: los licuados son sumamente populares, contienen mucho jugo de fruta y están cargados de azúcar. Si estudia las etiquetas nutrimentales de algunos de los licuados que más se venden en franquicias como Planet Smoothie, Jamba Juice, Smothie King e incluso Dunkin Donuts, pronto se dará cuenta de que el tamaño de las porciones es inmenso, y que usualmente va de 473

LIQUIDACIÓN

No dependa de su nivel de sed para determinar si necesita líquidos. Durante la deshidratación su mecanismo de sed de hecho se apaga al mismo tiempo que su hambre incrementa.[15]

a 709 mililitros (de 16 a 24 onzas). Por ejemplo, un licuado pequeño de 473 mililitros (16 onzas) de fresa con plátano de Dunkin Donuts, contiene 360 calorías y 69 gramos de azúcar. En comparación, un pequeño licuado Immune Builder de 591 mililitros (20 onzas) de Smoothie King, que también contiene fresas y plátano, contiene 384 calorías y 80 gramos de azúcar. Estos son solamente dos de los cientos de diferentes combinaciones de licuado disponibles en el mercado.

La misma advertencia parece ser cierta para muchas bebidas deportivas como Gatorade. Aunque algunos rehidratantes quizá tengan cantidades menores de calorías y azúcar que el refresco, y vengan cargados de electrolitos, vitaminas o ambos, una botella de 355 mililitros (12 onzas) de la bebida energética Gatorade Performance sigue teniendo 42 gramos de azúcar y 310 calorías.[14] ¿Cuál sería mi consejo? Asegúrese de revisar las etiquetas nutrimentales antes de tomarse una botella. Sin saberlo, podría fácilmente sabotear sus esfuerzos por adelgazar.

AGUA

La mejor bebida para adelgazar sigue siendo la más natural y más abundante del mundo: agua. Aunque nuestro cuerpo generalmente está constituido de dos terceras partes de agua, sigue siendo el nutriente más importante que debemos consumir; ciertamente, más que el refresco, el café, la cerveza o el jugo. Perdemos cerca de 2.36 litros (80 onzas) al día solamente a través de la respiración, la transpiración y las evacuaciones.[16] Como no podemos almacenar agua en nuestro cuerpo como los camellos, esa agua se tiene que reponer durante el día. La mayoría de las personas necesitan *por lo menos* 2 litros (64 onzas) u 8 vasos de agua al día. Se puede calcular una cifra más precisa tomando su peso en libras y dividiéndolo entre dos, esa es la cantidad en onzas de agua que necesita tomar diariamente, y que es óptima para su salud. Sin embargo, no olvide que si su dieta contiene cantidades adecuadas de frutas y verduras (aproximadamente cinco a siete porciones al día), entonces esos alimentos contribuyen con aproximadamente un tercio de sus necesidades de agua. En lugar de 8 vasos de agua al día, entonces solamente necesitaría entre 5 y 6 vasos al día.

La ingesta adecuada de agua es esencial para adelgazar porque el agua ayuda a impulsar los procesos fisiológicos que

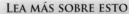
LEA MÁS SOBRE ESTO

Para una información más extensa sobre los tipos de agua, filtros de agua, y temas similares consulte *Los siete pilares de la salud* o *Eat This and Live!* (¡Coma esto y viva!).

requiere el metabolismo. Pero antes de avanzar más en este tema, déjeme aclarar que no estoy hablando de agua corriente, que suele contener cloro, flúor y muchos otros químicos. La mejor agua de todas para ayudarle a adelgazar es agua limpia, filtrada o de manantial. De otro modo, está contaminando su cuerpo con impurezas al mismo tiempo que está tratando de nutrirlo. Mucha gente creció bebiendo agua corriente. Cargada de cloro, que suele tener un sabor similar al agua de una piscina. Nunca voy a olvidar la ocasión en que salí de vacaciones con mi familia de niño. Mis padres nos llevaron a un restaurante que servía los refrescos utilizando una máquina que era alimentada con agua corriente. El "refresco" tenía un sabor tan fuerte a cloro que mi hermana y yo lo escupimos.

El cloro es repelente para las papilas gustativas de la mayoría de la gente. Cuando la gente dice que odia el sabor del agua, suele ser porque bebieron agua de mal sabor durante casi toda su vida y han entrenado su paladar a acostumbrarse a los refrescos azucarados, café azucarado, jugo de fruta, té dulce y demás. Gracias a ello se les dificulta dejar estas bebidas. Generalmente los llevo a cambiar a agua pura de manantial o gasificada como la de San Pellegrino y les digo que le añadan un poco de jugo de limón verde o amarillo y unas gotas del edulcorante natural stevia. Otros prefieren añadirle 60 mililitros (2 onzas) de jugo de granada o 30 a 60 mililitros (1 a 2 onzas) de jengibre recién exprimido (nuevamente con algunas gotas de stevia). El agua entonces tiene mucho más sabor, y a la mayoría de mis pacientes les encantan las bebidas que crean.

TÉS

Otra manera excelente de ingerir la cantidad adecuada de agua es tomando diferentes tés. Cuando viajé a Inglaterra hace algunos años, una de las primeras cosas de las que me enamoré fue de la tradición inglesa de tomar el té. Todos los días a media tarde tomábamos un descanso para

REGLA GENERAL: H_2O

Beba un vaso de 236 a 473 mililitros (8 a 16 onzas) inmediatamente después de despertar o media hora antes de desayunar.

Beba agua entre quince y treinta minutos antes de comer o dos horas después (entre más beba, se sentirá más satisfecho).

Con la comida, solamente beba de 118 a 236 mililitros (4 a 8 onzas) de agua a temperatura ambiente.

Evite tomar grandes cantidades después de las 7:00 p.m.

tomar algunos bocadillos de queso y galletas, junto con una o dos tazas de té. Nos dejaba sintiéndonos extremadamente satisfechos durante horas. Tristemente, en los Estados Unidos la mayoría de los estadounidenses más bien toman descansos para beber refrescos o bebidas de café ricas en calorías.

Como mencioné anteriormente solamente 3.8 por ciento del total del consumo de bebidas en los EE. UU. es té. Eso es lamentable, ya que los beneficios de salud de los diferentes tipos de té están bien documentados. Aunque hay cientos de tés, los cuatro grupos principales son negro, verde, wulong y blanco. Cada uno es altamente benéfico para la salud, principalmente gracias a su alto contenido de flavonoides. De hecho, el té provee más flavonoides a la dieta estadounidense que cualquier otro alimento o bebida. Estos flavonoides en el té pueden ayudar a reducir el riesgo de padecer diabetes o enfermedades cardiovasculares así como algunos cánceres incluyendo de la piel, de pecho, de pulmón, de vejiga, ovárico y esofágico. Asisten en bloquear la oxidación del colesterol LBD (malo), reducen la inflamación y mejoran el funcionamiento de los vasos sanguíneos. También ayudan a mantener un nivel normal de azúcar en la sangre, así como a mejorar las funciones inmunes. Además, investigaciones recientes sobre el té muestran que simplemente beber dos tazas al día reduce el riesgo de desarrollar cáncer ovárico en casi 50 por ciento.[17]

No obstante, las mejores noticias para quien lucha con la obesidad es que el té, especialmente el té verde, ayuda a quemar grasa e incrementar el metabolismo. El té verde contiene una pequeña cantidad de cafeína pero tiene una catequina fitonutriente específica llamada galato de epigalocatequina (EGCG) que estimula la producción de norepinefrina, que a su vez intensifica el metabolismo. El EGCG en el té verde incrementa el metabolismo hasta veinticuatro horas y de hecho estimula al cuerpo a quemar grasa. Varios estudios han demostrado su eficacia para adelgazar, incluso en aquellos que no restringen calorías.[18]

El té verde también contiene el aminoácido L-teanina, que tranquiliza y relaja el cuerpo y ayuda a controla el estrés sin sedarlo. Una persona suele sentir su efecto media hora después y se siente relajada durante aproximadamente dos horas.

> **VISTA ROJA**
>
> El Rooibos de hecho es una hierba utilizada como té rojo y que solamente crece en la punta sur de Sudáfrica. El té rojo tiene los mismos antioxidantes que el té verde, pero a diferencia del té negro, no contiene taninos que ayudan a elevar los niveles de hierro.

De hecho, un estudio encontró que beber cinco tazas de té verde al día era tan eficaz como tomar un antidepresivo.[19] El té regular o el verde con unas gotas de stevia líquido y el agua son mis bebidas favoritas para los pacientes que desean adelgazar. Pero, es mejor beber té verde recién hecho, con el fin de obtener la mayor cantidad de catequinas posibles. Procure tomar entre tres y cuatro tazas al día para que lo ayude a adelgazar.

INFUSIONES HERBALES

Las infusiones herbales se parecen al té ya que la mayoría son empacadas como el té; sin embargo, las hierbas no son té ya que no provienen del arbusto camelia sinensis. Suelen estar hechos de cortezas, como la corteza del canelo; flores, incluyendo la manzanilla y la jamaica; frutas, como la raspadura de naranja; y hierbas, como la hierba limón. Las infusiones herbales con algunas gotas de stevia son otra variedad de bebidas deliciosas bajas en calorías que le pueden ayudar a dejar los refrescos y otras bebidas altas en calorías.

La yerba mate es una infusión herbal que se está volviendo cada vez más popular a medida que más personas conocen sus beneficios de salud. Mientras que publicaciones recientes se han enfocado en los aspectos que ayudan a adelgazar de la yerba mate (puede elevar el metabolismo, regular el apetito y quemar calorías), durante siglos, los argentinos han consumido yerba mate como su tónico herbal para reducir la fatiga, ayudar a la digestión y levantar el sistema inmune.

Los poderes antioxidantes de la yerba mate exceden a los del té verde, el brócoli y el jugo de naranja. Las vitaminas y minerales del mate incluyen: las vitaminas A, C, E, B_1, B_2, complejo B; los minerales calcio, hierro, magnesio, selenio, manganeso, fosfatos, clorofila, ácido clorhídrico, ácido pantoténico y colina.[20]

BEBIDAS Y LÍQUIDOS QUE SATISFACEN EL HAMBRE

Los jugos de verduras, especialmente el jugo de tomate o el jugo de verduras V8, satisface el hambre mejor que cualquier otra bebida. Esto es así porque los jugos permanecen en el estómago más tiempo que cualquier otra bebida líquida, y, por lo tanto, incrementan la saciedad. Estas generalmente son bebidas de bajo índice glucémico, lo cual las convierte en una buena alternativa.

Los productos lácteos como la leche descremada orgánica y los yogures y búlgaros bajos en grasa y azúcar también son más llenadotes ya que también permanecen en el estómago más tiempo y forman una consistencia semisólida en el estómago. Una de mis bebidas favoritas que satisface al extremo es licuar 1 taza de búlgaros naturales orgánicos bajos en grasa con una manzana orgánica. Además de ser llenadora, es una refacción a la que le puede añadir otras frutas favoritas si así lo desea. Como señalé en el capítulo 7, los yogures y los búlgaros que incluyen fruta suelen tener un contenido más alto de azúcar, así que en lugar de esos, escoja yogurt y búlgaros bajos en grasa de sabor natural y añádales su propia fruta. Obviamente, si usted es alérgico o sensible a los lácteos, es mejor evitar estos alimentos por completo.

Las sopas, especialmente las de caldo (no las que contienen crema) como las de verduras y las de leguminosas son excelentes para adelgazar. Las sopas también se quedan más tiempo en el estómago y promueven la saciedad. De hecho, muchas veces una sopa puede ser tan llenadora que cuando se la termina es poco probable que desee más comida. La sopa también se lleva más tiempo en comerla, lo cual ayuda a satisfacer el apetito.

Como hemos aprendido con los carbohidratos y las grasas, el problema que tienen las mayoría de los estadounidenses con las bebidas es que consumen demasiado del tipo equivocado. Este golpe doble está acumulando calorías adicionales y azúcar al mismo tiempo que estimula el apetito. En lugar de refrescos y café alto en calorías, cerveza, jugos de fruta, licuados y bebidas deportivas, comience a beber más agua con un poco de limón amarillo o verde, así como tés; especialmente el té verde, ya que ayuda a adelgazar. Para aplacar su apetito, escoja jugos de verduras, lácteos bajos en grasa como la leche descremada orgánica, o bien, yogurt o búlgaros bajos en grasa sabor natural mezclados con su fruta favorita. Y como consejo final, trate de comenzar su comida de la tarde con una sopa caldosa de verduras o leguminosas. Se sorprenderá de cómo incorporar estos pequeños cambios lo programarán para adelgazar.

Puntos "yo si puedo" para recordar

1. La mayoría de los estadounidenses literalmente están engordando con lo que beben al escoger refrescos para ellos mismos y su familia.

2. Una lata típica de 355 mililitros (12 onzas) de refresco tiene aproximadamente 10 cucharaditas de azúcar.

3. Los cafés ricos en calorías como los lattes y los cappuccinos también suelen ser ricos en azúcar.

4. Los jugos de fruta como el jugo de naranja tienen aproximadamente la misma cantidad de calorías y azúcar que los refrescos de tamaño similar.

5. La bebida más saludable es el agua pura y limpia.

6. El té verde es una de las mejores bebidas para adelgazar; procure tomar entre tres y cuatro tazas al día.

7. Las bebidas que satisfacen el hambre incluyen jugo de verduras, jugo de tomate, leche descremada orgánica y yogures o búlgaros orgánicos bajos en grasa.

11

TAMAÑOS DE PORCIONES

M I ESPOSA, MARY, se quedó estancada en cierto peso durante años y no podía adelgazar más. Se ejercitaba entre cuarenta y cinco minutos y una hora cuatro días a la semana y comía una dieta balanceada. Redujo al mínimo los dulces y el pan. A pesar de todo el ejercicio, el sudor y comer de manera balanceada, su peso no cedía. Se frustró más que nunca, lo cual hizo que incrementara su nivel de hidrocortisona y la llevó a que engordara más.

Luego sucedió: su momento "¡Eureka!".

Estábamos comiendo en un restaurante un sábado por la noche y teniendo una conversación excelente cuando Mary se detuvo a mitad de la frase. Miró su plato de pollo horneado con arroz y verduras, y luego examinó intensamente mi plato. Pude ver el cambio en su rostro. De pronto cayó en cuenta de que estaba comiendo la misma cantidad de comida que yo. Yo pesaba 18 kilogramos (40 libras) más que ella y era quince centímetros (medio pie) más alto que ella. En ese momento, se volvió consciente de que los tamaños de porción podrían ser la razón de su incapacidad de adelgazar.

A lo largo de los años habíamos visto como los tamaños de nuestras porciones iban en aumento en los restaurantes, especialmente el tamaño de las carnes, patatas, panes y postres. Mientras que la porción de verduras típica seguía siendo casi la misma pero inmersa en aceite o mantequilla. Al reducir dramáticamente sus tamaños de porción de carnes y almidones, al mismo tiempo de incrementar el tamaño de sus verduras, Mary esperaba que el peso comenzara a irse.

Comenzó a llevar un diario de alimentos y bebidas de tres días. Registró las calorías de cada alimento que comió de desayuno, comida y cena, junto con las refacciones. También anotó el tamaño de las porciones utilizando un método sencillo que pronto aprenderán. Mary quedó absolutamente impactada por la cantidad de comida que estaba consumiendo. Se dio cuenta de que las porciones de los restaurante para las carnes y los almidones suelen ser dos o cuatro veces el tamaño estándar de porción. (Las porciones de algunos restaurantes de carne incluso son cinco veces mayores que el estándar.) Recuerde, su estómago vacío apenas tiene el tamaño de su puño cerrado. Mary estaba poniendo múltiples puños de carne saludable y almidones saludables en su estómago, sin darse cuenta de que las porciones de estos alimentos altos en calorías estaban saboteando sus esfuerzos por adelgazar.

Era como si estuviera tratando de llenar un tanque de gasolina de 38 litros (10 galones) con 76 o 114 litros (20 o 30 galones) de gasolina. Obviamente, si ella lo hiciera, la gasolina sobrante simplemente se derramaría en el piso. A un tanque solo le cabe hasta cierta cantidad. Del mismo modo, Mary se dio cuenta de que estaba poniendo más combustible en su cuerpo de lo que podía quemar. El hecho de que era combustible saludable no importaba… era demasiado. Ella comenzó a entender que estaba excediendo la capacidad de su tanque de combustible y, como resultado, estaba almacenando el exceso de combustible como grasa.

La porción expandible

Muchas personas creen que la porción típica de los restaurantes o de las tiendas de conveniencia son estándar. No obstante, si usted mira la etiqueta de información nutrimental en casi todos los alimentos empacados, las porciones establecidas suelen ser pequeñas, lo cual significa que es probable que usted se coma dos o más porciones sin darse cuenta. Por ejemplo, el helado suele

PARTIDOS AL ESTILO TODO-LO-QUE-PUEDA-COMER

En un esfuerzo por ganar más dinero y atraer nuevos hinchas, las franquicias de deportes profesionales ahora están ofreciendo boletos que incluyen alimentos ilimitados. Hasta ahora, los boletos 50% más caros han sido un éxito en casi todos los deportes.[3]

tener una porción recomendada de ½ taza; no obstante, la mayoría de las personas comen mucho más que eso. Una porción de galletas Ritz es solamente cinco galletas, mientras que una porción de patatas fritas suele ser de quince a veinte patatas fritas. Y una porción de rebanadas tostadas de bagel es solamente de seis piezas.

El estadounidense promedio se ríe de estas porciones tan exiguas. Eso es porque las cantidades que ahora estamos comiendo son drásticamente distintas de lo que eran años atrás, y como resultado tenemos lo que a menudo llamamos la "distorsión de la porción".

Un estudio que apareció en la revista médica *New England Journal of Medicine* reportó que los individuos que trataban de adelgazar subestimaban la cantidad que comían por casi 47 por ciento.[1] Una investigación similar en la Universidad Rutgers reiteró esta desconexión entre las porciones estándar y las porciones percibidas. En este estudio, a los participantes se les pidió que se sirvieran la cantidad que consideraban una porción típica de cada alimento en la mesa de bufé. Para el desayuno, se incluyeron ocho ítems distintos, y para la comida y la cena había seis opciones de alimentos. En promedio, menos de 45 por ciento de las porciones seleccionadas en el desayuno se encontraban dentro de 25 por ciento de la porción de referencia. Los alimentos de la comida y la cena estaban aproximadamente 30 por ciento dentro del rango de 25 por ciento. Esta investigación nuevamente encontró que los tamaños de porción estaban extremadamente distorsionados y que, más específicamente, los consumidores sobreestimaban severamente el tamaño de la porción estándar.[2]

¿Por qué la gente a lo largo de los Estados Unidos se está equivocando tanto cuando se trata del tamaño de una porción? Una razón se destaca: no solamente los tamaños de las porciones han cambiado significativo en los últimos veinte años, sino también la *percepción* de esas porciones. A principios de la década de 1980 las patatas a la francesa generalmente venían en un solo tamaño: 68 gramos (2.4 onzas). Hoy, no solamente se considera la porción pequeña, sino también hemos tenido diferentes variaciones sobre el tema del tamaño gigante: una porción mediana está alrededor de 150 gramos (5.3 onzas), mientras que la porción grande puede llegar a 196 gramos (6.9 onzas). (Es una diferencia de 400 calorías en caso de que esté llevando la cuenta.) Una orden para llevar de pollo frito chino solía contener alrededor de 2 tazas; hoy está más cerca de las 4 ½ tazas.

DESBARAJUSTE CINEMATOGRÁFICO

Por solamente setenta y un centavos más, agrandar su bolsa de palomitas del tamaño mediano al grande en el cine parece un trato decente; excepto cuando considera que les está añadiendo 500 calorías. ¿Y esos sesenta centavos adicionales por una grande? No es la decisión más sabia, considerando que su "bocadillo" pesa 1,160 calorías y lo equivalente a casi tres días de grasas saturadas.[6]

Incluso he notado este aumento en las porciones al comer en restaurantes relativamente nuevos de nivel medio como The Cheesecake Factory, Outback y Carrabba's. Si pide pasta o arroz en muchas de estas cadenas, existe la probabilidad de que se le sirvan 2 o más tazas de arroz, cuando la porción estándar es solamente ½ taza. Una porción típica de pollo, res o pescado ahora es de 227 a 283 gramos (de 8 a 10 onzas). Las patatas suelen pesar 19 a 28 gramos (2/3 a 1 libra). Y los restaurante de carne pregonan porciones cada vez mayores de sus cortes. (Por supuesto, además de las ensaladas saturadas de aderezo y verduras cargadas de mantequilla o aceites.)

Súper porciones a domicilio

Todo esto destaca el cambio en los establecimientos de comida, pero ¿y en casa? ¿La gente necesariamente esta comiendo porciones mayores gracias a esto? Claro que sí. Un estudio de la revista médica *Journal of the American Medical Association* reveló que el tamaño de las porciones de los alimentos más consumidos en casa: pan, cereal, pasta, refrescos y galletas; había incrementado casi 16 por ciento.[4] Creo que esa es una aproximación baja considerando otras investigaciones sobre el tema. Un estudio de la Universidad de Illinois en Urbana-Champaign descubrió que comer de recipientes o paquetes grandes solía llevar a los individuos a consumir de 40 a 50 por ciento más. En un caso, a los consumidores que asistieron a un cine se les dio una bolsa pequeña o grande de palomitas. A los que se les dio la bolsa grande comieron 46 por ciento más palomitas.[5]

Las compras de víveres también se han convertido en una aventura expansiva. Las tiendas de abarrotes tamaño gigante y las bodegas mayoristas ofrecen descuentos sobre alimentos empacados en contenedores tamaño industrial. Lamentablemente, los grandes recipientes simplemente significan ingerir más comida. Creemos que estamos obteniendo una compra excepcional, pero solemos consumir incluso más y luego compramos más del mismo ítem. Nuestras cinturas se expanden mientras las ganancias de estas tiendas crecen.

La conclusión sobre el tamaño se reduce a esto: Los estadounidenses quieren casas, coches, muebles y porciones de comida mayores. La mayoría nos hemos ajustado a nuestro ambiente que dice "mayor es mejor" como la rana en una olla de agua hirviente a fuego lento. Nos hemos zambullido en nuestro exceso hasta el punto de ignorar el hecho de que literalmente nos está matando. Los restaurante, las tiendas de abarrotes y las tiendas de descuento nos han atrapado en una cultura que es un caldo de cultivo para la gula. Ahora debemos encontrar una manera de liberarnos y saltar fuera de esta olla, porque el ambiente se pone cada vez peor.

El hábito de limpiar su plato

Nuestra liberación puede comenzar resistiendo al sistema de una manera sencilla. Desde que la mayoría de nosotros éramos niños, se nos enseñó a dejar limpio el plato. No comerse toda la comida era percibido como mal educado o inaceptable socialmente. "Piensa en todos esos niños que se mueren de hambre en Biafra", solíamos escuchar frecuentemente como razón. Eran declaraciones tan llenas de culpa que nos dejaban tratando de comer unos bocados más, aun y cuando nuestro estómago había quedado satisfecho mucho antes.

Las investigaciones han mostrado repetidamente que las personas obesas son más propensas a limpiar sus platos que las personas con un peso normal. En una encuesta conducida por el Instituto Estadounidense de Investigación del Cáncer, 69 por ciento de los estadounidenses dijeron que se terminaban su plato fuerte todas las veces o la mayoría de las veces; que cuando uno lo piensa, se correlaciona de cerca con el porcentaje de personas que padecen sobrepeso y obesidad en nuestro país.[7] La verdad es que no tenemos que limpiar nuestro plato en cada comida. Si su conciencia le sigue molestando, pida para llevar la comida que quedó en su plato para otro momento. De hecho, en esta época es inteligente planear con anticipación dividir cualquier comida que haga fuera de casa por las porciones tan grandes que se ofrecen. Y enfrente el hecho de que si usted limpia su plato, esa comida adicional que consuma terminará en el retrete o siendo almacenada como grasa. Es su decisión.

La ventaja de las sopas

Un estudio de casi ciento cincuenta personas descubrió que los que consumían 310 mililitros (10.5 onzas) de sopa baja en grasas y baja en calorías dos veces al día adelgazaban 50% más peso que los que comían bocadillos saludables pero pesados en calorías como los pretzels o las patatas fritas.[9]

Aumentar volumen sin añadir muchas calorías

La mayoría de las personas comen tan rápida y furiosamente que sobrellenan su estómago antes de que su centro de apetito en el cerebro reciba el mensaje de que están llenas. Ya están comiendo su segunda o tercera ronda antes de recibir ese sentir de satisfacción. Se vuelve obvio, entonces, que para muchas personas el problema es sentirse satisfechos. A los estadounidenses les gusta comer… mucho y en grandes cantidades como ya lo hemos mencionado. Si se nos presentara la alternativa de comer más o menos, la mayoría de nosotros escogeríamos comer más.

Gracias a esto, la Dra. Barbara Rolls introdujo el concepto de "volumétrica" hace algunos años como la respuesta al malestar de los que están a régimen de siempre sentirse hambrientos. Su premisa es simple: En lugar de comer pequeñas cantidades de alimentos con alta densidad de calorías, coma muchos alimentos bajos en calorías que son naturalmente ricos en agua y fibra. En lugar de molestarse con contar calorías, gramos de grasa, proteína o carbohidratos, Rolls argumenta que los que están a régimen pueden comer más de lo que normalmente consumen y aun así adelgazar; mientras que coman el tipo correcto de alimentos (los que no tienen una alta densidad energética).

Aunque difiero en muchos de sus puntos creo que Rolls ha descubierto algo importante al comprender que se pueden comer grandes porciones de alimentos con pocas o casi nada de calorías. Las verduras son un ejemplo perfecto de esto, razón por la que en el programa de la dieta "Yo sí puedo" usted tiene esencialmente la libertad de comer todas las verduras que quiera con su comida (sin la mantequilla, por supuesto). De hecho, hay algunos consejos volumétricos sencillos que puede seguir en cada comida.

Para más información

Compartiré más consejos volumétricos en los capítulos siguientes que tratan específicamente con el programa de alimentación.

Primero, antes de cada comida beba un vaso de agua grande con dos o tres cápsulas de fibra PGX (consulte el apéndice F). La fibra mezclada con agua forma una consistencia engrosada que llena el estómago y desacelera el vaciado gástrico. Esto también suele evitar que coma de más y lo ayuda a sentirse satisfecho más pronto.

Usted también puede disfrutar un plato de sopa de verduras, sopa minestrone, sopa de judías negras, sopa de lentejas y cualquier otra sopa que no tenga crema. Un estudio realizado en Penn State concluyó que tomar un plato de sopa antes del plato principal de hecho redujo las calorías totales consumidas en 20 por ciento.[8] También sugiero que tome una o dos tabletas de Beano antes de comer cualquier sopa de leguminosas ya que pueden provocar gases.

Anteceda su plato fuerte con una ensalada (de cualquier tamaño) y asegúrese de que el aderezo esté en un plato aparte o escoja un aderezo sin grasa o utilice un atomizador para ensaladas con una caloría por rociada. Si usted decide comer su ensalada con el aderezo regular en un plato aparte, primero sumerja su tenedor en el aderezo y luego tome la ensalada con su tenedor. De esta manera cada bocado tendrá en sabor del aderezo. Sea que usted coma una ensalada o su plato fuerte, siempre recuerde masticar cada bocado entre veinte y treinta veces; esto no solamente ayuda a digerir y absorber los nutrientes de los alimentos, sino que también hace que coma más lento y lo satisface más rápido.

Estos son solamente algunos consejos, pero espero que vea que la clave es consumir a conciencia cada alimento. No es nada difícil. Cuando mi esposa y yo salimos a comer, podemos disfrutar una comida deliciosa rebosante de sabor, pero también escogemos tamaños de porción saludables de carnes y almidones. Nuestro "secreto" es simplemente que llenamos con anticipación nuestro estómago con alimentos que ocupan mucho volumen bajos en calorías que se llevan un poco de tiempo comerlos y también que expandan nuestro estómago para que el centro de apetito en nuestro cerebro experimente un grado significativo de saciedad. Al final de la comida, ya hemos consumido una gran cantidad de agua y fibra y un volumen relativamente bajo de grasas, almidón y proteínas, evitando así todo exceso.

> ## JUEGOS DONDE PUEDE COMER TODO LO QUE PUEDA
>
> En un esfuerzo por ganar más dinero y atraer nuevos fanáticos, las franquicias deportivas de grandes ligas ofrecen ahora taquillas que incluyen concesiones de refrigerios ilimitados. Hasta ahora, el 50% de las taquillas más costosas han sido un éxito para casi todos los deportes.[3]

¿Finalmente, como le fue a Mary? Cuando puso en práctica este programa por medio de desacelerar el proceso de alimentación, vigilando y balanceando los tamaños de las porciones, planeando sus comidas y refacciones, así como consumiendo agua y fibra, sopas y ensaladas antes de su plato principal, no solamente quedaba llena y satisfecha después de una comida, sino que tenía una energía tremenda. El peso adicional literalmente comenzó a derretirse y en unos pocos meses estaba feliz y de vuelta en sus *jeans* talla 6.

Puntos "yo si puedo" para recordar

1. Las porciones de los restaurantes para las carnes y los almidones suelen ser dos o cuatro veces el tamaño estándar de porción.

2. Las cantidades que ahora estamos comiendo son drásticamente distintas de lo que eran años atrás, y como resultado tenemos lo que a menudo llamamos la "distorsión de la porción".

3. Comer de recipientes o paquetes grandes suele llevar a los individuos a consumir de 40 a 50% más.

4. Los pacientes obesos son más propensos a limpiar su plato.

5. La "volumétrica" es la idea de que queda más satisfecho comiendo porciones mayores de alimentos bajos en calorías que consumiendo porciones más pequeñas de alimentos con una alta densidad energética.

6. Llenar su estómago puede ser tan sencillo como beber agua con fibra y comer sopa y una ensalada antes de comenzar su plato fuerte. Al prellenar su estómago con estos alimentos bajos en calorías, es menos probable que coma cantidades excesivas de pan, almidones, carnes, grasas y postres.

SECCIÓN II

CÓMO PREPARARSE PARA COMENZAR

12

USTED TIENE UNA OPCIÓN

L AS DIETAS PUEDEN hacer que su vida se convierta en una montaña rusa. Usted adelgaza, solamente para engordar de nuevo (o engordar incluso *más*) y después de un tiempo se le dificulta encontrar otra razón por la que debe molestarse en hacerlo. En más de veinticinco años de practicar medicina, he conocido un sinnúmero de personas que se someten a dietas y que se encuentran atorados en esta actitud mental contraproducente que saboteaba cualquier esperanza que alguna vez tuvieron de perder peso.

La verdad es que su más grande obstáculo para bajar de peso es su mentalidad. Si usted quiere adelgazar pero ha estado en esta aventura de dietas yoyó de las que estoy hablando, estoy seguro de que se le han ocurrido 101 excusas para *no* hacer dietas. Después de todo, ¿quién quiere someterse a una dieta aburrida, rígida y desabrida? Nunca es agradable privarse de algo. Y además nadie quiere tener sobrepeso o ser obeso. Queremos vernos bien, sentirnos bien y tener una vida saludable.

ES *SU* VIDA

Revise las diez excusas principales para no someterse a una dieta, enumeradas en esta página. ¿Ve usted

LAS DIEZ EXCUSAS PRINCIPALES PARA NO SOMETERSE A DIETAS

1. "No puedo resistir no comer mis alimentos favoritos".
2. "Tengo una gran vida social".
3. "No tengo tiempo para adelgazar ni para planear mis comidas".
4. "Mi familia y amigos no me apoyan".
5. "No tengo nadie a quien rendirle cuentas".
6. "Es demasiado confuso encontrar una dieta que me funcione".
7. "Viajo mucho".
8. "Ponerse a régimen es muy restrictivo".
9. "Es bastante caro estar a dieta".
10. "Simplemente soy demasiado impaciente para someterme a una dieta".[1]

la posibilidad de caer en una crisis si comienza a pensar de esta manera? Es una trampa en la que muchas personas a régimen caen automáticamente. Se convierten en generadores virtuales de excusas, primero al culpar a las circunstancias y después a ellos mismos por sus fracasos. La mayoría, llegan a un punto culminante en el que se rinden completamente o acuden a un médico como yo, como una última alternativa.

El problema común que veo entre las personas sometidas a dietas es que no se concentran en los cambios simples y necesarios de estilo de vida y alimentación, sino que en lugar de eso se concentran en su peso. Cuando su peso no cede, se desaniman y muchas veces detienen el programa por completo. Y, en el otro extremo, cuando alcanzan su peso meta, abandonan lo aprendido y regresan rápidamente a los patrones antiguos de alimentación. ¡Los mismos que los llevaron a tener que recurrir a una dieta en un primer término!

¿Por qué quiere perder peso en realidad?

Es bueno proponerse hacer algo y aceptar la responsabilidad de sus acciones tanto del pasado como del futuro. Pero un cambio tan radical de perspectiva puede convertirse fácilmente en un rollo mental más que terminará por esfumarse. Lo que debe acompañar este cambio es una razón subyacente que, de hecho, provenga directo del corazón. Para cambiar a un estilo de vida que diga "Yo sí puedo", usted necesita algo en lo profundo de su ser que lo impulse hacia él.

Con el tiempo, he encontrado que si su motivo para adelgazar es otra persona que no es usted, es probable que fracase. Usted debe hacerlo para *usted,* para que *usted* esté saludable, y no para agradar a alguien más. Lamentablemente, muchas mujeres están tentadas a bajar de peso por su cónyuge o novio. Inevitablemente, estas son las mujeres que se encuentran en el ciclo de "culpa, vergüenza, culpa", después de que esa persona sale de su vida. No me gusta sonar cínico, pero he visto muchas mujeres hacerlo y terminan recuperando su peso anterior.

Muchas personas obesas también son así. Han escuchado muchas razones que otras personas les dan para adelgazar, pero les falta una fuerza motriz personal para hacerlo. Si usted tiene sobrepeso y nunca ha identificado esta razón, lo animo a hacer lo que le sugiero a mis pacientes obesos: desvestirse a solas frente a un espejo de cuerpo entero en casa y analizarse por el frente y por detrás. Mientras se mira en el espejo, pregúntese qué le preocupa o molesta de su obesidad. ¿Es el tamaño de sus caderas, muslos, talle o nalgas? ¿Es cómo le queda la ropa? ¿Es la manera en la que la gente lo trata o lo maltrata? ¿Son los comentarios embarazosos que la gente le hace? ¿Es el rechazo de sus familiares, amigos o colegas lo que le afecta? ¿Es el no ser ascendido de puesto por su sobrepeso? ¿Es porque su salud está siendo afectada por su peso?

Algunos pueden responder estas preguntas más fácilmente en un diario. Si esto es así para usted, tómese el tiempo de hacerlo. Estas son ideas importantes que, si usted es completamente honesto, pueden cambiar su vida. Al enfrentarse a la razón por la cual usted, y solamente usted, quiere perder peso y ha tomado la decisión de hacerlo, está listo para responsabilizarse por controlar su peso. La mayoría de las personas que adelgazaron y se mantienen delgadas, simplemente tomaron la responsabilidad de su pérdida de peso. Fue su elección y esto les dio el poder de bajar de peso al desarrollar nuevos hábitos saludables. Usted puede tener razones únicas que solamente vienen después de mirarse al espejo, pero lo importante es que usted tenga una nueva esperanza, determinación y propósito.

VISUALÍCESE COMO UNA NUEVA PERSONA

Como parte de estar firme en este nuevo estado, intente hacer un simple ejercicio mental de visualización. Imagínese en un peso saludable y después hágase algunas preguntas: ¿Tener un peso saludable afectará la relación con su familia, cónyuge, amigos y colegas? ¡Apueste que sí! No muchas personas lo piensan y se impactan cuando amigos cercanos se ponen celosos o su cónyuge se intimida por su pérdida de peso. Es posible que sus familiares directos o indirectos lo tienten con su pastel o tarta favoritos o con caprichos. Tan difícil como es imaginarlo, es posible que algunos de sus amigos o familiares cercanos no quieran que usted adelgace. Pueden ponerse envidiosos e intentar sabotear su sus esfuerzos por bajar de peso. Después de todo, se han acostumbrado a verlo con sobrepeso, y cuando lo pierda, los obligará a enfrentarse con sus propios problemas de peso.

¿Su pérdida de peso mejorará su matrimonio? Usted piensa que la respuesta obvia es sí; sin embargo, he tratado a muchas parejas con sobrepeso y a menudo encuentro que este no es el caso. Cuando uno de ellos adelgaza y el otro no, muchas veces aquel que ha perdido peso, comienza a atraer más al sexo opuesto en el trabajo, mientras va de compras o sale a realizar algún quehacer. Algunos hombres y mujeres simplemente nunca han recibido atención de parte del sexo opuesto y cuando adelgazan y comienzan a verse bien con su ropa, la atención repentina no solamente es halagadora, sino que tentadora. ¿Su cónyuge y usted están preparados para este posible sentimiento de celos, intimidación y halago? Por el otro lado, algunas personas han aumentado inconscientemente de peso para protegerse del dolor de ser rechazados o de pasar por otra relación o rotura. ¿Ha pensado en cómo afectan estos problemas en su salud presente y futura?

Además, ¿estará preparado para renovar su guardarropa en algunos meses? Aunque solamente pensar en comprar emociona a muchas mujeres, algunos hombres se sienten físicamente mal de pensar que tendrán que comprar nuevos trajes caros. ¿Está preparado para un ascenso o descenso en su trabajo? Sí, una imagen más delgada y esbelta puede ser todo lo que necesita para obtener ese ascenso, o puede provocar la envidia de su jefe, y este querrá transferirlo a otra área. Comprenda que al bajar de peso, la gente lo ve y lo trata diferente.

Mi punto al hacer estas preguntas no es sembrarle miedo o preocuparlo, sino ayudarlo a darse cuenta de que las cosas cambiarán cuando adelgace, a menudo de manera drástica. Quiero que esté listo para lidiar con estos cambios. Algunos pacientes con gran cantidad de peso por perder, necesitan orientación psicológica para lidiar con estos aspectos. Para mí, ese es un gran signo que están aceptando el cambio drástico y permitiéndole a otros ayudarlos a caminar en él. Si siente que necesita esta guía, no dude en buscarla antes de comenzar a perder peso. Lo importante que se haga estas preguntas ahora para que no sabotee su pérdida de peso después con pensamientos incorrectos.

El momento oportuno

A menudo esto se pasa por alto cuando las personas deciden embarcarse en un viaje de cambio de vida como es el programa "Yo sí puedo". Es importante que se asegure de que es el momento oportuno para usted y que ha tomado en cuenta el costo antes de comenzar este programa. En este capítulo hemos hablado lo suficiente acerca de las excusas y la verdad es que solamente necesita una excusa real para no hacer este programa. Sin embargo, comprenda que el hecho mismo de que eligió este libro, es una razón para creer que en realidad está listo para un cambio. A menos de que usted esté en medio de un importante momento de estrés en su vida como lo es un divorcio, una enfermedad grave, un accidente serio, una demanda, una auditoría fiscal, cambio de lugar de residencia, cambio de trabajo u otro acontecimiento importante en su vida, entonces este programa *definitivamente* es para usted.

Antes de poner mi cordura en tela de juicio, ponga atención a esto. Estoy consciente de que la mayoría de los libros sobre dietas, le recomendarán renunciar a la dieta hasta que la causa principal del estrés pase. En primer lugar, pronto aprenderá qué tan diferente es la perspectiva "Yo sí puedo". En segundo lugar, este no solamente es un estilo de vida que es fácilmente adaptable, sino que también es un estilo de vida que puede traer cordura, paz, seguridad y esperanza en medio de un momento caótico en su vida. Con los años, he encontrado que cuando estos principios dietéticos y de vida se practican con regularidad, lo ayudan a controlar el estrés y evitar que coma por estrés. Finalmente, este es el programa más sano en el que pueda estar durante un momento tan estresante e incierto de su vida. No recomiendo que lo siga durante el embarazo, pero las personas con enfermedades cardiovasculares, cáncer, diabetes tipo 2 y casi cualquier otra enfermedad, pueden seguirlo de manera segura. Además, estabiliza su nivel de glucosa, disminuye la inflamación en el cuerpo, controla el apetito e incluye una diversidad de alimentos apetitosos.

La mentalidad engordadora

En páginas anteriores del capítulo, afirmé que el obstáculo mayor para bajar de peso es su mentalidad. La mayoría de mis pacientes con sobrepeso u obesidad, están atascados en lo que llamo la mentalidad engordadora. Inconscientemente están en el canal de aumento de peso, y, como resultado, continúan atrayendo hacia sí más peso. A menudo les digo a los pacientes que están lidiando con esto, que su piloto automático está atorado en modo de aumento de peso. Puede estar sucediendo lo mismo con usted, y es importante recordar que el éxito final de cualquier programa para adelgazar no depende de cuánto coma, sino de lo que piense y crea.

La Biblia lo menciona repetidas veces, a menudo como la ley de la siembra y la cosecha. El libro de Gálatas afirma: "Todo lo que el hombre sembrare, eso también segará" (Gálatas 6:7). En otras palabras, si un agricultor planta trigo, recogerá una cosecha de trigo; si planta maíz, recogerá una cosecha de maíz. Además, Proverbios 23:7 habla de una persona que "cual es su pensamiento en su corazón, tal es él". Esto simplemente quiere decir que en lo que más piensa, en eso se convertirá. De manera similar, Jesús dice en Marcos 11:24: "Todo lo que pidiereis orando, creed que lo recibiréis, y os vendrá".

Esto significa que lo que usted constantemente visualiza y confiesa, en eso se convertirá. Es por esto que es importante tener una fotografía de usted en (o cercano a) su peso deseado y que la ponga en diferentes puntos de su casa, como en el espejo del baño, en el refrigerador o como protector de pantalla de sus computadoras en casa y en la oficina. Algunas personas incluso pegan una copia de su foto en el volante o en el tablero de su coche. Independientemente de los lugares en los que ponga la foto de su peso ideal, es importante ponerla en su diario de alimentación. Al llevar su diario de alimentación con usted a lo largo del día y ver constantemente la fotografía, visualícese en ese peso ideal de nuevo.

Asimismo es importante hacer afirmaciones sobre su peso ideal, talla de pantalones o de vestido en voz alta durante el día. Aun si pesa 113 kilogramos (250 libras), puede afirmar en voz alta que se ve pesando 63.5 kilos (140 libras) o vistiendo una talla 8, o cualquier talla de pantalón o vestido que desee. La Biblia define la fe en Hebreos 11:1 como "la certeza de lo que se espera, la convicción de lo que no se ve". Romanos 4:17 habla de aquellos que llaman a las cosas que no son como si fueran. Así que si espera pesar 63.5 kilogramos o vestir un par de pantalones de talla 8, comience a visualizarse en ese peso y dígalo en voz alta unas cuantas veces en el día.

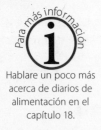

Hablare un poco más acerca de diarios de alimentación en el capítulo 18.

No diga: "Quiero bajar 45 kilos (100 libras)", o posiblemente tendrá que estar adelgazando por siempre. De igual manera, no caiga en el hábito de decir: "Estoy planeando perder 23 kilos (50 libras)", o *continuará planeándolo* por siempre. Simplemente vea la fotografía de su peso deseado y dígalo en voz alta: "Me veo pesando ___ kilos (libras)" o "Yo peso __ kilos (libras)" (llene el espacio). Haga esa declaración a lo largo del día y al seguir su programa de pérdida de peso, naturalmente será atraído hacia el peso, talla o imagen deseados.

¡He hecho que pacientes, que han batallado con su peso durante años, hagan esto y regresan y me dicen que perder peso se ha convertido en una de las cosas más fáciles que han hecho! Creo que usted dirá lo mismo cuando alcance su peso ideal. Esto no es difícil. Comience tomando la decisión de perder peso por usted mismo y nadie más. Comprenda que usted es el único responsable de su sobrepeso. Una vez que ha aceptado esto y está completamente decidido, es tiempo de dar el siguiente paso: hacer un compromiso. Como lo veremos el siguiente capítulo, las decisiones se toman fácilmente y hablar no cuesta nada. Pero cuando hacemos un compromiso, entramos en un escenario distinto de planeación a largo plazo, el cual, con su firma, incluye mantenerse delgado.

PUNTOS "YO SI PUEDO" PARA RECORDAR

1. Hacer dietas yoyó tiene un precio emocional y finalmente dificultan que una persona encuentre una razón para siquiera molestarse en perder peso.

2. Su mayor obstáculo para adelgazar es su mentalidad.

3. Las personas que constantemente están a régimen no se concentran en el estilo de vida y los cambios dietéticos simples que se necesitan, sino que se concentran en su peso, lo cual es una receta para el fracaso.

4. Usted elige bajar de peso o no, depende por completo de usted.

5. Si está adelgazando por alguna razón que no es usted, es probable que fracase.

6. Visualícese en un peso saludable y dése cuenta de que lo tratarán de manera diferente cuando pierda peso. ¿Está listo para lidiar con ello?

7. La Biblia enseña que lo que usted piensa, visualiza y dice sistemáticamente, en eso se convierte, y esto es realidad, en especial, con respecto a su peso.

8. No diga que quiere adelgazar o que planea hacerlo; diga palabras que afirmen que se ve pesando ___ kilos (libras) (llene el espacio).

13

La clave es el compromiso

Al casarse, usted hace un compromiso verbal con su cónyuge frente a testigos, de permanecer unidos "hasta que la muerte los separe". Además, usted lo confirma firmando un certificado o acta que los une legalmente como marido y mujer. De manera similar, cuando usted compra una casa o un coche, se reúne con un agente o con un vendedor y se compromete verbalmente con la compra. Para honrar sus palabras con dinero, usted firma pagarés bancarios, títulos o cualquier otro documento legal que pone la propiedad a su nombre. Al hacer esto, se compromete a pagar una hipoteca mensual o una mensualidad.

Muy pocas personas que se ponen a régimen hacen tal compromiso para adelgazar. Desde luego, hablamos mucho; nos quejamos y gruñimos por el peso que necesitamos perder, por la manera en que nuestra ropa a menudo parece estar encogiendo o cuánto necesitamos ejercitarnos y comer mejor, *algún día*. Muchas personas incluso dan un paso adelante cada Año Nuevo al escribir los socorridos propósitos de Año Nuevo: "Bajaré más de peso este año". Y algunas semanas después, ese pedazo de papel está extraviado, olvidado o arrugado en un basurero.

Si usted ha alcanzado un punto de determinación al leer este libro, que es más fuerte y decidido que nunca, me alegro por usted. Estoy extasiado de que haya decidido enfocarse en esto de manera diferente a todos sus otros intentos por bajar de peso. Sin embargo, quiero que entienda una verdad importante: esta es solamente una emoción, y la fuerza de voluntad simplemente no basta. Lamentablemente, aun las emociones más fuertes se esfuman en algún punto. ¿Entonces cómo puede usar esta poderosa fuerza motivadora para sobrevivir a esas veces en las que ya no resta emoción en el tanque? La combina con compromiso.

Cuando hace un compromiso de perder peso pero comete un desliz y come demasiado o hace trampa al comer dulces, comida chatarra o comida rápida, su compromiso le permite perdonarse y regresar al programa. Un compromiso le proporciona una visión a largo plazo que va más allá de solamente alcanzar su peso ideal. Un compromiso va más allá de una meta. Se convierte en un marco para su progresión en la vida, no solamente para los kilos o libras que perdió la semana anterior. Y al combinar un compromiso firme como una roca con una emoción positiva que lo propulsa hacia el siguiente nivel, de pronto, tener éxito diaria, semanal o mensualmente se facilita.

Sin compromiso, es más probable que usted comience a presentar excusas y que finalmente detenga el programa cuando sus pensamientos, emociones o actitudes cambien (lo cual, de una vez le digo, sucederá). Una persona que no se compromete no sabe qué hacer cuando se tropieza y comete un error importante en la dieta. Recuerde que su mayor obstáculo para adelgazar y mantenerse delgado no son sus elecciones de alimentos, su horario de ejercicio, las porciones que ingiere o comer en horarios regulares. Su mayor obstáculo es su mentalidad. La mayoría de las personas asiduas a las dietas y con obesidad tienen su piloto automático en modo de aumento de peso y ni siquiera se dan cuenta. Están condenados a fracasar desde el comienzo.

¿QUÉ HAY DE MALO EN LA FUERZA DE VOLUNTAD?

Sin compromiso, su fuerza motora principal para perder peso es la misma fuerza de voluntad. No me malinterprete, la voluntad humana es algo maravilloso. Las personas que han superado obstáculos increíbles y que han realizado hazañas asombrosas, se debe simplemente a que se han propuesto llevar a cabo una

LA ASOMBROSA FUERZA DE VOLUNTAD HUMANA

Aunque sobrevivió un incendio que le quitó la vida a su hermano, Glenn Cunningham de siete años tenía que haber muerto a causa de las quemaduras extremas que cubrían la parte inferior de su cuerpo. Después de mantenerse con vida durante más tiempo de lo que los médicos pensaban, le dijeron que debían amputarle las piernas. Cuando convenció a su madre de impedirlo, fue enviado a casa lisiado bajo la afirmación de que jamás caminaría de nuevo. A pesar de haber estado confinado a una silla de ruedas durante semanas, decidió caminar de nuevo, como pudo se bajó de la silla y diariamente comenzó a impulsarse tomado de la cerca de su casa arrastrando sus piernas muertas por el jardín. Meses después se pudo poner de pie, y al cabo de un año pudo caminar, y en sus propias palabras: "Por la gracia de Dios, aprendí a correr de nuevo". Contra todos los pronósticos, el niño que una vez fue minusválido, siguió hasta convertirse en una de las estrellas de atletismo de todos los tiempos, imponiendo récords mundiales y ganando una medalla de plata en las Olimpiadas de 1936.[1]

tarea y han determinado no fracasar. Pero en el fondo sabemos que la fuerza de voluntad solamente lo puede llevar hasta cierto punto cuando hablamos de enfrentar una batalla de por vida con el peso.

De alguna manera parece que olvidamos esto cuando el primero de enero llega (y la industria de los gimnasios realmente nos lo agradece mucho). Los gimnasios inscriben cerca de 12 por ciento de membresías en el mes de enero; un porcentaje que de hecho ha bajado en años recientes, en parte gracias a los gimnasios que promueven una visión a largo plazo e intentan repartir en el año el incremento tradicional de las membresías de enero.[2] Si usted alguna vez ha ido a un gimnasio, sabe de lo que hablo. En mi gimnasio local, esas dos primeras semanas del año está tan lleno que a menudo debo hacer fila para utilizar una máquina. Y después de únicamente dos semanas, suele suceder que ya puedo usar las instalaciones con mayor facilidad y sin tener que esperar. Mientras tanto, el gimnasio está cobrando los cheques de los miembros nuevos que pagaron sus cuotas pero que se rindieron.

La fuerza de voluntad emociona, energiza y levanta temporalmente. Sin embargo, así como un globo pierde aire a pocos días de haberse inflado, su emoción y entusiasmo finalmente se desinflan al cabo de unas semanas, dejándolo sin motivación para continuar su dieta, ir al gimnasio o cualquiera cosa que se haya propuesto hacer. La fuerza de voluntad es como un sprint, mientras que su compromiso es como un maratón. Y contrario a lo que algunas dietas le dirán, perder peso y mantenerse delgado es un maratón; se requiere compromiso para tener éxito a largo plazo.

La buena noticia es que hacer este ajuste para no depender de la fuerza de voluntad sino de un compromiso no es tan difícil como parece. Así como se programó para subir de peso, también puede programarse para adelgazar, pero esto requiere cambiar su mentalidad, sentimientos y actitudes y alinearlos con un compromiso sólido.

En un momento hablaremos de lo que este compromiso implica, pero primero necesitamos explicar qué hacer con los antiguos modos de pensar que continúan deteniéndonos.

Una mentalidad negativa

Una mentalidad negativa es simplemente tener pensamientos que sabotean su compromiso para adelgazar y lo programan para engordar. Sin embargo, la fe llama a las cosas que no son como si fuesen (Romanos 4:17). Algunos la llaman la *ley de la atracción*. Esta ley afirma que todo lo que viene a su vida es el resultado de lo que usted ha atraído a su vida: "No os engañéis; Dios no puede ser burlado: pues todo lo que el hombre sembrare, eso también segará" (Gálatas 6:7).

La ley de la atracción involucra decir y creer. Todo lo que viene a su vida es el resultado de lo que usted ha atraído hacia ella al pensar, sentir, decir y creer. Otra manera de verlo es que la manera en que usted vive su vida es un imán que atrae lo que ocurre en su vida, tanto cosas buenas como malas. Las palabras y los pensamientos son como imanes, pero las emociones y los sentimientos son como súper imanes. Usted ha atraído todo lo que lo rodea, aun las cosas de las que se queja.

Cada vez que tiene un pensamiento, incluso pensamientos malos, está atrayendo pensamientos similares hacia usted. La ley de la atracción funciona en ambos sentidos: lo positivo atrae a lo positivo y lo negativo atrae a lo negativo.

Lamentablemente, la mayoría de las personas que hacen dietas yoyó y las personas obesas, comparten algunos pensamientos negativos comunes y a menudo ni siquiera se dan cuenta de ello. Al tener estos pensamientos negativos, están atrayendo inconscientemente pensamientos similares y encerrándose en una mentalidad de aumento de peso. Así como un virus se infiltra en una computadora e invade su sistema operativo, estos pensamientos sabotean sus esfuerzos por adelgazar, reprogramando su perspectiva y permitiéndoles presentar excusas por sus fracasos.

Vea la primera columna de la tabla de la página 152 para ver algunos de los pensamientos de la "mentalidad negativa".

La mentalidad "Yo sí puedo"

Las líneas de la mentalidad negativa en la columna izquierda de la tabla siguiente son las que suelo escuchar más. Sin duda, estas pueden sabotear sus esfuerzos por bajar de peso. Aunque algunas creencias arraigadas es necesario combatirlas más allá de la superficie, puede comenzar identificándolas y contradiciéndolas. Es importante entender que para cada pensamiento negativo, existe uno positivo. Al identificar estos pensamientos virulentos que pretenden arruinar sus esfuerzos por perder peso, lo desafío a escribir una declaración positiva para los pensamientos negativos que usted suele tener. Haciendo esto, finalmente removerá el virus de su mente o del sistema operativo de su computadora (consulte el Apéndice C para obtener más declaraciones para bajar de peso).

MENTALIDAD NEGATIVA CONTRA LOS PENSAMIENTOS "YO SÍ PUEDO" ADELGAZAR

Mentalidad negativa	Pensamientos "Yo sí puedo" adelgazar
Me odio.	Me amo, me acepto y me perdono.
Me veo horrible.	Me veo bien y me siento bien.
Estoy tan gordo; no me queda nada de mi ropa.	Mis pantalones favoritos me ajustan perfectamente.
Nunca perderé peso.	Estoy en mi peso y talla ideal o saludable, y permaneceré en mi peso y talla ideal o saludable para siempre.
Solamente veo comida y aumento de peso.	Puedo resistir la tentación de la comida chatarra o de los alimentos altos en azúcares y calorías.
Toda mi familia es gorda, entonces tengo los genes de la gordura y seré gordo.	He heredado genes que me ayudarán a perder peso.
No tengo fuerza de voluntad.	Tengo la capacidad de decir no a la comida no saludable.
No puedo dejar la comida chatarra.	Ya no se me antoja la comida chatarra, está fuera de vista y de mi mente.
Comer sano es muy costoso.	Comer sano es asequible.
Si bajo de peso, siempre lo recupero.	He adelgazado y puedo mantenerme delgado.
Me encanta la comida chatarra y odio la comida saludable.	Me encantan los granos, las frutas, las verduras y otros alimentos saludables.
Odio ejercitarme.	Me encanta ejercitarme.
No es seguro adelgazar, podría atraer al sexo opuesto y engañar a mi cónyuge.	Puedo bajar de peso con seguridad y permanecer fiel a mi cónyuge.
No es seguro perder peso, puedo ser lastimado de nuevo por otra relación.	Puedo adelgazar con seguridad y rodearme de sanas relaciones que me apoyen.
Estoy muy ocupado para perder peso.	Tengo tiempo de comer saludablemente.
Estoy demasiado aburrido para ejercitarme.	Tengo tiempo para ejercitarme.
Estoy muy cansado para ejercitarme.	Tengo energía para ejercitarme-
Tengo un metabolismo lento.	Tengo un metabolismo sano.
Estoy muy viejo para perder peso.	Nunca se es demasiado viejo para bajar de peso y sentirse bien.
Es demasiado tarde para adelgazar.	Ahora es el momento perfecto para perder peso.

Mentalidad negativa	Pensamientos "Yo sí puedo" adelgazar
Mis amigos y familiares no cambiarán sus malos hábitos alimenticios y provocarán que no pueda cambiar los míos.	Mis amigos y familiares ven cuán fácil es para mí perder peso y quieren hacerlo conmigo.
No estoy motivado para ejercitarme o comer saludablemente.	Estoy motivado para comer saludablemente y ejercitarme.
Soy un fracasado y he fracasado en cada dieta.	Soy un vencedor y tengo éxito al adelgazar.

Escriba estas declaraciones positivas, estos pensamientos "Yo sí puedo", en su diario de alimentación junto a una fotografía de usted en su peso ideal o en un menor peso; y siempre escríbalos en presente, junto con su declaración afirmativa del peso ideal ("Me veo pesando __ kilos (libras)"). No escriba: "Me voy a ver muy bien", o: "Voy a tener un peso saludable o una talla de pantalones". Es crucialmente importante que declare cosas positivas y que exprese estos pensamientos a través de una visualización en tiempo presente. Comience cada día mirándose al espejo y diciendo: "(Su nombre), te perdono, te acepto, te amo". Entonces lea los pensamientos "Yo sí puedo" en voz alta y léalos de nuevo antes de dormir. También recomiendo llevar una lista de pensamientos "Yo sí puedo" consigo y leerlos algunas veces al día, especialmente cuando se sienta desanimado. Asimismo recomiendo que lea las declaraciones para bajar de peso del Apéndice C.

Para más información (i)

Le explicaré todo lo que necesita saber acerca de su diario de alimentación en el siguiente capítulo.

Los pensamientos se manejan visualmente. Se basan en imágenes y en la imaginación. Por ejemplo, cuando digo las palabras "elefante rosa", su mente no repasa las palabras *elefante rosa*; inmediatamente dibuja la imagen de un elefante rosa. De igual manera, cuando sus pensamientos están llenos de "Me veo horrible", "Me odio" o "Soy gordo y feo", no son las palabras las que están imprimiéndose en su mente, son las imágenes. Usted está entrenando a sus pensamientos para visualizar una persona gorda y reprochable. Estas imágenes e imaginación, finalmente se convierten en fortalezas y estados mentales. Y eso, por supuesto, lo lleva al resultado opuesto de lo que desea.

Piense en ello como programar las estaciones de su radio. Cuando su radio está programado, todo lo que tiene que hacer es presionar un botón y brinca a su estación preferida. Lamentablemente, después de años de permanecer atorado en ese ciclo de dietas fracasadas, la mayoría de las personas con sobrepeso han preprogramado sus mentes hacia pensamientos y sentimientos negativos. Cada vez que un pensamiento negativo entra en su mente, automáticamente presionan un botón y sintonizan una estación que entona una canción similar, a saber diciendo que es gordo, feo, sin esperanza, un fracaso, etcétera. ¡Y como todos sabemos, a la melancolía le encanta la compañía! Cante una sola estrofa de negatividad y escuchará todo un coro de pensamientos y sentimientos negativos haciendo eco, todo al ritmo de la gordura.

AMAR SU CUERPO, ¿ES POSIBLE?

Antes de que se adentre en esta sección, permítame advertirle: lo que estoy a punto de compartir con usted, puede no gustarle, no creer en ello o estar de acuerdo. Sin embargo, le pido que si mis palabras lo desafían, por lo menos tenga la amabilidad de reflexionar sobre ellas. Si tiene que leer esta sección unas cuantas veces para procesarlo mejor, hágalo. Habiendo dicho lo cual...

Todos deben estar agradecidos por el cuerpo que tienen. Toda persona con sobrepeso u obesidad necesita estar agradecido por el cuerpo que tiene. Sí, a pesar de que tenga sobrepeso y obesidad, es importante que exprese gratitud por el cuerpo que tiene *actualmente*, no por el que tendrá cuando alcance su peso ideal que ahora está manteniendo presente con diligencia en sus pensamientos. Me refiero al peso actual, independientemente de los kilogramos o libras extras que tenga.

Déjeme dar un paso más: Le recomiendo rotundamente que acepte su cuerpo, perdone su cuerpo y ame su cuerpo; y que lo haga cada día. ¿Por qué tanto amor por uno mismo, aun y cuando no lo cree posible? He tratado pacientes con sobrepeso durante más de veinticinco años, y he llegado a darme cuenta de que su programación negativa sabotea por completo su pérdida de peso. Muchas personas asiduas a las dietas encuentran difícil amarse, aceptarse o perdonarse. Eso es normal. Y aún más, encuentro que estas personas que dicen querer adelgazar, comprometerse a bajar de peso e intentar seguir el programa, están programadas inconscientemente para no perder peso. Por debajo de la superficie, realmente no quieren hacer lo que se necesite para adelgazar. De hecho, su subconsciente ya les ha asegurado que *no* quieren perder peso.

Me tomó años darme cuenta de que esta programación negativa sabotea a las personas asiduas a las dietas. Entienda que no existe máquina o mecanismo alguno en este mundo tan maravilloso como el cuerpo humano.

La Biblia nos describe como obras "formidables, maravillosas" (Salmo 139:14). Ya hemos sido definidos en estos términos, pero la combinación de la cultura con la naturaleza humana hace todo lo posible para cambiar tal percepción. Para muchas personas con sobrepeso u obesidad, esto comenzó en la niñez. Un acontecimiento traumático como el divorcio de los padres o la muerte de algún ser amado. La traición o el rechazo de un mejor amigo. Las palabras públicas desgarradoras de un compañero acerca de su apariencia. Este es el tipo de casos, ya sea grandes o pequeños, que nos modelan a una edad joven e influenciable. Al continuar en la vida, simplemente acumulan un bagaje emocional y argumentos mentales de por qué *no* son obras "formidables, maravillosas". Después de años de pelear esta batalla interna, la mayoría de la gente obesa se rinde y se molesta, se enoja, se frustra, se vuelve rencorosa, deprimida y avergonzada de su cuerpo. Finalmente desprecian la manera en la que lucen.

Esta es, obviamente, una receta para aumentar más de peso. Si usted odia su cuerpo y continuamente se siente mal por ello, atrae más sentimientos malos con respecto de su cuerpo. Permítame enfatizarlo: ser cínico o criticón hacia su cuerpo provoca que atraiga más peso. Tan raro como parezca, debe comenzar perdonando, aceptando y amando su cuerpo. Solamente entonces podrá programar su mente de manera efectiva para adelgazar y permitir que la ley de la atracción suceda.

Esto puede comenzar con un paso relativamente simple al identificar cómo se siente. Nuestras emociones y sentimientos son indicadores de nuestros pensamientos. Por ejemplo, si una luz de emergencia se enciende en su coche, es señal de que algo está mal en el vehículo. Si usted ignora la señal, es probable que suceda algo peor. Nuestras emociones funcionan de la misma manera. Cuando nos sentimos mal, esto es un indicador de que estamos teniendo pensamientos malos. De manera general, si se siente positivo, está pensando positivamente; si se siente negativo, está teniendo pensamientos negativos o tóxicos.

Nuestra mente puede abarrotarse a veces. Considerando que tenemos decenas de miles de pensamientos al día, en ocasiones puede ser difícil discernir cuáles son los pensamientos que nos están haciendo sentir mal. En lugar de concentrarse en sus pensamientos, un

LEA MÁS SOBRE ESTO

Si usted piensa que estoy simplificando de más este aspecto de la batalla con la pérdida de peso, lo reto a leer mis libros *Emociones que matan*, *Stress Less* (Menos estrés) y especialmente *La cura bíblica para la depresión y la ansiedad*. En los tres libros hablo acerca del poder de la gratitud más a detalle.

método más simple para llegar al fondo de las cosas es enfocarse en
la manera en la que se siente. Revise sus señales de advertencia. Al
detenerse y preguntarse durante el día cómo se siente, se da cuenta
si se siente bien o mal, lo que, a su vez le indica si sus pensamientos
son buenos o malos. Es imposible sentirse mal y aún así tener pensamientos felices.

Durante años les he enseñado a mis pacientes cómo apagar en el
canal de sus mentes los constantes mensajes de preocupación, miedo,
odio y gordura, hacia pensamientos de gratitud, amor, gozo y paz. Redi-
rija su actitud hacia pensamientos de gratitud. Entre más apreciativo
pueda ser, mejor se sentirá y atraerá más sentimientos positivos hacia
usted, aun aquellos que le ayudan a adelgazar.

Créame cuando digo que he visto a cientos, si no es que miles de
vidas afectadas por esto. No es una noción compleja. Cuando se pregunta
cómo se siente durante el día y descubre que se siente mal, literalmente
puede cambiar su perspectiva al ponerla en el canal del agradecimiento.
Cuando practica la gratitud, automáticamente comienza a sonreír más,
cantar más, reír más, moverse más, jugar más… y el peso comienza a
desaparecer.

Cierre el trato

Ahora regresemos al tema central de este capítulo: el compromiso. De
nuevo, sin compromiso, todo esto no es más que una actividad que
finalmente se debilitará. Si está siendo impulsado por mera fuerza de
voluntad para adelgazar, está corriendo con el tanque vacío y terminará
en el mismo lugar en el que ha estado antes, estacionado al costado del
camino. Entonces, la diferencia es ir más allá del acuerdo verbal y, como
un vendedor diría, "cerrar el trato". Así como un permiso de matrimonio o una hipoteca no son oficiales hasta que están firmados, lo
mismo sucede con el compromiso con la dieta "Yo sí puedo".

He incluido en el Apéndice A una muestra de este documento para
usted. Este es un contrato para bajar de peso que usted puede firmar y
fechar en presencia de un testigo. Obviamente, no existe ningún lazo
legal con este papel. Es puramente para su beneficio. Se ha probado
durante bastante tiempo que un compromiso se convierte en oficial y
tiene mucho más peso (perdón por mis palabras) cuando está en forma
de documento escrito.

Se lo aseguro; aunque esto sea técnicamente un pedazo de papel,
significa algo más, y firmarlo hace una diferencia. Si usted se toma

a pecho aquello con lo que se está comprometiendo, comprenderá la verdadera libertad que ofrece. Sus esfuerzos por adelgazar ya no son cuestión del fracaso de una dieta. ¡Ahora ha comenzado un estilo de vida orientado directamente a que usted sea una persona más sana!

PUNTOS "YO SI PUEDO" PARA RECORDAR

1. Un compromiso le permite perdonarse y regresar al programa cuando flaquea.

2. La fuerza de voluntad lo lleva solamente hasta cierto punto cuando se enfrenta a una batalla de por vida con el peso.

3. La pérdida de peso a largo plazo solamente sucede por medio de un compromiso para adelgazar.

4. La mentalidad negativa sabotea su compromiso para bajar de peso y lo programa para engordar.

5. Puede revertir los pensamientos negativos al escribir pensamientos positivos que los contrarresten en tiempo presente y leerlos en voz alta al despertar y antes de acostarse.

6. Un acontecimiento traumático en la niñez y años de fracaso en las dietas a menudo pueden llevarlo a despreciar su cuerpo.

7. De manera general, si se siente positivo, está teniendo pensamientos positivos; si se siente negativo, está teniendo pensamientos negativos o tóxicos.

8. Firmar un contrato oficial para bajar de peso puede hacer la diferencia en su nivel de compromiso para adelgazar.

14

ESTABLEZCA METAS ALCANZABLES

TIM RECUERDA HABER cabido en su traje favorito. Era el traje azul oscuro que su esposa le compró para su viaje de aniversario a París, aquel que le pedía algunas veces que se pusiera cuando asistían a un banquete especial o a una recepción nocturna. Tim, un hombre que se había hecho musculoso por sus años de deportista, siempre había tenido problemas para encontrar un traje que le quedara bien. Pero este le quedaba, y, él tenía que admitirlo, aumentaba su confianza cada vez que lo usaba.

Pero ya no. Ahora, a los cuarenta y seis años, Tim no ha usado el traje durante los últimos ocho años. Su barriga es considerablemente grande, y su condición física es completamente diferente. Pude ver con facilidad que había perdido la mayor parte de esa confianza cuando entró a mi consultorio pesando 125 kilogramos (275 libras), a pesar de medir solamente un metros sesenta y cinco centímetros (cinco pies, ocho pulgadas). Tim sufrió un ataque cardiaco un año antes y le realizaron dos angioplastias coronarias. También padecía hipertensión, hipercolesterolemia, y tomaba varios medicamentos. No hacía falta un médico para saber que no tenía buena salud.

Le dije a Tim que si quería disminuir los riesgos de morir a temprana edad de otro ataque cardiaco, necesitaba perder peso, especialmente en el área abdominal. Su constitución obesa en forma de manzana sostenía una barriga sobresaliente llena de grasa tóxica. Por esta razón, se estaba poniendo en riesgo de sufrir enfermedades cardiovasculares constantes, hipertensión, diabetes del tipo 2, hipercolesterolemia, síndrome metabólico y una serie de otras enfermedades. Afortunadamente, mis advertencias lo motivaron a él y a su esposa y se comprometieron a adelgazar. Pero Tim me confesó que necesitaba una meta, algo con lo que se pudiera desafiar y batallara para conseguir.

CÓMO CALCULAR SU PESO IDEAL

En 1871, el Dr. P. P. Broca, un cirujano francés, creó la primera fórmula para calcular el peso ideal, a menudo llamada el Índice Broca. Era algo así:

Peso (en kg) = Estatura (en cm) – 100, más o menos 15% para las mujeres o 10% para los hombres.

Si traducimos esto a libras y pulgadas, y lo simplificamos ligeramente, sería algo así:

Peso ideal para mujeres = 100 libras + 5 libras por pulgada arriba de 5 pies.

Peso ideal para hombres = 110 libras + 5 libras por cada pulgada arriba de 5 pies.

Si por ejemplo, usted es una mujer de cinco pies siete pulgadas, su peso ideal sería alrededor de 135 libras (7 libras por cinco pies = 35 libras, lo que se añadiría a 100= 135 libras).

Es probable que el índice Broca haya influenciado las tablas de peso y estatura de Metropolitan Life, que fueron desarrolladas en 1943. Las tablas de Met Life fueron usadas comúnmente por los médicos como un indicador del peso "ideal" hasta 1974 cuando el Dr. B. J. Devine publicó la siguiente fórmula para uso médico:

Peso ideal para mujeres (en kg) = 45.5 + (2.3 kg por cada 2.54 cm arriba de 152.4 cm; o bien 2.3 kg por cada pulgada arriba de 5 pies).

Peso ideal para hombres (en kg) = 50 + (2.3 kg por cada 2.54 cm arriba de 152.4 cm; o bien 2.3 kg por cada pulgada arriba de 5 pies).[1]

Sin embargo, esta fórmula se ha reemplazado por el IMC. Para muchos pacientes obesos, este cálculo del peso ideal es una meta inalcanzable, y por lo tanto, no lo utilizo.

SEA REALISTA

Sucede lo mismo con cualquier persona que espera tener éxito al bajar de peso. Cuando está a punto de embarcarse en un cambio significativo de estilo de vida para perder una gran cantidad de peso es importante establecer metas significativas. Después de todo, usted quiere que sus resultados sean significativos, ¿o no? He visto un sinnúmero de personas precipitarse a ponerse a régimen sin metas establecidas en la mente. He visto mucha gente lanzarse a una dieta con metas poco realistas. Ambos terminan fracasando. El éxito requiere visión, y en lo concerniente a su peso, esa visión debe poder incorporarse a la realidad.

Una meta poco realista para el peso o la talla de la ropa lo desanima. La gente que se desanima a menudo detendrá el programa de una vez y finalmente recuperará todo el peso. Si usted es una mujer que mide cinco pies dos pulgadas y pesa 300 libras, por ejemplo, entienda que no será talla 2 o 4 en un año, posiblemente nunca. De manera realista, busque ser una talla 10 o 12 con una medida de talle de 34 pulgadas en lugar de 45. Esa es una meta alcanzable. Y cuando alcance esa meta, puede establecer otra.

Explicaré más la importancia de las medidas de talle en unas páginas siguientes.

De igual manera, si odia ir al gimnasio pero se estableció la meta de ejercitarse cinco días a la semana durante una hora, ha establecido una meta poco realista y ha preparado el camino para el desánimo y el fracaso. En lugar de eso, establezca una meta de diez mil pasos al día en un podómetro, lo que simplemente involucra más movimiento o más caminata. Asimismo, evite hacer promesas que puedan romperse fácilmente. Por ejemplo, no se diga que nunca comerá otra rebanada de pastel, panqué, galleta o cualquier debilidad que tenga. Cuando lo dice, pone su piloto automático en "desear la comida" y es probable que se le antoje aún más. En lugar de eso, a medida que vaya aprendiendo a desarrollar buenos hábitos de alimentación y disciplina, evite usar la palabra *nunca*.

Esto no significa que debe conformarse con expectativas más bajas. Puede verse mejor que nunca, y así será. Pero lo importante es primero establecer una meta y después mantenerla en perspectiva; ambas cosas pueden lograrse a través de tomar algunas medidas iniciales.

Mídase

Para ayudar a Tim a establecer una meta, lo pese en la báscula, después tomé la medida de su talle, sus caderas, su índice de masa corporal

Cirugía de banda gástrica

Conforme vaya estableciendo sus metas para adelgazar, es posible que piense en cirugías restrictivas —el bypass gástrico, la banda gástrica, la laparoscópica— como una solución para bajar de peso. Cuando una persona opta por este tipo de cirugía, una banda de silicona se le coloca alrededor de la parte superior del estómago, de modo que sólo pueda ingerir una onza de alimento. La persona se siente abastecida más rápido y come menos. La banda puede apretarse o soltarse, dependiendo de la necesidad de la persona. La mayoría de la gente pierde cerca de 40% de su exceso de peso con esta banda gástrica. Por eso, creo que es una solución viable para algunos. Sin embargo, no es la solución por completo. La única manera de mantener su peso es eligiendo opciones saludables a diario. Si opta por la cirugía de banda gástrica, recuerde que debe cambiar sus hábitos alimentarios o ganará peso.

y su porcentaje de grasa corporal. Su IMC era mayor a 40, su grasa corporal era de 32 por ciento y su medida de caderas era de solamente 34 pulgadas. Pero todo esto era secundario a lo que le importaba más a Tim en ese momento: su talle [su cintura] medía 46 pulgadas. He descubierto que pesar a una persona semanalmente es uno de los peores motivadores para perder peso.

PASOS DE BEBÉ

Una de las claves más importantes para adelgazar, es establecer metas alcanzables en lugar de aquéllas que lo dejarán frustrado, molesto y que lo llevarán a *aumentar* de peso. Es por eso que virtualmente todos los médicos dicen que al comenzar una dieta, se dirija a una meta de adelgazar no más del 10 o 15% del total de su peso. Una vez que lo ha alcanzado, establezca una nueva meta, pero no haga salidas en falso. Aunque piense en grande (o en pequeño en este caso), recuerde que el viaje por la vía de bajar de peso se da paso a paso.

¿LIBRAS EXTRA = UNA VIDA MÁS LARGA?

De acuerdo con el diario *Obesity* (Obesidad), un estudio que siguió a 11,326 adultos canadienses durante once años, encontró sorpresivamente que la gente que tenía sobrepeso pero no era obesa (lo que quiere decir que tenían un IMC de 25 a 29.9), tenían una probabilidad menor de 17 por ciento de morir que la gente cuyo IMC los colocaba en lo que se ha considerado una categoría de peso "normal" (un IMC de 18.5 a 24.9). Es por esto que quiero que se enfoque en su talle y no en su IMC o en su peso.[2]

Las primeras semanas pueden parecer casi milagrosas para algunas personas cuando ven que los kilos o las libras desaparecen y asumen que es peso relacionado con la grasa. Sin embargo, el problema es que muchas personas están de hecho perdiendo peso muscular o de líquido, lo que garantiza un metabolismo más lento y finalmente sabotea su pérdida de peso. Cuando estas personas se estancan algunas semanas o meses después, ellos terminan desanimándose y a menudo abandonan el programa por completo, todo porque están midiendo sus esfuerzos y resultados con base en la lectura de una medición semanal.

Con Tim, simplemente le pedí que midiera su cintura y su peso cada mes y que se probara diferentes pantalones para calcular la disminución de su talle. No pasó mucho tiempo antes de que volviera a sacar los viejos pantalones que había guardado, esperando que algún día le ajustaran de nuevo. Por supuesto, lo más importante era que estaba regresando a sus pantalones favoritos que usaba cuando pesaba casi 45 kilogramos (100 libras) menos y tenía un talle de 35 pulgadas. Esa era la razón original por la que al principio dijo que quería bajar a un peso de 84 kilogramos (185 libras) y a un IMC de 28. Aunque esos números lo mantuvieran técnicamente en la categoría de "sobrepeso", le expliqué que por su constitución muscular natural, aun esos números podían hacer que perdiera músculo y consecuentemente tuviera un metabolismo más bajo. En lugar de eso, la manera más fácil fue establecer una meta basada en su medida de talle. Con esto en mente, el estableció una meta de medida de talle de 39 pulgadas, lo que significaba que perdería 7 pulgadas de grasa abdominal.

Todo está en su cintura

Si usted tiene sobrepeso u obesidad, le aconsejo tomar el mismo enfoque al establecer sus propias metas de pérdida de peso. Mida su talle a nivel de su ombligo. Si usted es hombre y la medida de su talle es mayor o igual a 40 pulgadas, usted tiene mayor riesgo de sufrir una enfermedad cardiovascular, hipertensión, diabetes tipo 2, síndrome metabólico y muchas otras enfermedades. Si usted es mujer y la medida de su talle es mayor o igual a 35 pulgadas, usted está propensa a los mismos riesgos. De hecho, después de años de relacionar solamente el peso y el IMC con tasas más altas de mortalidad y enfermedades graves, los científicos están comenzando a comprender, una vez más, que la grasa abdominal es el principal contribuyente para la aparición de estas enfermedades. La grasa abdominal es altamente tóxica y, después de envolverse alrededor de los órganos internos, secreta químicos

> ### Talles en expansión
>
> Durante las últimas cuatro décadas, la medida promedio de talle en hombres ha ido de 35 pulgadas a 39; en mujeres, ha aumentado aún más, de 30 pulgadas a 37. De acuerdo con los Institutos Nacionales de Salud, cerca de 39% de hombres y 60% de mujeres han acumulado demasiada grasa abdominal.[3]

potentemente inflamatorios que ponen la mesa para la diabetes tipo 2, enfermedades cardiovasculares, cáncer y una serie de enfermedades graves, así como a un mayor aumento de peso.

Hablaré más acerca del diario de alimentación en el capítulo 18.

Esta es solamente una de las razones por las que la primera meta debe ser disminuir esta zona de su cuerpo que está albergando toda esta grasa tóxica y haciéndolo susceptible a la enfermedad. Su primera meta, si es hombre, es tener una medida de talle de menos de 40 pulgadas y finalmente 37.5 o menos. Si usted es mujer, su primera meta es tener una medida de talle de menos de 35 pulgadas y finalmente de 32.5 pulgadas.

Recomiendo también que las mujeres tengan inicialmente un porcentaje de grasa corporal menor de 33% y finalmente menos de 30%. A los hombres, les recomiendo que inicialmente logren que su porcentaje de grasa corporal sea menor de 22%. Sin embargo, la medida de la cintura es la medida más importante.

PORCENTAJE DE GRASA CORPORAL

Hasta ahora, debe quedar claro que creo que la medida de la cintura es la medida más importante por la cual se debe establecer su meta para adelgazar. Sin embargo, eso no significa que usted no pueda o no debiera seguir otros tipos de medidas más allá de los que pueda hacer con una cinta métrica. Parte de mi tiempo con mis pacientes durante su etapa de establecer metas es usado para obtener el porcentaje de grasa corporal. Tomo una medida inicial y luego una mensual hasta que logren su objetivo. Hay muchas maneras de medir el porcentaje de grasa corporal incluyendo un análisis de obstrucción, el peso bajo agua y el uso de calibradores para medir el espesor de los pliegues grasos cutáneos. Cualquier método que use, usted necesitará medir su porciento de grasa corporal de la misma manera durante todo el programa. La constancia es la clave aquí, ya que el porcentaje de grasa corporal fluctúa dramáticamente con medidas erróneas.

INSTRUMENTOS DE MEDICIÓN

Aunque los calibradores o medidores de pliegues cutáneos son los dispositivos más fáciles de usar para medir el porcentaje de grasa corporal, también pueden ser los menos precisos. Para una medida más precisa (y más cara también), intente:

Pesarse bajo el agua: La grasa flota, mientras que el tejido muscular se precipita; esto hace que sea fácil para el equipo hidrostático especializado para pesar obtener una lectura precisa de cuánta grasa realmente tiene.

Absorciometría Dual de Rayos-X (DEXA): Por medio de utilizar rayos-X de baja intensidad, esta máquina considera su masa ósea y masa muscular para calcular su porcentaje de grasa corporal.

El Bod Pod: Una máquina altamente precisa (pero, nuevamente, costosa) que mide cuanto aire desplaza.

Impedancia bioeléctrica: Es un método menos costoso que las otras herramientas de alta tecnología, pero un poco más caro (y más preciso) que un medidor de pliegues cutáneos, ya que mide la velocidad de una corriente eléctrica al pasar por su cuerpo. Lamentablemente, numerosas variables (p. ej., un estómago lleno, ejercicio reciente) pueden hacer variar sus resultados.[4]

Tengo más porcentaje de grasa corporal que IMC, y la razón es simple: el IMC usa sólo la altura y el peso para calcular cuán obeso o sobrepeso está una persona. Por ejemplo, puede ser que un futbolista de defensa de 23 años y un ejecutivo de 56 años midan 5 pies 10 pulgadas de altura y 220 libras de peso. Esto les da a ambos hombres un IMC de 35, lo cual es considerado obeso. En realidad, el futbolista tiene una cintura de 32 pulgadas y un asombroso porcentaje de 6% de grasa corporal, mientras que el ejecutivo tenía una cintura de 44 pulgadas y 33% de grasa corporal. Eso resulta ser un asombroso 27% de diferencia en porcentaje de grasa corporal solamente que no sería nunca considerado con sólo usar el IMC.

Se espera que usted comience a ver algo de la confución con la que los pacientes, doctores y demás trabajadores de la salud lidian cuando se trata de varias medidas. Aunque muchos doctores simplemente usan el IMC para determinar si una persona está sobrepeso u obesa, creo firmemente que las evaluaciones más certeras son las provenientes del uso del porcentaje de grasa corporal y la medida de la cintura.

Clasificación del porcentaje de grasa corporal

El hallar su porcentaje de grasa corporal ideal implica dos factores principales: el sexo y la edad. Al principio, los hombres obesos deberían apuntar a tener menos de 25%, mientras que las mujeres obesas debería apuntar a tener menos de 33%. Si no está obeso, sino tan sólo con sobrepeso, entonces apunte a tener menos de 21% de grasa corporal si es hombre y menos de 31% si es mujer.

Recuerde que este es secundario a su enfoque principal inicial, el cual es reducir la medida de su cintura. Y no se preocupe, que usted hallará que su porcentaje de grasa corporal disminuirá de forma natural a medida que lo haga su cintura. Considere también que las mujeres deben tener un porcentaje de grasa corporal mayor que el hombre por las hormonas. Las hormonas femeninas causan que la grasa se distribuya en el pecho, las caderas, muslos y nalgas. La mujer típica debería tener entre 7% a 10% más grasa corporal que el hombre promedio.

Muchos gimnasios, nutricionistas y médicos tienen el equipo para medir su porcentaje de grasa corporal. Una vez usted tenga este número inicial, anótelo en su diario de alimentación y verifíquelo mensualmente.

Usted puede ir en línea y hallar muchos sitios web que tienen instrumentos útiles para calcular su IMC, su porcentaje de grasa corporal y demás información. Visite www.thecandodiet.com y refiérase al Apéndice G para calcular su IMC. Pero por ahora, no se preocupe por su peso, su

IMC ni su porcentaje de grasa corporal. Simplemente, enfóquese en una cosa y únicamente una cosa: la medida de su cintura.

Puede ir a la red para encontrar muchos sitios Web con herramientas útiles para calcular su IMC, el porcentaje de su grasa corporal y otra información. El Apéndice G también contiene información para calcular su IMC. Pero por ahora, no se preocupe por su peso, su IMC o el porcentaje de su grasa corporal. Simplemente concéntrese en una sola cosa: la medida de su talle.

Sí, así de simple. No necesita una báscula, una máquina para calcular el porcentaje de grasa muscular o cualquier otra herramienta sofisticada, solamente una cinta métrica. Al concentrarse en la medida de su talle y llegar a la medida deseada, usted eliminará uno de los mayores factores de riesgo, la grasa tóxica acumulada en el área abdominal. A lo largo del camino, usted puede registrar otras medidas tal como su peso corporal una vez al mes. Regístrelo en su diario de alimentación para tener una meta claramente establecida. Sin embargo, le aconsejo medirse *cada mes* y no cada semana. Cuando se mide cada siete días, mucha gente se obsesiona con cada fracción de pulgada que no pierden tan rápido como quieren. Recuerde, la meta aquí es reducir la medida de su talle. ¡Esto finalmente hará maravillas en el resto de su cuerpo, créame!

Asimismo permítame recordarle algo: su cintura comienza en el ombligo, no en el abdomen bajo o en la cadera. He trabajado con mucha gente que confunde los dos y se vuelven locos porque nunca tomaron medidas útiles y precisas. Un hombre puede tener un talle de 46 pulgadas alrededor del ombligo y aun así usar un pantalón talla 34, simplemente porque abrocha sus pantalones bajo su protuberante ombligo. (Ya sabe a lo que me refiero.) ¡La popularidad de los pantalones de talle bajo o caídos en los últimos años, realmente ha confundido a algunos acerca de la ubicación real de su talle!

UNA CUESTIÓN DE PESO

Para algunas personas que suelen ponerse a régimen, la idea de no ver una báscula todos los días es extraña. Otros se sienten raros si no se revisan por lo menos una vez a la semana. Después de ayudar a cientos de personas a bajar de peso para siempre, he descubierto que mucha gente lo hace mejor si guardan su báscula o se deshacen de ella por completo. La razón es puramente psicológica. Como mencioné previamente, las personas que hacen dietas pueden estar reduciendo el tipo equivocado de peso, como líquidos o masa muscular. Como resultado, su piel se puede colgar o arrugarse, sus mejillas y ojos pueden parecer hundidos y su masa muscular puede derretirse. Mientras tanto, su metabolismo disminuye, su peso se estanca y terminan desanimándose porque cada vez que se suben a una báscula, los números son los mismos. A menudo estas personas son las mismas que abandonan el programa y recuperan su peso.

El peso es importante, no me malentienda. Es por esto que siempre registro un peso inicial en cada paciente. Pero por nuestra cultura obsesionada con el peso, los números de una báscula pueden convertirse fácilmente en la medida para el éxito. Se vuelve sumamente tentador monitorear el progreso subiéndose con regularidad a una báscula. Este no es un indicador confiable de haber perdido de grasa, lo cual debería ser su principal preocupación al comenzar a adelgazar. Evite la depresión potencial, la culpa, la vergüenza o la desesperación por medio de hacer a un lado su báscula temporalmente y confíe más en la vieja cinta de medir, en un par de pantalones viejos, en su diario de alimentación, una medición mensual de grasa corporal y comprométase a pesarse solamente una vez al mes.

> ## LA MEDIA DEL TALLE Y LA DIABETES TIPO 2
>
> Entre más ancha sea su cintura, mayores serán los riesgos de padecer diabetes tipo 2. Sin embargo, en los hombres se ha probado que la medida del talle es un mejor vaticinador de la diabetes que el IMC. Un estudio de trece años en más de veintisiete mil hombres descubrió que:
>
> - Un talle de 34 a 36 duplicaba el riesgo de diabetes.
> - Una talle de 36 a 38 casi triplicaba el riesgo.
> - Un talle de 38 a 40 se asociaba con cinco veces el riesgo.
> - Un talle de 40 a 62 era doce veces el riesgo.[5]

Además, pésese a la misma hora del día, el mismo día del mes y asegúrese de estar completamente desvestido. Si usted es mujer, recuerde que su peso tendrá fluctuaciones basadas en cambios hormonales y en su periodo menstrual. Así que no se desanime cuando esto suceda.

Una vez que haya alcanzado su peso meta, le recomiendo pesarse diariamente. Este es el único momento en el que recomiendo pesarse a diario, lo cual resulta mejor para mantenerse delgado.

DÍA A DÍA

Ahora que llegó a su meta de media de talle y ha registrado las medidas de su cuerpo, peso IMC y porcentaje de grasa corporal (si desea) en su diario de alimentación, ya no tiene que pensar en estos números. Su enfoque debe simplemente estar en vivir un día a la vez. Muchas personas ponen tanta atención al resultado final, que han olvidado enfocarse en lo que hacen cada día. Como resultado, luchan contra el desánimo.

Si no se queda con nada más de este capítulo, comprenda esto: Adelgazar toma tiempo. No solamente eso, sino que todas las personas son diferentes y bajan de peso a ritmos diferentes. Los hombres normalmente pierden peso más rápido que las mujeres ya que ellos tienen generalmente más músculo y un metabolismo más rápido. La mayoría de las personas pierden de 453 a 907 kilogramos (1 a dos libras) a la semana en este programa; sin embargo, algunos pueden solamente perder 113 o 225 gramos (½ libra o ¼ de libra) a las semana. Otros pueden ganar músculo en el proceso de intentar perder grasa, lo que a menudo provoca que su pérdida de peso sea lenta. Además, algunas personas tienen problemas metabólicos graves debido a dietas crónicas, resistencia a la insulina, hipotiroidismo, desequilibrio hormonal y otros factores. (Hablaremos de estos obstáculos potenciales en la última sección de este libro.) Estos y otros factores entran en escena, haciendo que cada experiencia de pérdida de peso sea única.

> **CINCO MANERAS PARA MEDIR SU PÉRDIDA DE PESO "SIN NÚMEROS".**
>
> 1. Su actitud general.
> 2. Su nivel de energía.
> 3. El ajuste de la ropa.
> 4. Los comentarios amables.
> 5. El sentimiento de ocupar menos espacio.

Usted puede no controlar la velocidad en la que alcanzará su meta, pero puede controlar diariamente la manera en la que siga el programa de dieta "Yo sí puedo". Cuando se concentra en implementar estas elecciones dietéticas y de vida cada día, al final se convertirán en hábitos. Muchos expertos dicen que toma veinte días hacer un hábito. Otros afirman que toma cuarenta, mientras que algunos otros dicen que toma noventa días hacer que un hábito sea normal en su estilo de vida. Independientemente del tiempo que tome, el punto es que cuando usted se enfoca simplemente en aplicar los principios de este programa para hoy (sin preocuparse acerca de lo que enfrentará mañana o la siguiente semana), entonces, después de hacer esto durante algún tiempo, se convertirá en parte de su vida diaria. Y cuando comience a suceder, encontrará que el piloto automático de su mente está puesto en pérdida de peso en lugar de en aumento.

Evidentemente, haber establecido metas razonables es esencial para adelgazar. De esto se trata este capítulo. Pero muchas personas se enfocan tanto en la meta que olvidan el proceso y, como resultado, batallan constantemente con el desánimo. Obviamente, habrá días excepcionales como cumpleaños, vacaciones o aniversarios. Puede hacer trampa o comer una gran porción o muchas comidas de alto índice glucémico. Pero no se desanime; simplemente dése cuenta de que está a una comida de regresar al programa y elegir de nuevo tomar las decisiones correctas para perder peso.

Tim llegó a su meta inicial de medida de talle de 39 pulgadas (una pérdida de 7 pulgadas) en solamente seis meses. Ya que hubo alcanzado su meta, esto le dio un el impulso y la perseverancia suficientes para establecer otra meta. Este es a menudo el caso de la gente obesa, por lo que enfatizo que se establezcan metas realistas y alcanzables. La segunda meta de Tim fue llegar a medir 35 pulgadas de talle. Él la alcanzó en sólo cuatro meses.

En general, adelgazó un total de 11 pulgadas de circunferencia de talle en menos de un año. Como resultado, su presión arterial y colesterol se normalizaron sin medicamentos. Era más activo y tenía más energía de la que tenía cuando era joven. Pero lo raro fue que aunque se veía más delgado y se sentía mejor, su peso solamente disminuyó de 125 a 95 kilogramos (275 a 210 libras).

Puntos "yo si puedo" para recordar

1. El éxito requiere visión, y en lo que respecta a controlar su peso, esa visión debe incorporar también la realidad.

2. Mida su talle a la altura del ombligo y haga que su meta principal sea disminuir esta medida. Si usted es hombre, diríjase a una medida de 40 pulgadas de talle; si usted es mujer, vaya a menos de 35 pulgadas.

3. Establezca una meta de pérdida de peso por medio de escoger una talla que usaba cuando estaba en un peso más saludable.

4. Concéntrese en un día a la vez y no en su peso final.

5. Por nuestra cultura obsesionada con el peso, los números de la báscula pueden convertirse fácilmente en la única medición para el éxito, lo que puede llevarlo a la frustración o depresión al menor indicio de estancamiento.

6. A medida que se concentre a diario en implementar las elecciones alimenticias y de estilo de vida que se encuentran en este libro, al final se convertirán en hábitos.

SECCIÓN III

EL PROGRAMA

15

El plan de alimentación

U NA DE LAS primeras cosas que piensa la gente cuando escucha la palabra *dieta,* es que en que *no pueden* comer. Para muchos, la palabra les trae a la mente inmediatamente comidas de apio y retortijones de hambre. Si no lo ha entendido hasta ahora, el programa "Yo sí puedo" está diseñado para mantenerlo satisfecho todo el día. No se morirá de hambre o eliminará los grupos alimenticios principales de su dieta —sí, los carbohidratos son bienvenidos—. Este programa no es aburrido y no utiliza los mismos alimentos constantemente, sino que ofrece una variedad de alimentos para elegir. Aun le permite comer cuando quiera, mientras se apegue a algunos lineamientos básicos. De hecho, si tiene que hacer la mayoría de sus comidas en restaurantes, puede aprender qué alimentos y los tamaños adecuados de porciones escoger para estimular su cuerpo para perder peso. De igual manera, si su apretado horario no le da tiempo para cocinar, aprenderá cómo elegir rápidamente los alimentos que lo llenarán y cómo quemar grasa.

La clave de este programa es que es asombrosamente simple y fácil seguirlo y, lo más importante, factible. No llevará registro de calorías, gramos de grasa, gramos de carbohidratos, valores de índice glucémico o carga glucémica. En lugar de eso, aprenderá a seleccionar la cantidad correcta de carbohidratos de bajo índice glucémico y a combinarlos con las cantidades correctas de proteínas y grasas saludables. Esta combinación literalmente programará a su cuerpo para quemar grasa y particularmente la grasa tóxica abdominal.

Hasta este punto, hemos visto los demás principios fundamentales de este programa. Incluso he detallado algunos elementos para ayudarlo a entender mejor lo que está sucediendo en su cuerpo cuando elije un estilo de vida dietético más saludable. Al comenzar esta tercera sección del libro, estamos listos para entrar en detalles prácticos. En los últimos capítulos encontrara una extensión de la mayor parte de cosas que he mencionado brevemente como tamaños de porciones, tomar refacciones y elegir alimentos de bajo índice glucémico. Al embarcarse en este viaje, continúe utilizando estos capítulos como referencia cuando no esté tan seguro de qué hacer. Piense en ellos como las páginas de "cómo hacerlo". Pero primero, establezcamos en este capítulo los cuatro componentes básicos del programa "Yo sí puedo".

Qué comer

En lo referente a la comida, su cuerpo necesita tres componentes alimenticios cada día para mantenerse saludable:

1. Carbohidratos (carbohidratos de bajo índice glucémico como vegetales, frutas y granos enteros).
2. Proteínas.
3. Grasas.

Todas las calorías que consume pueden atribuirse a uno de estos grupos. Los carbohidratos complejos saludables deben aportar cerca de 40 por ciento del consumo calórico total diario. Las proteínas necesitan aportar cerca de 30 por ciento de las calorías que consume al día. También debe consumir de 5 a 10 gramos de fibra por comida y de 3 a 5 gramos de fibra por refacción. (Explicaré la fibra más a fondo en el capítulo 21). Por ahora, todo lo que necesita recordar es que cada comida que haga debe tener una proporción de carbohidratos, proteínas y grasas de 40:30:30. ¿Es muy fácil, no?

Sí y no. Aunque la proporción es fácil de entender, he encontrado que muchas personas que suele someterse a dietas se confunden y no saben a qué grupo pertenece cada alimento. Después de todo, muchos alimentos incluyen *los tres* componentes. Por lo tanto, saber qué comer, requiere ir más allá de los tres componentes. Y por esta razón, he desarrollado planes alimenticios de ejemplo que encontrará después en este libro. Mientras tanto, he aquí algunas reglas generales clave para comer los tipos correctos de carbohidratos, proteínas y grasas:

- El pan germinado, como el pan Ezequiel (sin azúcar ni pasas), es un buen carbohidrato si lo consume antes de las 6:00 p.m. Sin embargo, sabe mejor tostado. También puede comer un camote o una pequeña porción de arroz integral. Si prepara arroz integral instantáneo, asegúrese de revisar el contenido de sodio. Puede usar el arroz integral Uncle Ben's Whole-Grain Brown Rice; se vende en paquetes para microondas que contienen dos pociones. Una porción es una taza. También el pan doble fibra y de ½ a 1 taza de pasta gruesa integral (cocida al dente) son buenas elecciones. Las mujeres normalmente deben consumir ½ taza de un almidón, mientras los hombres pueden consumir de ½ a una taza en el desayuno y la comida.

- Entre las proteínas buenas se encuentran las carnes magras como el bisonte, res, ternera, venado, pollo sin piel, pechuga de pavo o hamburguesas de pechuga de pavo, salmón de Alaska, atún Tongol (empacado en agua), mojarra silvestre y huevos. La carne de cerdo magra y los mariscos pueden ingerirse con moderación.* Los hombres deben comer de 85 a 170 gramos (3 a 6 onzas) de proteína por comida y las mujeres deben consumir de 56 a 113 gramos (2 a 4 onzas) por comida. Si no puede elegir carne orgánica o de reses alimentadas con hierba, simplemente elija cortes extra magros.

- Disminuya el consumo de sal blanca (menos de 2,300 miligramos al día, que es cerca de una cucharadita). Es mejor utilizar sal del Himalaya (comprada en tiendas naturistas) con moderación, menos de una cucharadita al día. Las hierbas y condimentos como pimienta con ralladura de limón o el ajo en polvo, que no contienen sal, son elecciones excelentes.

- Evite las harinas blancas así como el azúcar blanca.

- Las sopas de Campbell's Select Harvest son una elección excelente antes de la comida o cena con menos de 80 calorías. Asegúrese de escoger sopas de caldo siempre en lugar de cremas.

- Puede agregar una ensalada grande con un atomizador para ensalada antes de la comida o cena. Un atomizador para ensaladas tiene 1 caloría por rocío y 10 calorías por porción.

- Como lo mencioné en el capítulo 10, sus elecciones de bebidas pueden ser tan importantes como las elecciones de alimentos cuando se trata de perder peso. Para las bebidas, elija agua de manantial, agua filtrada, agua mineral, té verde, té blanco o té negro. Puede agregar limón verde o amarillo a su té o agua y endulzarlo con stevia para darle sabor.

- El *momento* para beber también es importante: Beber 1 taza de té caliente tres o cuatro veces al día puede ayudarlo a adelgazar.

---

* Si comer cerdo o mariscos le preocupa por motivos religiosos, le recomiendo que los evite. Sin embargo, no hay investigación científica que pruebe que estos alimentos sean dañinos si las selecciones de granjas y las orgánicas se consumen con moderación.

Asimismo, debe tomar de 236 a 473 mililitros (8 a 16 onzas) al caminar.

- Y por último, pero no menos importante, evite las bebidas y productos alimenticios con edulcorantes artificiales como NutraSweet y Splenda.

Veremos los alimentos específicos que puede consumir más adelante en este capítulo y en el siguiente. De hecho, le doy muchos ejemplos de cómo aplicar proporciones adecuadas de alimentos en cada comida. Aprenderá como desglosar cada comida de acuerdo con nuestra proporción 40:30:30. Y verá rápidamente que podrá comerse el mundo en cuanto a la variedad de alimentos que hay para escoger (bueno, no *literalmente*).

CUÁNDO COMER

Uno de los principios más importantes de este programa es uno que posiblemente ha escuchado durante toda su vida: comer tres veces al día. Es un concepto básico, pero se asombrará de la cantidad de personas —incluso de las que están al tanto de la salud— que no se apegan a él. Para adelgazar, esto es absolutamente fundamental y no es negociable si me permite decirlo así. La razón es que estas tres comidas le proporcionarán combustible en el momento en que su cuerpo lo necesita más. Y todo comienza con la hora más importante para cargar combustible: el desayuno.

> ### OMÍTALO AHORA, PAGUE DESPUÉS.
>
> Un estudio de la Universidad de Massachusetts de casi quinientas personas encontró que aquellos que omiten regularmente el desayuno, tienden cuatro veces y media más a ser obesas.[1]

En el capítulo 2, vimos los hábitos de aquéllos que han podido adelgazar y que se han mantenido delgados. Uno de esos hábitos fue que desayunaban todos los días. Otros estudios han dado un paso más al probar que la gente que omite el desayuno, tiende a comer más y hacer más refacciones durante el día.[2] Lamentablemente, la mayoría de los estadounidenses hacen sus comidas al revés. Escatimamos el desayuno, hacemos una comida mediana y comemos mucho en la cena.

Siempre hemos escuchado lo importante que es tomar un desayuno sano y bien proporcionado, y aun así, rara vez nos esforzamos por hacerlo. En nuestro apuro frenético por salir, devoramos un desayuno de alto índice glucémico como cereal procesado, bagels, rosquillas, pastelillos de horno eléctrico, mantecadas o un pedazo de pan tostado (por supuesto con mermelada), junto con una taza de café con azúcar y crema o un vaso grande de jugo. Como ya aprendimos, estos alimentos y bebidas de alto índice glucémico para el desayuno, aumentan la glucosa en la sangre a corto plazo. Cuando su nivel de azúcar en la sangre comienza a caer, su nivel de energía cae, su mente se nubla y su apetito se dispara. Estos alimentos y bebidas también nos programan para almacenar grasa. Y la mayoría de nosotros nos preguntamos por qué no podemos bajar de peso mientras subimos al carrusel de azúcar, carbohidratos y cafeína.

Antes de verme, muchos de mis pacientes con sobrepeso omitían el desayuno, la comida o ambos, y después consumían la mayoría de sus calorías en la cena. Ellos se frustraban cuando el ejercicio y las dietas no les ayudaban a perder peso. Cuando les hice extender sus comidas durante el día para que comieran cada tres o tres horas y media, con una refacción sana a media tarde, sus antojos casi siempre quedaron controlados, perdieron peso y su desempeño en el trabajo mejoró. Muchos de mis pacientes fueron ascendidos en su empleo al seguir este programa porque mejoraron su desempeño.

La mezcla correcta de combustibles debe controlar su apetito durante tres o cuatro horas. Si su comida consistió en una mezcla buena de combustible y los consumió a medio día, a las 4:00 p.m. su nivel de glucosa en la sangre habrá caído naturalmente. Esto provoca una evidente disminución de energía y claridad mental, y asimismo tenderá a irritarse y molestarse. Es por eso que la refacción de media tarde (normalmente entre las 3:00 y las 4:00 p.m.) con la mezcla

Consulte el capítulo 17 para obtener más información acerca de las refacciones para apoyar su estilo de vida de pérdida de peso.

correcta de combustible, le permitirá permanecer sin hambre y productivo durante varias horas. La importancia de hacer refacciones no puede pasarse por alto. De hecho, comer refacciones saludables que aumenten la energía es un tema tan importante para mantener estables los niveles de glucosa en la sangre, y finalmente un estilo de vida de pérdida de peso exitoso que le dedico todo un capítulo.

Mis pacientes a menudo argumentan no tener tiempo para

OLLAS ELÉCTRICAS DE COCCIÓN LENTA: ¡YA NO SON SÓLO PARA LAS CENAS!

Intente preparar desayunos tradicionales como avena o huevos revueltos con embutidos de pavo la noche anterior en su olla eléctrica de cocción lenta. Esto le ahorrará tiempo en la mañana y eliminará una excusa más para no comer un buen desayuno.

desayunar, comer o tomar una refacción a media tarde. Como su trabajo requiere atención continua una vez que llegan, dicen que no hay forma de detenerse para reponer estos "combustibles". Mi respuesta casi siempre es la misma: "Si puedes apartar de cinco a quince minutos de tu ocupado horario al día para recargarte de la manera adecuada, no solamente podrás continuar perdiendo peso, sino también descubrirás una recompensa inmediata en energía y efectividad durante tu día laboral".

Comer en los momentos adecuados es importante y tiene beneficios inmediatos. Se sentirá con más energía, más despierto mentalmente y más estable emocionalmente. Incluso su desempeño laboral aumentará como resultado.

Debe desayunar como *rey* (dentro de los primeros treinta minutos después de despertar), comer como *príncipe* y cenar como *mendigo*; cada tres o tres horas y media para evitar el hambre. Su refacción debe ser una mini comida que consista en proteína, carbohidratos buenos y grasas buenas.

Su desayuno debe estar bien balanceado en carbohidratos, proteínas y grasas. No debe consumir carbohidratos después de las 6:00 p.m. Si su pérdida de peso se estanca, necesita un plan de alimentación y rotar carbohidratos de acuerdo con la página 275. Varíe su consumo de carbohidratos al rotar de un máximo de 200 gramos de carbohidratos al día a un mínimo de 25 gramos de carbohidratos al día. Esto le ayudará a mantener a su cuerpo "adivinando" y mantiene alto su metabolismo, aumentando la efectividad de sus esfuerzos por adelgazar. Después de las 6:00 p.m., puede tomar todos los "carbohidratos verdes" que desee, como brócoli, ejotes y lechuga, y cualquier verdura sin almidón, pero no carbohidratos con almidón como el pan, pasta, arroz, papas, etcétera. (Las verduras con almidón son principalmente tubérculos como betabeles, zanahorias, chirivías, papas, nabos suecos y camotes o ñames).

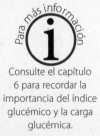

Consulte el capítulo 6 para recordar la importancia del índice glucémico y la carga glucémica.

Es importante controlar su apetito al comer la composición correcta en los alimentos y refacciones cada tres o tres horas y media; si no, posiblemente coma azúcares o carbohidratos en exceso. Esto provocará que el nivel de insulina aumente, programándolo para engordar. Escoger los alimentos de índice glucémico correcto y altos en fibras, es importante para ayudarlo a estabilizar la glucosa en la sangre y el nivel de insulina para detener cualquier fluctuación de azúcar o insulina.

CUÁNTO COMER

El capítulo 11 nos mostró qué tanto se han desviado los tamaños de las porciones en este país. Mientras que las porciones recomendadas en las etiquetas de los alimentos dicen una cosa, hemos entrenado a nuestros estómagos (y cerebros) a decir otra. Es tiempo de entrenarlos correctamente.

Averiguar el tamaño correcto de la porción no es gran ciencia. Solamente se necesitan algunas imágenes visuales. A la mayoría de las personas les gusta simplificar las cosas, así que en lugar de registrar cada gramo u onza, le sugiero tomar los tamaños de las porciones utilizando medidas visuales. Imagine una baraja o una billetera para hombres. Eso equivale a cuánta proteína debe consumir una mujer por porción. Si quiere obtener números específicos, esto equivale a 85 o 99 gramos (3 o 3 ½ onzas) de comida. Un hombre necesita más proteína y necesitará la proteína equivalente a uno y medio o dos mazos de cartas o dos billeteras, o bien comer una carne de aproximadamente el tamaño de la palma de su mano. Por ejemplo, una porción de pollo, res o cerdo debe pesar cerca de 99 gramos (3 ½ onzas), de nuevo, apenas el tamaño de un mazo de cartas. Una pieza de pescado de 99 gramos (3 ½ onzas) apenas del tamaño de una chequera gruesa. La mayoría de los hombres necesitarán de una y media a dos pociones de esto por comida, o dos mazos de cartas. Casi todas las mujeres tendrán suficiente con una porción (hablaremos de ambos casos más tarde).

El tamaño de su porción de almidones y frutas es más o menos la misma que las proteínas. Puede aumentar ligeramente, al tamaño de una pelota de tenis, pero no exagere. (Recuerde que según la proporción de 40:30:30 comerá más carbohidratos que proteínas, así que aumentar el tamaño de cada porción más allá de una pelota de tenis, seguramente puede convertirse en el caso de una "desviación de porción"). Para los almidones de bajo índice glucémico, la medida de una pelota de tenis equivale a media taza (113 gramos o 4 onzas) por porción. La mujeres necesitan apegarse a ½ taza de almidones de bajo índice glucémico en el desayuno y la comida; los hombres normalmente pueden tener 1 taza de almidón de bajo índice glucémico en el desayuno y la comida. Ya que la porción de proteína para los hombres es más grande, su porción de almidones también debe ser más grande. Recuerde que es una proporción de 40:30:30. Para las frutas sucede lo mismo, como una manzana de tamaño mediano.

Para las verduras... ay, las verduras. (Le va a gustar esta parte.) La mayoría de las verduras están hechas de agua y fibra, lo cual significa que puede comer la cantidad que quiera de ellos. Rara vez he conocido a alguien que coma demasiadas verduras como lechuga, espinaca, brócoli, espárragos, ejotes, etcétera. Sin embargo tengo dos advertencias:

- Primero asegúrese de que lo que está comiendo, realmente es una verdura. ¡He tenido muchos pacientes que comen mucho maíz, y se preguntan por qué no bajan de peso! (En caso de que necesite recordarlo, el maíz *no* es una verdura aunque lo encuentre con los productos frescos y las verduras congeladas en el supermercado. ¡Es un cereal!) Recuerde que los agricultores alimentan a las vacas y a los cerdos con maíz para engordarlos.
- En segundo lugar, tenga cuidado con la mantequilla o el aceite con el que están cocinadas esas verduras, especialmente cuando come fuera. (Prefiero hervir o freír ligeramente con muy poca aceite mis vegetales, o comerlos crudos).

Haré una lista de las grasas que necesita en su dieta, con cantidades específicas para cada una en el siguiente capítulo.

En el caso de las grasas, el tamaño de la porción puede ser un poco engañoso para algunos. La razón principal es que estas grasas ya se encuentran en los alimentos que consumimos (particularmente en condimentos como la mantequilla o el aderezo para ensaladas), y cuando su meta es adelgazar, debe poner especial atención en no comer grasas malas. Las grasas también son altamente densas. Por ejemplo, si se sentara en cada comida y comiera el equivalente de mantequilla a una pelota de tenis, me preocuparía. (¡Espero que usted también!) La regla general para las grasas en realidad involucra usar el dedo pulgar. Solamente necesita de 100 a 200 calorías de grasa por comida, lo equivalente a diez o quince nueces, 2 ½ cucharadas de aderezo ligero *ranch* o aproximadamente 1 cucharada de aceite o mantequilla. Eso es más o menos el tamaño de su dedo pulgar. Mientras que una porción de nueces, es simplemente un pequeño puño. ¿Puede ver lo rápido que estas calorías grasosas se pueden ir acumulando?

Ahora veamos cómo combinar carbohidratos complejos, proteínas y grasas saludables para hacer la mezcla de combustible correcta.

Qué *mezcla* de combustible comer

Tan importante como es saber qué, cuándo y cuánto comer, lo es también saber cómo *mezclar* lo que consume. Cada comida o refacción necesita la mezcla correcta de alimentos para que pueda tener energía y continuar quemando grasa. Por ejemplo, si solamente consume un par de pastelillos de horno eléctrico y un vaso de jugo de naranja en el desayuno (lo cual espero que ya sepa que es definitivamente una comida incorrecta), estaría comiendo solamente carbohidratos dulces. Como resultado, estaría posicionándose para consumir antojitos y tener una baja fuerte de energía el resto del día. O aun si sabe qué alimentos consumir, con la proporción incorrecta de alimentos, estaría bloqueando sus metas de pérdida de peso.

LAS GRASAS PUEDEN TENER FORMA DE PESCADO.

Solamente porque un plato contenga pescado, no quiere decir que automáticamente es saludable. En Border's Dos XX, los tacos de pescado con arroz y judías contienen 2,100 calorías, 130 gramos de grasa, 169 gramos de carbohidratos y unos sorprendentes 4,750 miligramos de sodio.[4]

Juntándolo en su plato

Ahora pongamos la comida en su plato, su proteína, sus almidones de bajo índice glucémico y sus verduras. Esto difiere de la proporción 40:30:30 de carbohidratos, proteínas y grasas. Los hombres comerán en un plato de 11 pulgadas y las mujeres utilizarán un plato de 9 pulgadas, ya que los hombres normalmente necesitan más calorías y tamaños mayores de porciones de proteínas y almidones de bajo índice glucémico.

Para los hombres recomiendo dos porciones de almidones de bajo índice glucémico en el desayuno y en la comida y ninguna en la cena. Para las mujeres recomiendo una porción de almidones de bajo índice glucémico en el desayuno y en la comida y ninguna en la cena. Los almidones de bajo índice glucémico están representados por la "A" en el plato y ocuparán aproximadamente un cuarto del plato.

Las mujeres se servirán una porción de proteína por comida para el desayuno la comida y la cena, mientras que los hombres se servirán una y media o dos porciones de proteína por comida. Las porciones de proteína están representadas por la "B" en el plato y ocuparán aproximadamente un cuarto del plato.

La porción de verduras debe ocupar aproximadamente la mitad del plato en la comida y la cena. La porción de verduras puede contener tantas verduras sin almidón o "carbohidratos verdes" como desee, tales como ejotes, brócoli, espárragos, ensaladas, etcétera. Para cada comida, la composición debe ser de aproximadamente 40 por ciento de carbohidratos, 30 por ciento de proteínas y 30 por ciento de grasas, excepto en la cena, en la que sus carbohidratos serán menos ya que solamente puede consumir carbohidratos sin almidones o carbohidratos verdes.

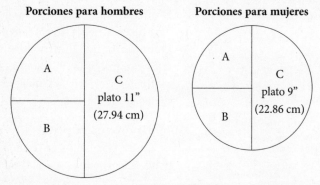

A = Almidones de bajo índice glucémico   B = Proteína   C = Verduras sin almidón

---

PUNTOS "YO SI PUEDO" PARA RECORDAR

1. Su proporción de carbohidratos, proteínas y grasas debe estar alrededor de 40:30:30.

2. Cada comida debe contener carbohidratos complejos saludables (almidones de bajo índice glucémico), proteínas y grasas excepto en la cena, cuando la porción de carbohidratos deberán ser verduras sin almidón.

3. Uno de los principios más importantes de este programa, es hacer tres comidas al día y de dos a tres refacciones, comer cada tres o tres horas y media. (Y recuerde que la gente que omite el desayuno, es propensa a comer más alimentos y refacciones durante el día.)

4. Cada comida y cada refacción necesita tener la mezcla correcta de alimentos para mantenerlo con energía, controlar su apetito y continuar quemando grasa.

5. El componente más importante en la mezcla de combustible es elegir almidones de bajo índice glucémico.

6. La manera más fácil de combinarlo todo es visualizar su plato dividido como una gráfica de pastel en tres secciones: 50% verduras, 25% proteína y 25% carbohidratos de bajo índice glucémico.

16

Cómo combinar sus alimentos

E n el último capítulo desglosé los componentes del programa. Espero que esté comenzando a entender cómo usted literalmente programa a su cuerpo para perder grasa al hacer tres comidas regulares al día y refacciones entre comidas con la mezcla adecuada de combustible. Mantener su cuerpo abastecido de la mezcla adecuada de alimentos sanos, también le ayuda a mantener su nivel de energía, le proporciona claridad de mente y evita el hambre.

Abordemos ahora cada comida por separado y veamos qué alimentos puede combinar para dirigirse hacia una experiencia alimenticia deliciosa y saludable. He dividido cada comida según los cinco grupos que enfatizamos en el capítulo anterior: almidones de bajo índice glucémico, frutas, verduras, proteínas y grasas. Aunque estas listas nos son de ninguna manera exhaustivas, usted puede utilizarlas para tener una idea para armar su propio programa que se adapte a sus preferencias. Muchos pacientes han utilizado estas opciones de alimentos a lo largo de los años y son muy fáciles de implementar en sus comidas.

CARNE POR LA MAÑANA

Dudo que los pioneros del cereal matutino como John Harvey Kellogg, Will Keith Kellogg, el Dr. James Caleb Jackson y Charles William Post alguna vez imaginaran que un día sus creaciones llenarían un pasillo completo en los supermercados, ya que su propósito original a finales del siglo XVII, fue simplemente proporcionar un remedio rico en fibra para los trastornos gastrointestinales que a menudo eran resultado de la cantidad de cerdo y res que la gente desayunaba.[1]

EL DESAYUNO

El desayuno es la comida más importante de su día y debe ser tratado como tal. Durante más de veinte años, les he recomendado a mis padres desayunar como rey, comer como príncipe y cenar como mendigo. El desayuno no solamente marca el tono de su día, sino que también acelera su cuerpo para quemar calorías y continuar su camino hacia adelgazar.

Desde que comencé a implementar el programa "Yo sí puedo", se ha destacado una constante: las personas que tienen más éxito para adelgazar y mantenerse delgados, son aquellos que entienden la importancia del desayuno.

Antes de explorar la lista de alimentos para el desayuno, permítame tratar una cuestión que ayuda a explicar por qué el desayuno es único y esencial. Hasta ahora, he mencionado periódicamente la fibra y el papel que desempeña al controlar su apetito. Sin embargo, ingerir suficiente fibra en el desayuno es clave para estabilizar el azúcar en la sangre durante muchas horas, lo cual ayuda a disminuir su hambre, aumentar su energía y mantener su mente despierta. Asimismo, es fundamental para que su sistema digestivo trabaje de manera óptima. A menudo llamo a la fibra el barrendero natural de su tracto digestivo. Remueve los residuos, las toxinas de los alimentos, microbios patógenos, la bilis y las toxinas que contiene; asimismo evita que las toxinas sean reabsorbidas en el torrente sanguíneo. En términos generales, entre menos fibra consuma, más hambre tendrá.

Para controlar su apetito y mantener su tracto digestivo funcionando de manera óptima, debe procurar comer de 5 a 10 gramos de fibra en cada comida junto con, por lo menos, de 3 a 6 gramos en las refacciones. Debe ser una mezcla de fibra soluble e insoluble. Esto también ayudará a proporcionarle mucha energía y claridad mental, especialmente si se asegura de comer una cantidad adecuada en el desayuno. Para ayudarlo con esto, he incluido cantidades de fibra para algunos de los almidones de bajo índice glucémico enumerados más abajo.

Ya que la mayoría de las personas consume muy poca fibra, permítame

---

¿PUEDO COMER LO QUE QUIERA Y EJERCITARME MÁS O TOMAR SUPLEMENTOS?

Muchas personas creen que es correcto simplemente comer cualquier cosa siempre y cuando se ejerciten o consuman suplementos para ayudar a adelgazar. Sin embargo, creo que ejercitarse y tomar suplementos no produce el mismo impacto en su peso que la elección de alimentos. Creo que para adelgazar y mantenerse delgado:

- 70% depende de la planeación de alimentos y de comer los alimentos adecuados cada tres horas o tres horas y media.

- 20% depende de hacer tanto ejercicios de resistencia como ejercicios aeróbicos.

- 10% depende de consumir los suplementos nutricionales adecuados.

darle un advertencia. Comenzar con 10 gramos de fibra por comida, puede provocar gas en exceso y molestia abdominal. No se preocupe, su cuerpo de adaptará a la dieta alta en fibra. Sin embargo, puede ser que necesite aumentar de manera gradual su consumo comenzando con 5 gramos de fibra por comida para llegar a 10 gramos por comida. Puede también tomar dos tabletas de Beano de ser necesario, hasta que su cuerpo se adapte.

Carbohidratos de bajo índice glucémico (recuerde: estos son sus carbohidratos saludables)

Pan
- Bagel "Sarah Lee Heart Healthy": un bagel de 93.55 gramos o 3.3 onzas (6 g de fibra).
- Pan doble fibra "Orowheat": una rebanada (6 g de fibra).
- Pan de trigo doble fibra "Nature's Own": una rebanada (7 g de fibra).
- Pan de trigo integral "Ezekiel 4:9": una rebanada (3 g de fibra).
- Pan multigrano "Maná": una rebanada (5 g de fibra).
- Tortillas de grano entero germinado sin harina, 100 por ciento orgánico (para *wraps*) "Ezekiel 4:9": 1 tortilla (5 g de fibra).
- Multigrano "Earth Grains": una rebanada (5 g de fibra).
- Multigrano "Sarah Lee Heart Healthy Plus" con miel: una rebanada (5 g de fibra).
- Pan pita de trigo integral "Sahara": una rebanada (5 g de fibra).
- Trigo integral "Earth Grains" y "Earth Grains Honey": una rebanada (5 g de fibra).

Cereal
- "All-Bran": ½ taza (10 g de fibra).
- Hojuelas de trigo integral "All-Bran": ¾ taza (5 g de fibra).
- "All-Bran Extra Fibra": ½ taza (13 g de fibra).
- Cereal "Ezequiel 4:9": ½ taza (6 g de fibra).
- Cereal "Fiber One Caramel Delight": 1 taza (9 g de fibra).
- Cereal "Vive - Kashi": 1 ¼ taza (12 g de fibra).
- Muesli natural "New England": ½ taza (8 g de fibra).
- Hojuelas de avena: ½ taza (4 g de fibra).
- Salvado de avena "Quaker": ½ taza (6 g de fibra).
- Cereal de avena instantáneo "Quaker" alto en fibra de avena (solo o sabor canela): 1 paquete (10 g de fibra).
- Cereal de avena integral (avena de su preferencia): ½ taza (8 g de fibra).

Fruta (fresca)

- Manzana: tamaño mediano (5 g de fibra).
- Plátano (no demasiado maduro): tamaño mediano (4 g de fibra).
- Zarzamora: ½ taza (3.6 g de fibra).
- Arándano azul: ½ taza (2 g de fibra).
- Melón: un cuarto, mediano (1 g de fibra).
- Cerezas: ½ taza (1.5 g de fibra).
- Toronja: la mitad, mediana (6 g de fibra).
- Kiwi: dos medianos (4 g de fibra).
- Naranja: una mediana (3.4 g de fibra).
- Mangó: una mitad, mediana (1 g de fibra).
- Durazno: uno mediano (4 g de fibra).
- Pera: una mediana (4 g de fibra).
- Piña: 1 taza, cortada en cubos (1.8 g de fibra).
- Frambuesas: ½ taza (4 g de fibra).
- Fresas: dieciséis medianas (8 g de fibra).
- Sandía: 2 tazas, picada (2 g de fibra).

Se aceptan la mayoría de las frutas; sin embargo, limite o evite los jugos de frutas, así como la fruta seca (no más de 57 gramos o 2 onzas por comida). Las mejores frutas para adelgazar son las frutas ricas en fibra como las manzanas, peras, todas las bayas, toronja y kiwi. Ya que las bayas son altas en fibras, bajas en calorías y de bajo índice glucémico, puede consumir hasta 1 ½ tazas por comida. También puede combinar bayas hasta completar 1 ½ taza. Recuerde, entre más fibra contenga su selección de fruta, mejor será la mezcla de combustible para controlar su apetito. Estas "frutas poderosas" también son excelentes impulsores de energía para el desayuno, de tal manera que pueda empezar bien su día. También puede congelarlas y añadírselas a licuados helados.

Verduras

- Espárrago: ½ taza (2 g de fibra).
- Pimiento morrón: ½ taza (0.85 g de fibra).
- Brócoli: ½ taza, en trozos (1.3 g de fibra).
- Apio: ½ taza, picado (1 g de fibra).
- Pepino: ½ taza, rebanados (0.4 g de fibra).
- Berenjena: ½ taza (1 g de fibra).
- Ejote: ½ taza (2 – 3 g de fibra).
- Lechuga: ½ taza, en trozos (0.5 g de fibra).
- Cebolla: ½ taza, picada (1.4 g de fibra).

- Espinaca: ½ taza (2 g de fibra).
- Calabaza amarilla: ½ taza, rebanadas (1.1 g de fibra).
- Tomate: uno mediano (1 g de fibra).
- Calabacín: ½ taza, rebanado (0.7 g de fibra).

La mayoría no desayuna verduras, por lo que normalmente no los incluyo como parte del desayuno. Sin embargo, como con en las otras comidas, son una excelente fuente de alimentación volumétrica, especialmente si tiene gran apetito por la mañana. (Lo que no debería suceder una vez que ha comenzado el programa, ya que el desayuno es alto en fibra). Puede añadirle las verduras mencionadas a una tortilla de huevo, comérselas al vapor o crudas. Y recuerde, por su bajo contenido calórico, puede comer tantas como desee.

Proteínas

Queso
(Nota: 28 gramos [1 onza] de queso equivalen a aproximadamente cuatro cubos, cuatro cubos pequeños de queso o a una rebanada del tamaño de su dedo pulgar. De igual manera, tenga cuidado cuando coma queso, ya que la mayoría de los quesos tienen un alto contenido de grasa. Es mejor escoger queso sin grasa, bajo en grasa o hecho a partir de leche semidescremada).

- Queso cheddar "Cabot Light" 75 por ciento reducido en grasa: 38 gramos o 1 1/3 onzas (18 g de proteína, 5 g de grasa).
- Queso cottage, sin grasa: ½ taza (13 g de proteína, 0 g de grasa).
- Queso crema "Philadelphia" sin grasa: 4 cucharadas (10 g de proteína, 0 g de grasa).
- Queso fresco "Friendship": dos rebanadas (10 g de proteína, 5 g de grasa).
- Queso blanco "Alpine Lace" reducido en grasa: dos rebanadas (12 g de proteína, 6 g de grasa).
- "Laughing Cow Light": dos tiras (5 g de proteína, 4 g de grasa).
- Queso mozzarella "Alpine Lace" reducido en grasa: dos rebanadas (16 g de proteína, 6 g de grasa).
- Queso provolone "Sargent" reducido en grasa: dos rebanadas (10 g de proteína, 7 g de grasa).
- Queso ricotta "Polly-O" sin grasa: ½ taza (16 g de proteína, 0 g de grasa).

- Queso suizo "Kraft Singles" con 2 por ciento de leche: dos rebanadas (8 g de proteína, 5 g de grasa).

Lácteos y huevo
- Huevo (preferentemente con omega-3 u orgánico): dos huevos grandes (12.6 g de proteína), o una yema de huevo con dos claras (10 g de proteína), o tres claras (12 g de proteína).
- búlgaros naturales bajos en grasa (preferentemente orgánicos): 8 onzas (14 g de proteína).
- Yogurt natural bajo en grasa (preferentemente orgánico): 8 onzas (12 g de proteína).
- Leche descremada orgánica: 236 mililitros u 8 onzas (8 g de proteína).
- Polvo de proteína de suero: dos cucharadas (15 g de proteína).

Carne
- Lomo canadiense: 85 gramos o 3 onzas (18 g de proteína).
- Jamón magro: 85 gramos o 3 onzas (15 g de proteína).
- Salmón ahumado: 85 gramos o 3 onzas (18 g de proteína).

Grasas
- Crema de almendra: 2 cucharadas (16 g de grasa).
- Almendra: 14 gramos, ½ onza o doce almendras enteras (9 g de grasa).
- Aguacate: ¼ taza, en puré (16 g de grasa).
- Mantequilla (orgánica): 1 cucharada (12 g de grasa saturada; evite todas los ácidos grasos trans como la margarina).
- Crema de nuez de la india: 2 cucharadas (15 g de grasa).
- Nuez de la india: veinte nueces medianas (14 g de grasa).
- Aceite de oliva extra-virgen o cualquier otro tipo de aceite: 1 cucharada (14 g de grasa).
- Semilla de linaza: 4 cucharadas (13 g de grasa).
- Humus: 8 cucharadas o ½ taza (10 g de grasa).
- Crema de cacahuete: 2 cucharadas (16 g de grasa).
- Cacahuetes: 28 gramos o 1 onza (14 g de grasa).
- Nueces: 14 gramos o ½ onza (10 g de grasa).
- Semillas de calabaza: ¼ taza, 57 gramos o 2 onzas (16 g de grasa).
- Semillas de girasol: 2 cucharadas, 28 gramos o 1 onza (15 g de grasa).
- Nuez de castilla: 14 gramos o ½ onza (10 g de grasa).

COMIDA O CENA

He puesto la comida y la cena juntas por dos razones. En primer lugar, ya que la mayoría comemos el mismo tipo de alimentos en la comida y la cena, desde carnes a verduras, pastas y panes, no tendría sentido repetir la lista. En segundo lugar, quiero proporcionarle una mentalidad diferente (si aún no la ha adoptado) la cual entiende que estas comidas son en efecto de alguna manera secundarias en importancia al desayuno. Aunque haya más ítems listados en esta sección que en la anterior, es simplemente porque la mayoría de nuestros "paladares" tienen gusto por una mayor variedad más tarde en el día que por la mañana. No nos despertamos con el antojo de pez dorado, espárragos o camotes.

Carbohidratos de bajo índice glucémico

Leguminosas
- Judías (comunes, verdes, blancas, pintas, rojas, negras): ½ taza (5 a 8 g de fibra).
- Judías de careta: ½ taza (4 g de fibra).
- Alubias: ½ taza (5 g de fibra).
- Lentejas: ½ taza (4 g de fibra).
- Garbanzos: ½ taza (5 g de fibra).

Pan
- Bagel "Sarah Lee Heart Healthy": un bagel de 93.55 gramos o 3.3 onzas (6 g de fibra).
- Pan doble fibra "Orowheat": una rebanada (6 g de fibra).
- Pan de trigo doble fibra "Nature's Own": una rebanada (7 g de fibra).
- Pan de trigo integral "Ezekiel 4:9": una rebanada (3 g de fibra).
- Pan multigrano "Maná": una rebanada (5 g de fibra).
- Tortillas de grano entero germinado sin harina, 100 por ciento orgánico (para *wraps*) "Ezekiel 4:9": 1 tortilla (5 g de fibra).
- Multigrano "Earth Grains": una rebanada (5 g de fibra).
- Multigrano "Sarah Lee Heart Healthy Plus" con miel: una rebanada (5 g de fibra).
- Pan pita de trigo integral "Sahara": una rebanada (5 g de fibra).
- Trigo integral "Earth Grains" y "Earth Grains Honey": una rebanada (5 g de fibra).

Pasta y arroz

- Pasta (escoja la variedad de pasta más gruesa, cocinada al dente y preferentemente que sea integral): ½ taza
  - Natural (2.8 g de fibra).
  - 100 por ciento integral "Eden Organic" (12 g de fibra).
  - Integral "Westbrae Natural Organic" (18 g de fibra).
- Arroz (arroz integral de grano grande y arroz silvestre): ½ taza (1 – 3 g de fibra).
- Arroz integral instantáneo "Uncle Ben": ½ taza, seco (2 g de fibra).

Verduras

- Espárrago: ½ taza (2 g de fibra).
- Judía (verdes o ejotes): ½ taza (2 – 3 g de fibra).
- Brócoli: ½ taza (1.3 g de fibra).
- Col de Brusela: ½ taza (1.8 – 3.4 g de fibra).
- Calabaza: ½ taza (1.1 g de fibra).
- Col: ½ taza (2.1 g de fibra).
- Zanahoria: ½ taza (2.6 g de fibra).
- Coliflor : ½ taza (1.7 g de fibra).
- Apio: ½ taza (1 g de fibra).
- Acelga: ½ taza (2 – 3 g de fibra).
- Pepino: ½ taza (0.4 g de fibra)*
- Berenjena: ½ taza (1 g de fibra)*
- Lechuga: ½ taza (0.5 g de fibra).
- Pimiento alargado: ½ taza (2 g de fibra).
- Cebolla: ½ taza (1.4 g de fibra).
- Chucrut: ½ taza (3 g de fibra).
- Espinaca: ½ taza (2 g de fibra).
- Calabaza amarilla: ½ taza (1.1 g de fibra)*
- Camote: ½ taza (3 – 4.5 g de fibra).
- Malanga: ½ taza (3.4 g de fibra).
- Tomate: uno mediano o ½ taza, picado (1 g de fibra)*
- Nabo: ½ taza (2 g de fibra).
- Berro: ½ taza (0.4 g de fibra).
- Ñame: ½ taza (2.7 - 3.1 g de fibra).
- Calabacín: ½ taza (1 g de fibra)*

---

* Aunque sea técnicamente considerada una fruta, su bajo índice glucémico lo hace más parecido a una verdura.

Fruta (fresca)

- Manzana: tamaño mediano (5 g de fibra).
- Plátano (no demasiado maduro): tamaño mediano (4 g de fibra).
- Zarzamora: ½ taza (3.6 g de fibra).
- Arándano azul: ½ taza (2 g de fibra).
- Cereza: ½ taza (1.5 g de fibra).
- Toronja: la mitad, mediana (6 g de fibra).
- Uva: 1 ½ taza (1 g de fibra).
- Kiwi: dos medianos (4 g de fibra).
- Mango: la mitad, mediano (1g de fibra).
- Naranja: una mediana (3.4 g de fibra).
- Pera: una mediana (4 g de fibra).
- Frambuesas: ½ taza (4 g de fibra).
- Fresas: dieciséis medianas (8 g de fibra).

Puede consumir cuantas verduras sin almidones desee en cada comida. También puede espolvorearles "Butter Buds" o "Molly McButter" para mejorar el sabor de sus verduras o puede aderezarlos con especias.

Proteínas

Queso

(Nota: el queso es muy alto en grasa, contiene cerca de 10 gramos de grasa por cada 21.26 gramos (¾ de onza). Sin embargo, puede espolvorear ligeramente un poco de queso normal en una ensalada o plato fuerte. Es mejor escoger queso sin grasa, bajo en grasa o semidescremado).

- Queso cheddar "Cabot Light" 75 por ciento reducido en grasa: 38 gramos o 1 1/3 onzas (18 g de proteína, 5 g de grasa).
- Queso cottage, sin grasa: ½ taza (13 g de proteína, 0 g de grasa).
- Queso crema "Philadelphia" sin grasa: 4 cucharadas (10 g de proteína, 0 g de grasa).
- Queso fresco "Friendship": dos rebanadas (10 g de proteína, 5 g de grasa).
- Queso feta "Alpine Lace" reducido en grasa: dos rebanadas (12 g de proteína, 6 g de grasa).
- "Laughing Cow Light": dos tiras (5 g de proteína, 4 g de grasa).

- Queso mozzarella "Alpine Lace" reducido en grasa: dos rebanadas (16 g de proteína, 6 g de grasa).
- Queso parmesano "Kraft" reducido en grasa: 2 cucharaditas (1 g de proteína, 7 g de grasa).
- Queso provolone "Sargent" reducido en grasa: dos rebanadas (10 g de proteína, 7 g de grasa).
- Queso ricotta "Polly-O" sin grasa: ½ taza (16 g de proteína, 0 g de grasa).
- Queso suizo "Kraft Singles" con 2 por ciento de leche: dos rebanadas (8 g de proteína, 5 g de grasa).

Lácteos y huevo
- Huevos (preferentemente con omega-3 u orgánicos): dos huevos grandes (12.6 g de proteína), o una yema de huevo con dos claras (10 g de proteína), o tres claras (12 g de proteína).
- búlgaros naturales bajos en grasa o sin grasa (preferentemente orgánicos): 236 mililitros u 8 onzas (14 g de proteína).
- Yogurt natural bajo en grasa o sin grasa (preferentemente orgánico): 236 mililitros u 8 onzas (12 g de proteína).
- Leche descremada orgánica: 236 mililitros u 8 onzas (8 g de proteína).
- Polvo de proteína de suero: dos cucharadas (15 g de proteína).

Carne
(Nota: Generalmente, la mayoría de carnes y pescados, contienen aproximadamente 7 gramos de proteína cada 28.34 gramos (1 onza). Yo recomiendo de 56.70 a 170 gramos (de 2 a 6 onzas) de proteína por porción. Las mujeres solamente necesitan de 56.70 a 113.40 gramos (2 a 4 onzas), mientras que los hombres requieren de 85 a 170 gramos (3 a 6 onzas), dependiendo de su masa corporal).

- Res, extra magra (de preferencia orgánica o de granja; quite toda la grasa visible): de 56.70 a 113.40 gramos (2 a 4 onzas) para mujeres, de 85 a 170 gramos (3 a 6 onzas) para los hombres (limite el total de su consumo de carnes rojas a menos de 510.29 gramos (18 onzas) a la semana).
- Búfalo, bisonte, alce, caribú, venado, cabra, avestruz: de 56.70 a 113.40 gramos (2 a 4 onzas) para mujeres, de 85 a 170 gramos (3 a 6 onzas) para los hombres (limite el total de su consumo de carnes rojas a menos de 510.29 gramos (18 onzas) a la semana).

- Pollo y pavo (remuévale la piel): de 56.70 a 113.40 gramos (2 a 4 onzas) para mujeres, de 85 a 170 gramos (3 a 6 onzas) para los hombres.
- Pescado: de 85 a 170 gramos (3 a 6 onzas); ejemplos: bacalao, solla roja, merluza, arenque, mero, pez dorado, lubina, mojarra, perca, pargo, atún tongol, pez emperador, salmón, trucha, sardinas, caballa).
- Cerdo (jamón magro, chuleta magra de cerdo, lomo de cerdo, lomo canadiense): de 85 a 170 gramos (3 a 6 onzas) (limítelo a tres pociones por semana).
- Mariscos (es decir: camarón, cangrejo, langosta, ostiones, ostras, mejillones): de 85 a 170 gramos (3 a 6 onzas) (limítelo a una porción por semana).

Algunos tipos de pescado contienen mercurio, PCB (Policloruro de Bifenilo) y otros contaminantes. Entre los pescados altos en mercurio se encuentran el tiburón, el pez espada, la caballa gigante y el blanquillo. El atún albacora y el atún en lata contienen cantidades moderadas de mercurio. Entre los pescados bajos en mercurio se encuentran la merluza, el arenque, la caballa del Atlántico, la perca de mar, abadejo, salmón (tanto fresco como enlatado), sardina, mojarra, trucha y atún tongol.

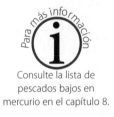

Consulte la lista de pescados bajos en mercurio en el capítulo 8.

Los niños pequeños, las mujeres embarazadas, las mujeres fértiles o las mujeres que estén amamantando deben evitar comer pescados altos en mercurio. Recuerde, el Colegio Estadounidense de Ginecólogos y Obstetras recomienda solamente dos porciones de 170 gramos (6 onzas) de pescado por semana en mujeres embarazadas. Para los niños y las mujeres que estén lactando, la Academia Estadounidense de Pediatría recomienda que ambos no consuman más de 198.50 gramos (7 onzas) de pescado alto en mercurio por semana. Observe que el pescado contiene cada vez más mercurio, el cual es tóxico para los fetos y para el cerebro de los niños. Además, los peces de criadero tienden más a tener PCB que los peces silvestres.

Grasas
- Crema de almendra: 2 cucharadas (16 g de grasa).
- Almendra: 14 gramos, ½ onza o doce almendras enteras (9 g de grasa).

- Aguacate, fresco: ½ taza, en puré (16 g de grasa).
- Mantequilla: 1 cucharada (12 g de grasa).
- Crema de nuez de la india: 2 cucharadas (15 g de grasa).
- Semilla de linaza: 4 cucharadas (13 g de grasa).
- Humus: 8 cucharadas o ½ taza (10 g de grasa).
- Mayonesa "Smart Balance" Light: 2 cucharadas (10 g de grasa).
- Mayonesa "Smart Beat" sin grasas: 5 cucharadas (0 g de grasa).
- Mayonesa normal: 1 cucharada (11 g de grasa).
- Aceite (de oliva extra-virgen, de coco extra-virgen o cualquier otro tipo de aceite saludable): 1 cucharada (aprox. 14 g de grasa).
- Crema de cacahuete: 2 cucharadas (16 g de grasa).
- Cacahuetes: 28 gramos o 1 onza (14 g de grasa).
- Nueces: 14 gramos o ½ onza (10 g de grasa).
- Semillas de calabaza: ¼ taza, 57 gramos o 2 onzas (16 g de grasa).
- Mantequilla "Butter Burst Smart Balance" en aerosol: 5 rociadas (0 g de grasa).
- "Smart Balance Omega" para untar: 1 cucharada (14 g de grasa).
- Nuez de castilla: 14 gramos o ½ onza (10 g de grasa).

Aderezos para ensaladas

(Nota: Es mejor escoger aderezos *light* o que tengan una parte de aceite de oliva extra virgen por cuatro partes de vinagre en un atomizador para ensalada. También recomiendo los nuevos atomizadores para ensalada que se venden en los supermercados como las marcas "Wishbone" y "Ken's Lite Accents". Estos contienen solamente 1 caloría por rociada y en mi opinión son superiores a otras opciones de aderezos para ensaladas. Los aderezos bajos en grasa también son una opción, pero a la mayoría no le gusta su sabor (y disfrutar lo que come es crucial para el programa "Yo sí puedo". Si no disfruta el sabor de los aderezos *light*, puede poner aderezo natural en un atomizador para aderezo y rociarlo (para reducir la cantidad), o ponerlo en un plato aparte limitándolo a 1 o 2 cucharadas).

- Vinagreta balsámica "Wishbone Salad Spritzers Balsamic Breeze": 10 rociadas (1 g de grasa).
- Aderezo de queso roquefort "Litehouse Lite": 4 cucharadas (12 g de grasa).

- Aderezo normal de queso roquefort: 2 cucharadas (12 a 16 g de grasa).
- Aderezo César "Cains" *light*: 4 cucharadas (10 g de grasa).
- Aderezo César "Wishbone Salad Spritzers Caesar Delight": 10 rociadas (1 g de grasa).
- Aderezo César "Wishbone Just 2 Good" *light:* 4 cucharadas (4 g de grasa).
- Aderezo César normal: 2 cucharadas (12 g de grasa).
- Aceite de oliva (extra-virgen) y vinagre: 1 cucharada de aceite de oliva y 4 cucharadas de vinagre (vinagre balsámico o de manzana) (12 g de grasa).
- Aderezo ranch "Wishbone Salad Spritzers Ranch Vinaigrette": 10 rociadas (1 g de grasa).
- Aderezo ranch "Cains" *light*: 4 cucharadas (12 g de grasa).
- Aderezo ranch "Wish-Bone Just 2 Good" *light:* 4 cucharadas (4 g de grasa)
- Aderezo ranch normal: 2 cucharadas (16 a 18 g de grasa).
- Aderezo Mil Islas "Wish-Bone Just 2 Good" *light:* 4 cucharadas (4 g de grasa).
- Aderezo Mil Islas normal: 2 cucharadas (14 g de grasa).

EL ABC DEL ADEREZO CÉSAR

Aunque existen muchas opciones bajas en grasa, tenga cuidado al comprar cualquier aderezo tipo César. El conocido aderezo cargado de grasa es a menudo la peor elección en el pasillo de condimentos, ya que marcas como "Ken's Steak House" (que contiene 9 gramos de grasa y 80 calorías por cucharada) a menudo le agregan una etiqueta con la leyenda "0 g de carbohidratos" a sus productos. Una mejor opción: el aderezo "Wish-Bone's Caesar Delight Vinaigrette Salad Spritzer", que contiene solamente 2 calorías y un mínimo de grasa por rocío.

CÓMO ARMAR EL CONJUNTO

Como un ejemplo, ensamblemos ya sea una comida o una cena utilizando los elementos listados previamente. (Vea el Apéndice D para obtener una muestra de menús semanales que incluyen sugerencias para cada comida). Como bebida, puede tomar un vaso de agua de manantial, filtrada o mineral con un poco de limón verde o limón amarillo. También puede tomar té endulzado con stevia o con Just Like Sugar si lo prefiere, y un poco de limón verde o amarillo.

Ensaladas

Cuando coma fuera de casa, sáltese el pan y comience su comida con una ensalada de hojas verde oscuro y llena de pepinos, jitomate y cebolla. Le puede agregar coles de Bruselas o pedazos de brócoli a su ensalada y un poco de queso encima y algunas semillas de girasol (sin crutones). Después añada de 2 a 4 cucharadas de aderezo para ensaladas *light*, de 4 a 6 cucharadas de aderezo libre de grasa, o 10 o más rociadas de aderezo en atomizador. O bien, si prefiere aderezo de vinagre y aceite, mezcle 1 cucharada de aceite de oliva extra-virgen con 4 cucharadas de vinagre balsámico. La mejor manera de reducir la ingesta de grasa es usar un atomizador de aderezo con lo mínimo de grasa por rociada. Otra buena sugerencia es que su mesero agregue de 1 a 2 cucharadas de aderezo normal en un plato pequeño y simplemente sumerja su tenedor en el aderezo antes de cada bocado. Pero tenga cuidado de no comer más de esta cantidad ya que no es bajo en grasa o sin grasa.

La mayoría de las personas olvida que 10 tazas de lechuga romana contienen aproximadamente 100 calorías, mientras que solamente 1 ½ cucharada de la mayoría de los aderezos, contienen la misma cantidad de calorías. Veo que muchas personas que están a régimen se meten en problemas al comer ensaladas completamente cubiertas de aderezos altos en calorías. Una ensalada César grande, puede tener solamente 20 calorías en hojas de lechuga, y más de 1,000 calorías de aderezo. ¿Se da cuenta? No consuma mucho aderezo normal; en lugar de eso, opte por un aderezo *light* o, si no le importa el sabor, por uno sin grasa. Mejor aún, utilice un atomizador de aderezo.

Sopas

Lo siguiente en su comida es la sopa. Escoja una sopa caldosa, como la de verduras o de judías. Son bastante llenadoras y normalmente evitan que coma de más. Evite las cremas, como la de brócoli con cheddar, que son altas en calorías. Asegúrese que su sopa sea baja en sodio (de preferencia menos de 500 miligramos) y baja en grasas (de preferencia menos de 10 gramos). Uno de los ingredientes clave para una sopa saludable es la fibra, así que busque las que tengan por lo menos 3 gramos de fibra. En lo que concierne a la fibra, entre más, mejor. Finalmente, no exagere el contenido de carbohidratos. Muchas sopas están cargadas de carbohidratos de alto índice glucémico como el arroz y la pasta. Escoja las sopas de verduras como la sopa minestrone o de judías como la sopa de judías negras.

Si llegara a suceder que sigue teniendo mucha hambre después de comer ensalada y sopa, entonces puede tomar algunas cápsulas de fibra. Tome dos o tres cápsulas de fibra de PGX, con 16 onzas de agua (vea el Apéndice H). Si hace esto antes de comer el platillo principal, llenará su estómago más rápido y tendrá menos probabilidades de comer de más los alimentos incorrectos.

Platillos principales

Como platillo principal, elija un porción que contenga de 56.70 a 113.40 gramos (2 a 4 onzas) de proteína si es mujer, y de 85 a 170 gramos (3 a 6 onzas) si es hombre. Por ejemplo, una opción frecuente sería una pechuga de pollo a la parrilla sazonada con algunos aderezos bajos en sodio (cuídese de las salsas para marinar con alto contenido calórico y altas en carbohidratos). Junto con la fuente principal de proteína, añada una porción de verduras como brócoli, que debe ocupar la mitad de su plato. Estos pueden ir sazonados con una rociada de "Mrs. Dash" (asegúrese de que no contenga MSG), "Butter Buds", "Molly McButter", ajo, sazonador de pimienta con limón y otras especias.

> ### LA SOPA ATACA DE NUEVO
>
> Un estudio reciente de la Universidad Penn State descubrió que consumir un plato de sopa baja en calorías antes de comer, reduce el consumo total de calorías hasta un abrumador 20%.[2]

A continuación, seleccione alimentos de almidón con bajo nivel glucémico como una pieza de pan integral (que tenga de 5 a 6 gramos de fibra por rebanada) o media taza (el tamaño de una pelota de tenis) de arroz integral, pasta cocinada al dente, granos de maíz, camote o judías. Las mujeres pueden servirse una porción y los hombres de una y media a dos porciones de almidón en el desayuno y la comida, pero nada de almidón o fruta en la cena. Además, también puede terminar su comida con una pieza de fruta como una pera de tamaño mediano.

Si va a comer fuera de casa, recuerde que la mayoría de entradas son dos o tres veces más grandes de lo recomendado. Casi siempre puede comer la mitad de proteína y almidón servidos y guardar el resto para otra comida o refacción. Y si le gustan los emparedados y quiere incorporarlos a su programa de pérdida de peso, puede hacerlo. Una vez más, los hombres normalmente pueden comer dos porciones de almidón por comida; sin embargo, las mujeres deben limitarse a servirse solamente una. Recuerde, una porción de almidón es equivalente a una pelota de tenis o a una rebanada de pan.

Postres

De vez en cuando puede darse el gusto de comer un dulce como chocolate amargo u otro postre pequeño. Sin embargo, antes de disfrutarlo, le recomiendo que tome dos o tres cápsulas de PGX con 16 onzas de agua. Esto no solamente reduce el valor del índice glucémico del postre, sino que también contribuye a la saciedad. Con los postres, es especialmente importante concentrarse y saborear cada bocado (que lo explicaré mejor en el capítulo 19) para que no coma de más y sabotee sus esfuerzos por adelgazar. Si come postre, lo mejor es comerlo en la comida (4:00 p.m. o antes) y reducir su consumo de almidón en esa comida. Asimismo, tome fibra PGX después. ¡Recuerde que la fibra cubre multitud de pecados en la dieta!

Ahora que ya tiene una idea de cómo debe ser cada comida. Usando los principios explicados en el capítulo anterior y los ejemplos de este, está listo para diseñar sus comidas y practicar la planeación específica de comidas según sus preferencias y paladares. (Recuerde: ¡disfrute lo que coma, no haga que sea una tarea aburrida!). Una vez más, si necesita más ejemplos o ayuda para planear sus comidas, los apéndices al final de este libro le darán ejemplos más que suficientes. No solamente he incluido las comidas de toda una semana, sino también comidas de algunos de los restaurantes de comida rápida más saludables.

Continuemos con nuestro plan alimenticio por medio de considerar los increíbles beneficios de los refacciones. Las refacciones adecuadas no le permitirán tener hambre, evitarán que se dé un atracón y lo ayudarán a seguir quemando grasa.

Puntos "Yo si puedo" para recordar

1. Desayune como rey, coma como príncipe y cene como mendigo.

2. Las personas que tienen más éxito para adelgazar y mantenerse delgadas, son aquellas que entienden la importancia del desayuno.

3. Procure comer de 5 a 10 gramos de fibra en cada comida junto con por lo menos 3 gramos en cada refacción.

4. Las "frutas poderosas" por excelencia que estimulan la energía por la mañana incluyen manzanas, zarzamoras, arándanos azules, peras, frambuesas y fresas.

5. Limite su consumo de ciertos tipos de pescado, especialmente los que son altos en mercurio.

6. Recuerde comenzar la comida y la cena con una cantidad abundante de ensalada (con aderezo *light* o bajo en grasa) y un plato de sopa de verduras sin crema o sopa de leguminosas.

17

EL PODER DE LAS REFACCIONES

Cuando estaba en los Scouts, acampábamos por lo menos un fin de semana al mes. Antes del anochecer, encendíamos una gran fogata que podía verse a kilómetros de distancia ya que iluminaba el oscuro cielo. A todos les encantaba juntarse alrededor del fuego, mirando su luz mientras conversaban y disfrutaban del calor junto al aire frío de la noche. Sabíamos que si queríamos seguir disfrutando ese calor, alguien tenía que mantener el fuego ardiendo durante la noche. Recuerdo despertar varias veces temblando por el clima frío y caminar hacia el fuego para echarle más leña. Todos los Scouts entendían que entre más madera se ponga en el fuego, más caliente estará y durará más. Si esto se realizaba durante la noche, uno podía despertar caliente y con una fogata aún ardiendo fuertemente.

Su cuerpo funciona de manera similar con las refacciones. Al consumir "mini comidas" entre sus tres comidas principales o al comer cada tres horas o tres horas y media, mantendrá el fuego metabólico de su cuerpo ardiendo, permitiéndole de esta manera quemar calorías durante el día. Sin embargo, si solamente se tratara de mantener el fuego de la dieta ardiendo, no muchos tendrían problemas de peso. El problema comienza con los antojos.

LIBRE LA GUERRA CON UNA REFACCIÓN

Si usted es como mucha gente, en un punto del día probablemente tendrá un irresistible deseo por un alimento en particular (normalmente alimentos que sabe que debe evitar). En esos días cuando no siente ganas de luchar la batalla, el antojo pasa de ser un simple pensamiento a una simple mordida y de ahí a una comilona suprema. Después se siente culpable, avergonzado y posiblemente sin esperanza pensando que luchará por siempre esta batalla extenuante con el apetito.

¿Le suena familiar? Todos los días encuentro esto en mis pacientes. Pueden estar haciendo todo correctamente: comen tres comidas saludables al día, se ejercitan con regularidad, practican el control de porciones y evitan los refrescos y los dulces. Sin embargo, sin fallar, de las 3:00

p.m. a las 5:00 p.m., o de las 8:00 p.m. a las 11:00 p.m., parece como si alguien encendiera el interruptor del apetito y todo lo que pueden pensar es en comida (y usualmente en los alimentos incorrectos).

Lo cierto es que no importa cuántas zanahorias o apios se coma, probablemente sus antojos no desaparecerán. Pero antes de que deje este libro y piense que no hay razón para luchar, entienda lo siguiente: aunque no pueda *deshacerse* de sus antojos, usted *puede* controlarlos y finalmente vencerlos. La clave está en *controlarlos*. Y una de las maneras más importantes y efectivas de hacerlo son los refacciones.

LAS REFACCIONES ADECUADAS

Muchas personas no entienden que una buen refacción no solamente puede quitar el apetito, sino que también puede evitar por completo que aparezca. Y aunque parece contradictorio para algunos, tomar un refacción puede ayudarlo a quemar más calorías en el proceso. Los investigadores han determinado que tomar un refacción con la cantidad correcta de alimentos saludables además de hacer tres comidas al día, acelera el metabolismo más que si solamente comiera tres veces al día.[1] Tomar un refacción estimula al cuerpo a quemar más energía. Así como añadirle más leña a la fogata la hace arder más y durante más tiempo, una cantidad adecuada de refacciones saludables, mantiene avivado el fuego metabólicas del cuerpo durante el día.

Espero que haya captado que el énfasis está tanto en la cantidad *así como* en la calidad de las refacciones. No le hace bien comer refacciones saludables si consume demasiadas. De acuerdo con una encuesta hecha por el Calorie Control Council (Consejo de Control de Calorías), un tercio de los adultos le adjudica a "tomo demasiadas refacciones" que sus intentos por adelgazar han fallado.[2] He tenido que corregir a muchos pacientes que usaban el poder de la refacción como una excusa para hacer una cuarta o quinta comida. Aun y cuando comían alimentos saludables en sus refacciones, terminaban comiendo porciones enormes de cada cosa, además de que escogían la mezcla incorrecta de combustible. Esto evidentemente frustra el propósito y no tiene mucha ciencia. Tomar refacciones es importante para adelgazar. Sin embrago, comer demasiado en la refacción, sin duda saboteará sus esfuerzos.

De igual manera, solamente porque por casualidad arrojó la cantidad exacta de algo al fuego para evitar que se apagara, no significa que el fuego arderá durante más tiempo. Debe arrojar el *tipo* correcto de combustible al fuego, o en este caso comer el tipo correcto de refacción.

Los pastelillos no cuentan como una refacción adecuada. Tampoco las rosquillas Krispy Kreme, las palomitas de caramelo o incluso las barras de granola ricas en azúcar. Cada una de ellas se asemeja a arrojar paja al fuego; se quema rápidamente. De hecho, como veremos más tarde en este capítulo, comer este tipo de refacciones inadecuadas, provocará que se le antojen más estos alimentos procesados ricos en azúcares. Dicho de otra manera, cuando habitualmente consume todo un paquete de galletas Oreo como "refacción", no solamente se llena del combustible equivocado, sino que también lo lleva a tener el mismo antojo una vez más. Es por eso que la gente con sobrepeso y obesidad a menudo puede comer sus alimentos preferidos sin sentirse nunca satisfechos.

Refacciones saludables

¿Qué hace que un refacción saludable aleje estos antojos? Muchas personas piensan inmediatamente en zanahoria, apio y brócoli. Aunque estos sean alimentos saludables, no satisfarán por nada su apetito o hambre. Al final, usted se dará un atracón de alimentos ricos en azúcar y carbohidratos después de comer estos. El mejor tipo de alimento para la refacción es una mini comida que contenga proteína saludable, mucha fibra, almidón de bajo índice glucémico y un poco de grasa buena. Al combinarlos, este combustible alimenticio o mezcla de combustible se digiere lentamente, provocando que la glucosa corra lentamente hacia su flujo sanguíneo, lo cual controla su hambre durante horas.

Para saber qué proteínas, grasas y carbohidratos de bajo índice glucémico escoger para la refacción, puede consultar las listas de alimentos del capítulo 16. Escoja la mitad de una porción de almidón de bajo índice glucémico o una porción de fruta. Después añada de 28 a 56 gramos (de 1 a 2 onzas) de una proteína y la mitad de una porción de grasa. Normalmente esta mini comida suma

Cinco refacciones inútiles

1. Galletas (aunque sean sin grasa, cuide las calorías y el azúcar).

2. Barras de granola (algunas pasan la prueba, sin embargo la mayoría contienen demasiada azúcar).

3. Patatas fritas y nachos (grasa, grasa, grasa… y de la mala).

4. Pasteles y repostería (toneladas de calorías, mucha azúcar y grasa, y cero nutrición).

5. Galletas saladas (aunque muchas son aceptables, vigile las porciones).

solamente un total de 100 a 250 calorías. Algunos ejemplos de estas refacciones equilibradas incluyen:

En la mañana y la tarde

- Una pieza de fruta, 177 mililitros (6 onzas) de yogurt o búlgaros bajos en grasa, de cinco a diez nueces (la fruta puede comerse entera o licuada con los búlgaros) y una cucharada de proteína en polvo sabor vainilla o plátano.
- 2 cucharadas de humus con una pieza pequeña de pan pita integral alto en fibra (de 10 centímetros o 4 pulgadas de diámetro) y de 28 a 56 gramos (1 a 2 onzas) de pollo o pavo rebanado.
- Dos galletas de centeno de bajo índice glucémico altas en fibra con 1 o 2 tiras de queso Laughing Cow *light* y 28 o 56 gramos (1 o 2 onzas) (para los hombres) o 28 gramos (1 onza) para las mujeres de salmón ahumado o atún tongol.
- Para las mujeres media rebanada y para los hombres una rebanada completa de pan Ezquiel 4:9 de bajo índice glucémico o pan integral alto en fibra con 1 cucharadita de crema de almendra, crema de nuez de la india o de crema de cacahuete y 28 gramos (1 onza) de carne seca.
- Media taza de queso cottage sin grasa, una pieza de fruta y de cinco a diez nueces.
- Una barra alimenticia de bajo índice glucémico alta en proteína como las barras FitSmart o Jay Robb Jay Bar (barra completa para los hombres y media barra para las mujeres).
- Una pequeña ensalada con 28 o 56 gramos (1 o 2 onzas) de pavo rebanado, 2 cucharadas de aguacate y aderezo sin grasa (u omita el aguacate y añada 2 o 3 cucharadas de aderezo *light).*
- Un plato de sopa caldosa de verduras o de leguminosas con 28 o 56 gramos (1 o 2 onzas) de pollo cocido.
- Licuado "Yo sí puedo" del Dr. Colbert (página 317).
- Licuado de proteína hecho con proteína en polvo (1 a 2 cucharadas) combinado con 236 mililitros (8 onzas) de leche descremada, leche de coco o búlgaros bajos en grasa sabor natural o de coco (opción: diluya la leche descremada, la leche de coco o los búlgaros, reduciéndolos a 118 mililitros (4 onzas) y combinándolos con 118 mililitros (4 onzas) de agua filtrada o de manantial).

Asegúrese de añadir dos o tres cápsulas de fibra PGX con 473 mililitros (16 onzas) de agua junto con su refacción. También recuerde que le puede añadir las verduras sin almidón que desee a esta refacción. Para rematar, le recomiendo una taza de té verde o negro con su refacción, usando stevia natural como edulcorante.

En la noche

- Bebidas de proteínas
- "Wraps" de lechuga
- Sopas de verduras con carne

"Trampas" saludables para la refacción vespertina

Para la mayoría de la gente, la tarde es el momento más difícil para mantenerse en el buen camino. He encontrado algunas versiones saludables de refacciones vespertinas comunes que le puedo permitir si realmente tiene antojo de chocolate o de una bola de helado antes de ir a la cama.

- Yogurt helado casero: licue labneh (jocoque) natural (como las marcas Oikos o Choboni) con hielo, extracto puro de vainilla, stevia o Just Like Sugar (al gusto). Esto le sabrá como helado y satisfará su antojo sin sacarlo del vagón "Yo sí puedo".
- Chocolate caliente hecho de cacao en polvo Green & Black con leche descremada y stevia o Just Like Sugar.
- Una barra de fibra Kellogg's o una barra Fiber One puede también ayudar a frenar su antojo nocturno si no tiene estas otras refacciones de "trampa" aprobadas a la mano.

Provisiones para una refacción saludable

Ya lo he instado a deshacerse de toda la comida chatarra, las patatas fritas, las galletas saladas, los dulces, las galletas, el helado, los refrescos y las bebidas con alto contenido de azúcar que guarda en su frigorífico, el congelador, la despensa y las vitrinas. Sin embargo, la segunda parte de la ecuación es mantener estos lugares provistos de refacciones saludables, incluyendo frutas, semillas, nueces, pan Ezequiel, humus, queso bajo en grasa, aguacates, galletas de centeno ricas en fibra, y cosas por el estilo. Tome un tazón grande y llénelo con sus frutas favoritas, especialmente frutas altas en fibra como manzana, pera, kiwi, toronja y todo tipo de bayas. Deje varias carnes de charcutería como pavo de granja independiente sin nitrito, pollo, rosbif magro y carne seca orgánica

Sin barras

Incontables personas a régimen se equivocan al asumir que una barra nutritiva es saludable solamente porque las palabras *salud, proteína o bajo en carbohidratos* aparecen en algún lugar del empaque. De hecho es difícil encontrar una barra sabrosa, saludable y balanceada en el mercado en la actualidad. La mayoría están llenas ya sea de azúcares y carbohidratos o de grasas, y deberían ser clasificadas como galletas en lugar de barras nutritivas. Algunas otras están llenas de proteínas de baja calidad pero no tienen una proporción saludable de carbohidratos complejos, grasas buenas ni fibra. Además, muchas utilizan la soya como su proteína, que ciertamente no es la mejor para adelgazar. Muy pocas tienen la cantidad de fibra adecuada y la mayoría lo dejan con antojo de más, así que termina comiendo dos o tres (o la caja completa) para satisfacer su antojo.

Lamentablemente, en la actualidad no existe la barra perfecta. Las cuatro que recomiendo son Jay Robb Jay Bar, cualquier barra de FitSmart, la barra NuGo Free Dark Chocolate Crunch (www.nugonutrition.com) y Flax Chocolate Flaxseed Bar (www.nutiva.com). La mejor opción sigue siendo hacer una "mini comida" utilizando comida real en lugar de un sustituto hecho por el hombre, sin embargo, siempre lleve en su bolsa o portafolio una barra nutritiva en caso de emergencia. La mayoría de estas barras pueden encontrarse en tiendas naturistas y no en los supermercados. Evite las barras que se venden en la mayoría de los supermercados ya que son altas en azúcar y carbohidratos refinados. Recuerde que como en cada comida, una buena proporción de combustible para una barra es de 40% de carbohidratos, 30% de grasas y 30% de proteínas junto con 5 gramos de fibra por barra.

libre de nitrito en el frigorífico. Asimismo le recomiendo siempre tener leche descremada orgánica, queso sin grasa, bajo en grasa o descremado como el queso Laughing Cow *light;* queso cottage o queso crema bajo en grasa o sin grasa; yogurt sin grasa o bajo en grasa; y búlgaros. Todas estas cosas son sencillas y las puede llevar a donde vaya.

Además, compre diferentes cremas de frutos secos como crema de almendra, crema de nuez de la india y crema de cacahuate natural. Tenga siempre una provisión a la mano de humus, aguacate, guacamole, semillas, cacahuates, tomates y pepinos, así como aderezos sin grasa o *light*, o atomizadores para ensalada. (La mayoría de las ensaladas pueden adquirirse en bolsas listas para servir). Para aquellos que tienen poco tiempo, también pueden tener una provisión de barras saludables como las de Jay Bar, FitSmart, Flax Chocolate Flaxseed Bar o NuGo Free Dark Chocolate Crunch Bar. También tenga siempre a su alrededor té negro y verde con stevia, así como limones verdes y amarillos.

Además de asegurarse de abastecer su casa con estos sencillos ítems para la refacción, abastezca su oficina y otros lugares también. Les recomiendo a mis pacientes mujeres que siempre lleven una refacción saludable en su bolso como una barra de FitSmart, una pequeña bolsa de nueces, una manzana o pera y cápsulas de fibra PGX. Guarde ítems no perecederos en el cajón de su escritorio en el trabajo. Prepárese para estar siempre bien abastecido de refacciones saludables en casa, en la oficina y en el camino. Y no olvide que es importante tener refacciones que de verdad disfrute.

Cómo controlar los fuertes antojos de azúcar y almidón

Ya hemos hablado acerca de cómo los alimentos dulces y los carbohidratos procesados se digieren en un par de horas. La rápida digestión provoca que el apetito se dispare una y otra vez, aumentando los niveles

> ### Frutas buenas
>
> Una investigación brasileña descubrió que las mujeres con sobrepeso que comían tres manzanas o peras pequeñas al día, adelgazaban más al seguir una dieta baja en calorías que aquellas que no consumían fruta en su dieta. Gracias a la abundancia de fibra en estas frutas, las mujeres que las comían, también consumían menos calorías en total.[3]

de azúcar e insulina en sangre y, finalmente, provocando que almacene grasa y engorde. Incluso las personas obesas sienten naturalmente este proceso porque saben de primera mano lo rápido que se desvanece un pico de azúcar, que es sustituido con un nuevo antojo de más azúcar.

¿Pero, qué hace usted si naturalmente se le antojan los alimentos ricos en azúcar y almidones? ¿Qué sucede cuando las refacciones mencionadas previamente no apagan sus enormes antojos por estos alimentos? Este es el caso de aquellos que tienen bajos niveles de serotonina en el cerebro. Como vimos al principio de este libro, la serotonina es un neurotransmisor importante que nos tranquiliza, nos ayuda a controlar nuestro apetito y nos da una sensación completa de bienestar. Tener un bajo nivel de serotonina es lo que provoca que se nos antojen los alimentos dulces, los chocolates, los carbohidratos y los almidones.

Para saber si usted tiene niveles bajos de serotonina, haga la prueba del capítulo 22. También puede hacer la prueba en línea.

Para muchas personas este es un problema grave y no solamente el antojo de una barra de chocolate. Estas personas en su mayoría han estado bajo un estrés crónico durante largo tiempo y probablemente han tenido niveles altos de hidrocortisona durante años. Posiblemente son personas asiduas a dietas bajas en carbohidratos o pueden tener problemas de insomnio, depresión o SPM. Algunos otros pueden ser además comedores compulsivos y glotones.

Ellos normalmente piensan todo el tiempo en comida y son comedores emocionales que utilizan la comida como un consuelo cuando están solos, aburridos, tristes, preocupados o molestos. Las mujeres tienden más a encajar en esta categoría que los hombres porque el cerebro femenino produce 50 por ciento menos serotonina que el cerebro masculino.[4] Es por esto también que las mujeres pasan por periodos de "abstinencia de carbohidratos" más a menudo que los hombres.

Una pareja de científicos investigó esta necesidad psicológica de serotonina en algunas personas e identificó el problema. La doctora en ciencias Judy Wurtman, y el doctor en medicina, Richard Wurtman, ambos neurocientíficos del Instituto Tecnológico de Massachussets (MIT, por sus siglas en inglés), descubrieron entre otras cosas, que había refacciones de carbohidratos que podían aumentar los niveles de serotonina en el cerebro.[5] A la larga, estos podían disminuir los antojos y ayudar a controlar el apetito. Así como el agua ayuda a mitigar la sed, comer la cantidad correcta de carbohidratos puede ayudar a mitigar las ansias por el azúcar y los carbohidratos, permitiéndole entonces al cuerpo producir serotonina.

Aunque los descubrimientos de Wurtman son buenas noticias, necesito añadir una advertencia que va especialmente dirigida a aquellos que batallan con estos "hiper-antojos" de azúcar y almidones. Asegúrese de que los carbohidratos que escoja para evitar tales antojos, no sean los que se le antojan. El asunto se trata de consumir la cantidad correcta de carbohidratos en el momento correcto del día. Si le fascina el carbohidrato que ha escogido para tomar la refacción, posiblemente se dará un atracón (o estará tentado a hacerlo), y puede ser que no adelgace. Demasiada serotonina también lo aletargará y adormilará. Entre más rutinaria y aburrida sea la refacción, representará menos tentación para usted. Además, es importante darse cuenta de que no se produce serotonina en el cerebro cuando usted consume proteína sola o demasiada proteína junto con un carbohidrato.

REFACCIONES QUE AUMENTAN LA SEROTONINA

Si normalmente consume demasiada azúcar y carbohidratos, usted puede aprender a escoger la cantidad adecuada y el momento adecuado del día para detener sus antojos, mejorar su humor y ayudarse a adelgazar. Para aumentar los niveles de serotonina le recomiendo tomar una o dos refacciones al día. Aproximadamente tres o tres horas y media después de la comida, consuma una mezcla de alrededor de 30 o 40 gramos de un carbohidrato integral con almidón con menos de 3 gramos de grasa y menos de 3 gramos de proteína. Aunque esta parezca una cantidad escasa de proteína, se debe a que demasiada proteína puede interferir con la producción de serotonina. A medida que adelgace, puede disminuir los gramos de carbohidratos de su refacción de 40 a 30 gramos, de 30 a 25 gramos, y finalmente de 25 a 20 gramos. Deberá comer estas refacciones con el estómago vacío en menos de diez minutos; se pueden consumir una hora antes de la cena de ser necesario. Recuerde que normalmente el efecto de la serotonina tarda cerca de treinta minutos en bajar su apetito y mejorar su humor.

Una vez que haya elegido la refacción que le funciona mejor, le recomiendo guardar una cantidad equivalente a 30 o 40 gramos de este en una bolsa de plástico resellable, y llévela en su coche, bolso o portafolio. Al comer esta refacción en horas específicas no solamente aumentará sus niveles de serotonina, sino que también verá que su peso comienza a disminuir.

Para aumentar el efecto, también recomiendo tomar de 50 a 100 miligramos de un suplemento de 5-HTP junto con estas refacciones y nuevamente a la hora de dormir. Asimismo recomiendo consumir 473 mililitros (16 onzas) de agua y de dos a tres cápsulas de fibra PGX después de su refacción estimuladora de serotonina. La fibra PGX ayuda a hacerlo sentirse satisfecho.

> ## REFACCIONES QUE ESTIMULAN SU CEREBRO
>
> Cualquiera de estas refacciones revitalizarán los niveles de serotonina de su cerebro.
>
> - La barra Fiber One Oats y Chocolate Chewy.
> - La barra Fiber One Oats y Peanuts Chewy.
> - Galletas saladas premium sin grasa (doce galletas pequeñas).
> - Pretzels sin grasa (42 gramos o 1 ½ onzas).
> - Palomitas Air Pop sin aceite (1 ½ tazas).
> - Galletas de arroz de tamaño normal (cuatro piezas).

Tenga o no bajos niveles de serotonina, las refacciones son poderosas en cualquier programa exitoso para adelgazar. Ayuda a controlar

Para más información

Hablaré de este y otros suplementos en el capítulo 21.

el apetito, que es una de las mayores fuerzas que puede actuar en contra de sus esfuerzos por adelgazar y mantenerse delgado. En casos especiales, como lo es tener niveles bajos de serotonina, esta fuerza puede parecer abrumadora. Permítame decirle que no lo es. De hecho, con una sencilla preparación, usted pronto se dará cuenta de la puede manejar fácilmente, hasta el punto de que se convierta en rutina.

Puntos "yo si puedo" para recordar

1. Por medio de consumir "mini comidas" con la mezcla adecuada de combustible entre nuestras tres comidas principales, mantenemos el fuego metabólico de nuestro cuerpo ardiendo, permitiéndonos de esta manera quemar más calorías a lo largo del día.

2. Aunque consuma tres comidas saludables al día, si toma refacciones con el tipo incorrecto de alimentos, o si las toma con los alimentos adecuados, pero en demasía, puede sabotear sus esfuerzos por adelgazar.

3. Los refacciones saludables incluyen la mezcla de combustible correcta de proteínas de calidad, grasas saludables y carbohidratos altos en fibra de bajo índice glucémico.

4. Una refacción típico debe contener un total de 100 a 250 calorías.

5. Es importante tener las refacciones a la mano todo el tiempo.

6. Tener un nivel bajo de serotonina es lo que provoca que muchas personas tengan fuertes antojos de alimentos dulces, chocolates, carbohidratos y almidones.

7. Puede elegir algunas refacciones estimuladores de serotonina para controlar sus antojos y aumentar su nivel de serotonina.

18

Controle su estómago: Supervise lo que realmente come

John Harrison, capitán retirado del ejército, estaba a cuatro meses de ser una víctima de usurpación de identidad antes de recibir el primer signo de advertencia. En Octubre de 2001, recibió una llamada telefónica de una cooperativa de ahorro por la existencia de una cuenta a su nombre. Como él nunca había abierto una cuenta con ellos, de inmediato asumió que era error de ellos y desestimó el incidente.

Sin embargo, la llamada que recibiría un mes después sería difícil de olvidar. Un detective en Beaumont, Texas, le informó que alguien había comprado una motocicleta Harley Davidson con un cheque del Bank of América firmado por "Jhon Harrison". Después de investigar el historial crediticio de Harrison, el detective no dudó que este fuera víctima de usurpación de identidad y le indicó lo primero que debía hacer.

De inmediato, Harrison comenzó a hacer lo que fuera necesario para limpiar su nombre. Aun así, tristemente, el breve despilfarro del usurpador todavía persigue diariamente a Harrison (años después). En apenas seis meses, un soldado de veintiún años llamado Jerry Wayne Phillips, acumuló una deuda de un valor mayor a los $260,000 dólares, abrió sesenta y un cuentas de banco o de crédito y emitió por lo menos 112 cheques con los que pagó por cosas como motocicletas, camiones, tiempos compartidos y propiedades en renta en la playa.

Aunque evidentemente no se puede culpar a Harrison por haber sido víctima del robo, la falta de supervisión sobre sus registros financieros le costó caro. Fue hasta la segunda llamada que Harrison revisó su historial crediticio. No tomó en cuenta su prestigio ante los bancos, y durante el tiempo que varias instituciones se tomaron para detectar y notificarlo acerca de esta actividad fraudulenta, Phillips ya había hecho el daño.[1]

En el caso de muchas personas a régimen, se han causado estragos similares en su cuerpo a medida que los kilogramos se siguen acumulando. Es comprensible que estas personas se frustren y se pregunten qué están haciendo mal. Aunque prueban dieta tras dieta, se ejercitan con regularidad y evitan comidas grasosas, siguen sin poder deshacerse de ese peso extra; y a menudo, como sucedió con el desafortunado capitán retirado, es simplemente consecuencia de no llevar un control (por escrito) de lo que *realmente* está sucediendo.

El valor de llevar un diario

He hecho alusiones a llevar un diario de alimentación en varios puntos de los últimos capítulos; sin embargo, en este capítulo quiero mostrarle lo fácil y valioso que es llevar uno. Llevamos un diario para registrar nuestros pensamientos. Asimismo, llevamos un archivo (tanto en copia impresa como de manera electrónica) de todos nuestros movimientos financieros para tener registros oficiales. De igual manera, llevar un diario de alimentación puede ayudar a aquellos que esperan adelgazar, especialmente al comenzar el programa de la dieta "Yo sí puedo". He descubierto que 70 por ciento del éxito que usted tenga en este programa depende de sus selección de alimentos.

Una de las primeras cosas que hago con mis pacientes que quieren adelgazar después de tomar su historial médico, es pedirles que registren sus comidas durante un periodo de cuatro días. Esto abarca tres días hábiles y un día de fin de semana (para ver si existe una diferencia importante entre ambos). Como verá, no se trata de un proceso complicado, no quiero que registren cada caloría o gramo de grasa que consumen. Mi mayor preocupación es ver *qué* comen y *cuánto*. Estos asuntos básicos siempre muestran un problema más profundo.

En lugar de explicar a detalle cómo llevar un diario de alimentación para comenzar a supervisar lo que come, permítame mostrarle cómo funciona, contándole la historia de Pam.

Porciones sin control

Cinco años antes, después de tener a su primer hijo, Pam había aumentado 27 kilogramos (60 libras) y no podía deshacerse de ellos sin importar la dieta que probará. El ama de casa de treinta y un años, llegó a pesar 91

Sus esfuerzos por adelgazar

Un estudio de 1,700 participantes conducido por Kaiser Performance descubrió que llevar un diario de alimentos puede duplicar lo que esa persona adelgace. Los participantes siguieron una dieta rica en fruta, verduras y lácteos bajos en grasa. Después de seis meses, los que llevaron el diario bajaron un promedio de 5.89 kilogramos (13 libras); los que no lo llevaron solamente adelgazaron 2.72 kilos (6 libras).[2]

kilogramos (200 libras) y la mayor parte de su peso se concentraba en su abdomen, el cual, lamentablemente la hacía parecer tener de siete a ocho meses de embarazo. Como puede imaginar, eso la llevó a varias situaciones penosas en centros comerciales o restaurantes, en donde la gente se detenía con frecuencia para preguntarle cuándo daría a luz. Pam no tenía problemas de salud y no tomaba medicamentos, lo que la dejaba cada vez más perpleja porque su peso no cedía.

Cuando vino a verme hace algunos años, nos tomamos el tiempo de repasar su historial alimenticio y de ejercicio. Ella se ejercitaba cuatro veces a la semana durante treinta minutos. Normalmente comía saludablemente y consumía muchas frutas y verduras, así como carnes magras, asadas o hervidas y nunca fritas. Además consumía pan o pasta de trigo integral, arroz integral, cereal alto en fibra, leche baja en grasas y nunca comía postres. Pam no podía entender por qué, después de hacer todo lo que debía hacer, no podía adelgazar.

Entonces le pregunté por el tamaño de las porciones de alimentos que comía. Ella dijo que comía porciones

> ## MÁS DISTORSIÓN DE PORCIONES
>
> Hace veinte años, una porción típica de espagueti y albóndigas en un restaurante, contenía una sola taza de pasta con salsa y tres albóndigas pequeñas, que sumaban un total de 500 calorías. Hoy en día, la misma porción "regular" incluye el doble de pasta con salsa y suma un promedio de 1,025 calorías.[3]

normales y después agregó que nunca se servía una segunda o tercera vez como lo hacía su esposo. Él también era mi paciente, y como ex jugador de fútbol universitario, era un hombre grande y musculoso que aún practicaba deportes con regularidad en su iglesia. Esto me dio una pista de lo que en realidad no le permitía a Pam perder peso.

Le pedí comprar un cuadernillo barato que pudiera llevar fácilmente en su bolso. Ella debía registrar todo lo que comiera y bebiera en un diario de alimentación durante tres días hábiles y un día del fin de semana. "No escribas solamente *lo que* comas y bebas —le dije— también escribe *cuánto* comes y bebes". Después le dije que quería que anotara el día de la semana, la hora de cada comida o refacción y, lo más importante, el contenido calórico de cada alimento que consumía.

La siguiente semana cuando Pam regresó, ambos nos asombramos con su diario de alimentación de cuatro días. Era cierto que estaba comiendo un sano cereal alto en fibra con un plátano por la mañana. Pero el tamaño de su porción era de más de una taza y en lugar de tomar leche descremada, estaba tomando leche semidescremada. En lugar de un vaso de jugo de naranja de 118 mililitros (4 onzas), ella tomaba un vaso de 355 mililitros (12 onzas). Y junto con dos piezas de tocino de pavo, comía una rebanada de pan integral tostado con una cucharadita de mantequilla y una de mermelada, además de una taza de café de 236 mililitros (8 onzas) con una cucharada de crema para café y edulcorante artificial. Pam creía que estaba comiendo un desayuno bajo en calorías pero su diario mostró algo diferente.

Día 1 - Lunes

Desayuno

Alimento y bebida	Hora	Porción	Calorías
Pan integral tostado	8:00 a.m.	1 rebanada	69
Cereal Raisin Bran		1 taza	380
Plátano		½ plátano	52
Leche semidescremada		1 taza	122
Jugo de naranja		12 onzas	165
Tocino de pavo		2 rebanadas	70
Mantequilla		1 cucharadita	33
Mermelada		1 cucharadita	13
Café		1 taza	5
Crema		1 cucharada	40
Edulcorante artificial		1 sobre	0
Total de calorías			**949**

En la comida, Pam normalmente iba a Subway y comía un emparedado Subway Club con una Coca-cola de dieta y una bolsa pequeña de patatas al horno.

Comida

Alimento y bebida	Hora	Porción	Calorías
Emparedado Subway Club	12:00 p.m.	6 pulgadas	320
Patatas al horno		1 onza	120
Coca-cola de dieta		12 onzas	0
Total de calorías			**440**

Alrededor de las 3:00 p.m., Pam comía una barra energética y una Coca-cola de dieta como refacción.

Refacción

Alimento y bebida	Hora	Porción	Calorías
Barra energética Kashi	3:00 p.m.	35 gramos	140
Coca-cola de dieta		12 onzas	0
Total calories			**140**

La cena era la comida más grande. Ella estaba orgullosa de preparar una gran cena para su esposo y sus hijos todas las noches. Normalmente consumía carne, como un filete châteaubriand magro a la parrilla de 226 gramos (8 onzas), a menudo acompañado con patatas al horno, puré de patatas o maíz, así como algunas verduras como judías verdes, brócoli o espárragos. Dos veces a la semana preparaba arroz integral o pasta integral y servía pan de soda o pan de pita integral junto con el platillo.

Aunque Pam rara vez se servía dos o tres veces como su esposo, su plato medía 11 pulgadas y estaba lleno. Contenía 226 gramos (8 onzas) de carne; una taza de patatas, arroz o maíz; media taza de verduras; dos panes de soda integrales o pan pita. Comenzaba la cena con una ensalada grande, normalmente llena de aderezo de queso roquefort o César. Además le añadía mucha mantequilla a las verduras, incluyendo al maíz, las patatas al horno, el brócoli y los espárragos.

Apegándose a la tarea que le encomendé, Pam midió la cantidad típica de aderezo que utilizaba y descubrió que añadía 10 cucharadas de aderezo de queso roquefort, ¡que por sí solo sumaba 850 calorías! No tardó mucho en darse cuenta de que el tamaño de sus porciones era demasiado grande y que utilizaba demasiada mantequilla y aderezo.

Cena

Alimento y bebida	Hora	Porción	Calorías
Filete chateaubriand	8:00 p.m.	8 onzas	641
Puré de patatas		1 taza	200
Lechuga		1 taza	8
Aderezo de queso Roquefort		10 cucharadas	850
Pan pita integral		dos rebanadas de 6 ½ pulgadas	340

Alimento y bebida	Hora	Porción	Calorías
Brócoli		½ taza	27
Mantequilla		2 cucharadas	200
Total de calorías			**2,266**

Pam consumía 2,266 calorías solamente en la cena y después se iba a la cama a las 10:00 p.m. Aunque comía alimentos más saludables, el puro volumen de comida y calorías, especialmente en la cena, tenía atrapado a su cuerpo en la obesidad sin darse cuenta. Su consumo total de calorías en un solo día era la sorpresiva cantidad de 3,795 calorías. Ella consumía 949 calorías en el desayuno, 440 calorías en la comida, 140 calorías en la refacción de media tarde y 2,266 calorías en la cena. Ella no estaba cenando como mendiga sino como reina.

¿CUÁNTO NECESITA QUEMAR?

Después de descubrir cuántas calorías estaba consumiendo Pam diariamente, nuestro siguiente paso fue calcular el número de calorías necesarias para mantener su peso de 90 kilogramos (200 libras). En el capítulo 5 hablamos de cómo calcular su tasa de metabolismo basal (TMB) tanto de manera aproximada y como utilizando un método más preciso. Lo aplicamos en el caso de Pam y descubrimos que para adelgazar 453 gramos (una libra) a la semana, ella debía bajar su consumo de calorías a 500 calorías al día o aumentar su actividad física para quemar 500 calorías al día. Una tercera opción era combinar las dos opciones para reducir la misma cantidad de calorías.

> **NADAR MUCHO**
>
> Para quemar las 952 calorías y los 80 gramos de grasa que contiene un solo omelet de tocino con queso Bob Evans, usted tendría que nadar contra corriente durante 112 minutos.[4]

Ya que se ejercitaba cuatro días a la semana y no tenía tiempo para ejercitarse más, Pam decidió reducir el tamaño de sus porciones. Comenzó simplemente cambiando los platos de la cena. En lugar de comer por completo lo que había en su plato extragrande, comenzó a comer en un plato de 9 pulgadas. Cambió a un aderezo de queso roquefort sin grasa y redujo su consumo de mantequilla y pan. En lugar de consumir más de 2,000 calorías en la cena, solamente consumía de 500 a 600 calorías. Y en lugar de consumir más de 900 calorías en el desayuno, ella eligió alimentos de bajo índice glucémico y disminuyó el tamaño de sus porciones. Haciendo esto, Pam pudo reducir su consumo de calorías del desayuno a 400 o 500 calorías.

Pam también practicó la alimentación consciente y pudo controlar lo que comía cuando estaba estresada. Al ajustar el tamaño de sus porciones, comer en un plato más pequeño, elegir alimentos de bajo índice glucémico y prellenar su estómago con sopas de verduras y leguminosas sin crema y más ensalada antes de las comidas (con aderezos bajos en calorías), ella tenía un plan sencillo para adelgazar y mantenerse delgada. También comenzó a cenar a las 6:00 o 6:30 p.m. en lugar de las 8:00 p.m. En solamente nueve meses, Pam pudo adelgazar 25 kilogramos (55 libras) y su cintura se redujo de 39 a 31 pulgadas. Ya no la confundían con una mujer embarazada, lo cual le gustaba mucho a Pam.

El diario de la alimentación

Lo que más le ayudó a Pam a adelgazar fue registrar lo que comió en su diario de alimentación de cuatro días. Esto le permitió darse cuenta de que estaba consumiendo más calorías de las que podía quemar. Así como un diario revela los pensamientos personales, los diarios de alimentación pueden revelar muchas cosas acerca de lo que realmente come en lugar de lo que *cree* que está comiendo.

He descubierto que este es un problema común en las personas que siguen una dieta. Nos esforzamos por

Seis maneras de rendir cuentas

1. Reúnase de manera regular con un amigo o un familiar.

2. Hable diariamente por teléfono con alguien que también esté intentando adelgazar.

3. Escriba un blog.

4. Únase a una comunidad para adelgazar.

5. Tómese fotos diarias o semanales y péguelas en su casa.

6. Reúnase con un grupo cada semana en el trabajo, la iglesia o en la casa de alguien.

comer alimentos saludables y ejercitarno; sin embargo, nunca nos molestamos por saber a detalle cuánto ponemos en nuestro cuerpo. Pam era culpable de esto, y, como consecuencia, su consumo excedente estaba siendo almacenado directamente en su vientre como grasa corporal tóxica. Una vez que vio exactamente qué y cuánto ponía en su cuerpo, se dio cuenta de que el tamaño de sus porciones, sus elecciones de alimentos, así como sus comidas a altas horas de la noche, estaban saboteando sus esfuerzos por adelgazar. Llevar un diario de alimentación también fue una gran motivación para Pam y en lugar de detenerse a los cuatro días, ella continuó usando su diario durante el tiempo que adelgazó.

EL FACTOR DE LA RENDICIÓN DE CUENTAS

Llevar un diario de alimentación mientras se está adelgazando es un gran motivador para muchas personas porque crea responsabilidad. Esta es la razón por la que los programas para bajar de peso como Weight Watchers son tan exitosos. La rendición de cuentas está integrada en sus programas y, por consiguiente, uno cuenta con un equipo de personas que lo apoyan. He descubierto que se crea el mismo nivel de responsabilidad cuando se lleva un diario de alimentación. No solamente lo ayuda a controlar el tamaño de sus porciones, sino que también lo desafía a practicar de continuo la alimentación consciente.

No le estoy sugiriendo registrar sus calorías diariamente durante el programa. Eso, como muchas técnicas de dieta, puede convertirse en una carga que es más dañina que útil. Sin embargo, para darse una idea de cuántas calorías consume diariamente, necesita empezar este programa registrando por lo menos tres días hábiles y un día de fin de semana para calcular su consumo de calorías. Como Pam, puede darse cuenta de que las pociones de sus comidas son demasiado grandes, o puede darse cuenta de que el recuento de calorías de una comida en particular, es mucho más alto de lo que pensaba. Será fácil distinguir tales características si se toma el tiempo de registrarlas en el diario.

No se preocupe, esto no tiene por qué ser complicado. En esta etapa, no se debe preocupar por registrar cada gramo de grasa, azúcar o carbohidratos. Durante esos cuatro días, simplemente registre lo que coma, cuánto come y cuántas calorías suma (lo cual es fácil de calcular mirando las etiquetas de los alimentos). Si no tiene tiempo para llevar un diario de alimentación, simplemente tome una foto con su celular de cada comida durante tres días hábiles y un día del fin de semana; después, calcule las calorías diarias. Escriba en una servilleta junto a cada comida: "Día 1, desayuno" y así sucesivamente. Esto le ayudará a identificar cada comida y a calcular las calorías de cada día.

He incluido una página de ejemplo en blanco de un diario de alimentación al final de este capítulo que puede copiar para hacer su propio diario. Esto le ayudará a comenzar a ser honesto sobre lo que realmente está comiendo.

PUNTOS "YO SI PUEDO" PARA RECORDAR

1. Puede comer los alimentos correctos y ejercitarse lo suficiente, pero sin supervisar qué y cuánto come, es imposible adelgazar.

2. Así como un diario revela los pensamientos personales, los diarios de alimentación pueden revelar muchas cosas acerca de lo que realmente está comiendo en lugar de lo que *cree* que está comiendo.

3. Prepare un diario de alimentación de cuatro días, r registre lo que coma durante tres días hábiles y un día del fin de semana.

4. Llevar un diario de alimentación no solamente le ayuda a controlar el tamaño de sus porciones, sino también lo desafía a de continuo practicar la alimentación consciente y le da una manera de rendir cuentas.

EL DIARIO DE ALIMENTACIÓN DE CUATRO DÍAS

Día de la semana: _____

Desayuno

Alimentos y bebidas	Hora	Porción	Calorías

Comida

Alimentos y bebidas	Hora	Porción	Calorías

Refacción

Alimentos y bebidas	Hora	Porción	Calorías

Cena

Alimentos y bebidas	Hora	Porción	Calorías

19

ALIMENTACIÓN CONSCIENTE

H ACE ALGUNOS AÑOS mi esposa y yo fuimos a un restaurante de tipo bufé. Nunca olvidaré a la pareja sentada junto a nuestra mesa, parecía que cada uno pesaba más de 158 kilogramos (350 libras). Sus vientres eran tan grandes que no les permitían acercarse a la mesa. Cuando se acercaron a la barra del buffet, tomaron platos grandes y los llenaron de comida con 4 o 5 pulgadas de alto. Cuando regresaron a la mesa, su mesera le había llevado a cada uno un té helado endulzado. Tomaron un par de sorbos, y durante los siguientes diez minutos, ninguno habló palabra. La pareja solamente se sentó y comió. Sin parar.

Cuando terminaron, estaban listos para la segunda vuelta. Una vez más llenaron sus platos de montones comida como la primera vez. De nuevo comieron sin parar y sin decir palabra o bajar sus cubiertos. Masticaban cada mordida una o dos veces y de vez en cuando, tomaban un trago de té helado para tragarla.

Después de dejar limpio su segundo plato, fueron a la barra de postres, en donde llenaron sus platos de 30 centímetros (12 pulgadas) de una gran variedad de ellos. Y por supuesto, comieron sin parar. No hubo conversación y apenas contacto visual. Fueron de bocado en bocado.

CÓMO COMER SIN PENSAR

Entre a un restaurante Chili's y ordene un Awesome Blossom, o lo que el editor en jefe de *Men's Health*, David Zinczenko llama "con toda certeza, una de las peores cosas que puede poner en su estómago". ¿Por qué tan severo? Posiblemente sea por las 2,710 calorías de la entrada; o los increíbles 203 gramos de grasa (36 de los cuales son de grasa saturadas); o los 194 gramos de carbohidratos; o los sorprendentes 6,360 miligramos de sodio.[1]

¡En cuestión de veinte o veinticinco minutos, esta pareja probablemente consumió más de 10,000 calorías...*cada uno*!

COMER DE MANERA MECÁNICA

Si usted vive en Estados Unidos, obviamente ha visto una escena similar desarrollarse frente a usted. Posiblemente incluso usted mismo ha sido culpable del "consuma todo lo que pueda y más". Comemos sin tener cuidado de qué y cuánto ponemos en nuestra boca. Todo lo que nos importa es satisfacer un apetito que, con el paso del tiempo, nunca desaparece realmente.

Lo trágico es que la mayoría de los problemas de obesidad de este país podrían desaparecer si tan sólo la gente comiera de manera consciente. Uno de los más grandes errores en los que cae la gente con sobrepeso es el hábito de comer mecánicamente. Esto sucede cuando simplemente se deja de poner atención o de estar consciente de la cantidad y el sabor de la comida que se consume. Comer de manera mecánica es un tipo de consumo automático o inconsciente del cual la mayoría es presa mientras ven su programa de televisión favorito, un partido, una película, trabajan en la computadora o hablan por teléfono. Aunque no tengan hambre, estas personas caen en el hábito de comer en piloto automático, ignorantes de la cantidad de calorías que consumen.

COMIDA, COMIDA... ¡ESTÁ POR TODAS PARTES!

Parte del problema, como lo vimos en el capítulo 1, es la gran variedad de la tentadora comida chatarra. A menos de que viva en el campo, seguramente está a cinco minutos de algún de "refugio" de comida rápida. Una vez que logra evitar ese lugar, seguramente se encontrará un Starbucks, un Dunkin' Donuts o un Krispy Kreme, y si no, siempre puede pasar a una tienda (por supuesto abierta las 24 horas, los 7 días de la semana) para comprar sus productos. Pasando la estación de servicio, normalmente hay un almacén mayorista que se complacerá en llenar su coche de porciones de tamaño industrial de estos mismos artículos tentadores. Si en lugar de eso tiene ganas de ver una película, puede ir al centro comercial, en donde primero se encontrará con el siempre presente aroma de galletas recién horneadas y panecillos de canela. Si puede evitar la tentación, en frente están los recipientes de palomitas del tamaño de un barril con promocionales de películas impresos alrededor, Milk Duds y galones de refresco (con relleno gratis).

Ya sea comprando en una tienda de abarrotes, caminando en el centro comercial o simplemente tomando un respiro en el cuarto de descanso para empleados, estamos constantemente rodeados de pésimas opciones de comida. Lamentablemente, nuestra cultura ha hecho las cosas de tal manera que se requiere esfuerzo y determinación para encontrar la comida que es en efecto sana para nosotros. Por esta razón, la opción más fácil es comer sin cuidar la cantidad, calidad, densidad calórica o aun el sabor de la comida que consumimos.

Para combatir esto se necesita comer de manera consciente, consciente del sabor de la comida y de qué cantidad está comiendo. Cuando come de manera consciente, puede disfrutar un alimento estando completamente al tanto de su contenido calórico. Puede saborear cada bocado sin ser distraerse con alguna forma de entretenimiento entumecedor. Estar consciente de lo que se come es una de las características de la gente que adelgaza y se mantiene delgada. Existen demasiadas personas que hacen muchas cosas mientras comen, lo que no les permite darse cuenta de si están disfrutando y saboreando o no cada bocado.

LECCIONES FRANCESAS

Durante años, les he dicho a los pacientes que observen a los franceses para tomar un ejemplo de cómo comer conscientemente. Aun en otros países de Europa, ellos siempre fueron la cultura modelo en cuanto a cómo alimentarse de manera consciente. A pesar de llevar una dieta que contenía alimentos altos en grasas y almidón, y abundancia de vinos y dulces, los franceses eran una cultura delgada. Las investigaciones han comprobado que esto se debía en gran parte por su enfoque en los alimentos. En lugar de hacer

> ## CONCENTRACIÓN DIARIA
>
> La concentración puede comenzar con algo tan sencillo como respirar. Cuando despierte, en lugar de pensar inmediatamente en lo que tiene que hacer durante el día, concéntrese en el proceso de respirar y permítale a su mente centrarse en los profundos alientos que lo repondrán. Escuche, huela y observe lentamente lo que lo rodea mientras permite que todos sus sentidos asimilen el momento. Practíquelo durante el día cuando se encuentre en el tráfico sentado esperando que cambie la luz, caminando hacia una cita o cuando enfrente una situación estresante.

varias cosas mientras comían como los estadounidenses, se sentaban, se relajaban, disfrutaban de una buena conversación y saboreaban cada bocado de comida que consumían. Sabían que el placer de la mayoría de los alimentos, se encuentra en los primeros bocados y por lo tanto, podían parar de comer cuando se sentían satisfechos. Al hacer una pausa para comer, era menos probable que tuvieran hambre al final de la comida y quedaban satisfechos con uno o dos bocados de postre.

Entonces sucedió algo extraño. Los franceses engordaron.

Durante los últimos diez años, el número de personas con sobrepeso o con obesidad en Francia, casi se ha duplicado. Más de 42 por ciento de los franceses ahora son considerados como personas con sobrepeso.[2] Solamente entre 1997 y 2003, los niveles de obesidad en hombres y mujeres aumentaron de 8 por ciento a cerca de 11.4 por ciento[3], que sigue siendo mucho menor al nivel de sobrepeso y obesidad registrados en Estados Unidos, que es de 34 por ciento.[4] Sin embargo, el promedio nacional ha aumentado aun más ya que ha surgido una nueva generación de niños franceses obesos. Los investigadores estiman que en la actualidad, 16 por ciento de los niños franceses de entre cinco y once años son obesos. Para empeorar la cuestión, se cree que esto podría alcanzar 20 por ciento en 2010.[5]

¿Qué pudo provocar un cambio relativamente tan repentino en los hábitos alimenticios de una cultura? Los médicos franceses y los expertos en salud le atribuyen el cambio tanto a los hábitos alimenticios como al hecho de que la gente se enamoró repentinamente de la "comida rápida". Los franceses ahora comen más comida rápida (lo cual fue impensable durante una buena parte del siglo pasado) y hacen más refacciones de comida procesada. Las cadenas estadounidenses de comida rápida como McDonald's, Kentucky Fried Chicken, entre otras, están teniendo un crecimiento exponencial en todo el país.

El doctor Jean-Michel Cohen, un nutriólogo francés y autor de *Understanding Eating* [Entendiendo la alimentación], explicó este cambio cultural generalizado: "El aumento de la obesidad es probablemente el resultado del hecho de que los franceses no entienden cómo comer de manera apropiada la comida comercial ya que nunca antes lo habían tenido que hacer. Necesitamos enseñarles cómo usar la comida del supermercado para armar una dieta balanceada". [6]

Como resultado de todo esto, los franceses ahora disfrutan menos las comidas tradicionales en las que se sentaban y comían verduras y carnes recién cocinadas. En 1978, al francés, conocido por comer lentamente, le tomaba una hora con veinte minutos comer; hoy en día, el tiempo ha disminuido a treinta y ocho minutos.[7]

¡DISMINUYAN LA VELOCIDAD!

Lamentablemente, los franceses se están haciendo como nosotros perdiendo aquello que dominaban: el arte de desacelerar. En Estados Unidos vivimos la vida a doscientos kilómetros por hora y esto se refleja en casi todo lo que hacemos. Utilizamos un horno de microondas para calentar rápidamente las cenas congeladas para microondas y pastelillos para tostar. Comemos en restaurantes de comida rápida que rara vez se disculpan si la comida no está lista en minutos. Tenemos "filas rápidas" para el tránsito, gasolineras de auto-servicio para pagar rápidamente con tarjeta de crédito, cajas rápidas en los supermercados, y muchos otros servicios rápidos. Abundante en nuestra sociedad, esta mentalidad de prisa ya ha mostrado sus efectos vía nuestra obesidad epidémica. ¿Qué tiene que ver comer rápido con la obesidad? Analicemos la ciencia que explica por qué comer de prisa es una manera segura de quedar presa de la alimentación inconsciente y el aumento gradual de peso.

El sistema nervioso autónomo

El sistema nervioso autónomo regula las funciones automáticas del cuerpo, entre ellas el ritmo cardiaco, la digestión y la sudoración. Este sistema tiene dos ramas diferentes: la simpática (o la respuesta huir o pelear) y la parasimpática (respuesta de relajación). Nuestro sistema nervioso autónomo debe estar equilibrado con la estimulación correcta del sistema nervioso simpático, así como el sistema nervioso para-simpático. Si el sistema nervioso simpático está estimulado en exceso, nuestro sistema puede quedar atrapado en un patrón de huída o pelea. Si nuestro sistema parasimpático está estimulado, nuestros cuerpos se relajan demasiado. En otras palabras, el sistema nervioso simpático es similar al acelerador de su coche, mientras que el sistema nervioso parasimpático se parece al freno de un coche. Cuando estamos estresados, molestos, tensos o en apuros, nuestro sistema nervioso simpático está estimulado y la sangre se va del tracto digestivo a los músculos para que podamos huir o pelear.

> ### ¿Masticar y después escupir?
>
> Horace Fletcher, un obsesionado con la comida saludable, alias "El gran masticador", es famoso por declarar: "La naturaleza castigará a los que no mastican". Los programas de pérdida de peso de Fletcher a principios de 1900, abogaba por que la comida fuera masticada por lo menos treinta y dos veces (una por cada diente) y después escupida. Fletcher creía que haciendo esto, se podía absorber los nutrientes esenciales sin tener que engordar. [8]

En la vida diaria, esto quiere decir que cuando comemos de pie, en nuestro coche, rápidamente o nos sentimos estresados y en apuro, no digerimos adecuadamente. Esto a su vez provoca que los niveles de hidrocortisona aumenten, haciéndonos propensos a engordar. También

EL PROGRAMA

nos hace propensos a tener agruras o indigestión, ya que la sangre es desviada del tracto digestivo y la digestión se afecta.

Por el otro lado, cuando nos sentamos, respiramos profundamente, bendecimos nuestros alimentos y entramos en una actitud de agradecimiento, nuestro sistema nervioso autónomo cambia del estado simpático dominante a un estado parasimpático dominante. Al mantener una conversación agradable y comer lentamente nuestros alimentos, masticando cada bocado veinte o treinta veces, nuestro cuerpo puede digerir nuestra comida de manera adecuada y secretar cantidades suficientes de enzimas digestivas.

Parte de aprender el arte de desacelerarse, implica enfocarse en el mero acto de comer de manera diferente. Yo le recomiendo a mis pacientes que bajen sus tenedores entre bocados, para desacelerar su comida. También los animo a saborear cada bocado. Al saborear cada bocado y disfrutar el sabor, la textura y el gusto de la comida, están comiendo de manera consciente y es menos probable que coman de más. Recuerde que cuando desaceleramos nuestra comida, nuestro centro del apetito que se encuentra en el hipotálamo, puede recibir el mensaje de que ya no tenemos hambre y estamos satisfechos.

SABOTEADORES DE LA ALIMENTACIÓN CONSCIENTE

Lamentablemente la mayoría tenemos ciertos hábitos que sabotean la alimentación consciente. Uno de los peores hábitos y, sin embargo, más comunes, presente en la mayoría de los hogares de Estados Unidos, es comer viendo televisión. De hecho, una encuesta en línea descubrió que el sorprendente 91 por ciento de los encuestados dijo que normalmente ve la televisión cuando come en casa.[9] Nosotros tenemos una regla en casa a la hora de la cena: la televisión debe permanecer apagada mientras comemos para poder disfrutar el tiempo en familia. Haciendo esto, podemos tener control sobre nuestra alimentación inconsciente. Otras familias o personas se distraen con películas, con la computadora o el teléfono, lo cual puede provocar que perdamos atención de qué y cuánto estamos consumiendo. (Esto puede reducirse al designar un solo lugar específico en casa para comer, como la cocina o el comedor).

> ### ESTAR DISPERSO
> Comer viendo televisión añade un promedio de setenta minutos extra a su tiempo de televisión.[10]

Otros saboteadores de la alimentación consciente es saltarse las comidas o comer cuando se tiene mucha hambre. En primer lugar, no se salte comidas, de otra forma será más propenso a estar extremadamente hambriento, y coma cada tres o tres horas y media. Yo recomiendo comer un plato de sopa de verduras y una ensalada grande (utilizando un atomizador para ensaladas) antes de cada comida, en especial si siente mucha hambre. Los restaurantes tipo bufé son otros de los culpables de la alimentación inconsciente, ya que llevan a tomar porciones muy grandes y a servirse varias veces. Finalmente, los eventos sociales, el estrés y otros hábitos alimenticios emocionales en los que la comida se usa como consuelo, pueden llevarlo a comer inconscientemente.

Los últimos cuatro

Para la alimentación consciente, siempre hágase cuatro preguntas antes de introducir cualquier comida o bebida en su boca.

1. *¿Este alimento o bebida es saludable o tiene demasiadas calorías?* Sé que usted es suficientemente inteligente para no comprar un traje, un coche o una casa sin antes preguntar el precio. Lo mismo se debe hacer con la comida que pone en su boca. Considere el costo de la comida, si tiene muchas calorías o no. También debe saber si la comida que está consumiendo es saludable o no. Si la comida no es saludable o tiene demasiadas calorías, el siguiente paso es desarrollar fortaleza para decir no, sin importar qué tan tentadora sea.

2. *¿Tengo hambre?* Muchas personas, particularmente las personas obesas, comen constantemente durante el día sin darse cuenta de que ni siquiera tienen hambre. Se convierten en comedores (rumiadores para ser más preciso) como hábito. Una vez tuve un paciente que estaba frustrado con su obesidad y descubrí que cuando le ofrecían comida en el trabajo, nunca la rechazaba. Esto sucedía todo el día. Cuando le pregunté si tenía hambre cada vez que le ofrecían comida, él confesó que no. El problema era que no quería rechazarla por temor de ofender a la persona. Le dije que comenzara a decir "no, gracias" cuando la gente le ofreciera comida y no tuviera hambre. Si se ofendían cuando dijera "no", entonces él podía explicarles que no los estaba rechazando sino que simplemente no tenía hambre. Y si insistían, él podía decirles necesitaba

decir "no" a la mayoría de comidas altas en calorías debido a sus problemas de peso.

Esto puede sucederle algunas veces. Es la ley de Murphy, cuando usted se propone adelgazar, alguien terminará preparando su pastel, tarta o guiso favorito. Si puede negarse a su oferta (espero que pueda), algunas veces estas personas lo pueden tomar como un rechazo personal. Mis pacientes siempre me culpan por decir no: "Lo siento, el Dr. Colbert dijo que no podía comer eso por ahora. Sin embargo, se ve delicioso". Al decir "no" de esta manera, la persona no se siente rechazada y está recibiendo un cumplido.

3. *¿Realmente disfruto el sabor de esta comida?* A veces me encanta comer un jugoso filete, pero me he dado cuenta de que los primeros bocados son siempre mis favoritos. Saboreo y disfruto los primeros bocados. A mi esposa le encanta cualquier cosa que tenga chocolate, y como yo, ella ha aprendido que el primer bocado de chocolate es grandiosa, el segundo es bueno y el tercero es normal. Ella ha aprendido cómo saborear esos primeros bocados y sentirse satisfecha rápidamente. Después de todo, aun el sabor más increíble de su comida favorita se puede volver aburrido una vez que se acostumbra a comerlo. ¿Por qué no saborear y disfrutarlo cada vez con solo comer unos cuantos bocados?

4. *¿Cómo me voy a sentir en unas horas?* Hace muchos años, Permitía que los visitadores médicos trajeran comida para mi personal y para mí una o dos veces a la semana. Muchas veces, las comidas consistían en comida italiana con muchas pastas cremosas y panes. Aproximadamente una hora después de comer una cantidad abundante de esta comida, me cansaba tanto que apenas podía mantenerme despierto aunque tenía que ver a mis pacientes programados para la tarde. No me daba cuenta de que estas comidas altas en almidón me hacían sentir de esa manera ya que los visitadores médicos compraban platillos diferentes cada semana.

Después de seis meses de pasar por esto, especialmente después de comer pasta y pan, finalmente até cabos y descubrí que el gran consumo de almidón me hacía sentir soñoliento. Entonces comencé a asociar lo que comía con cómo me sentía una hora después. Descubrí que si comía almidones o azúcares en la comida, mi desempeño laboral, el nivel de energía y mi claridad mental disminuían críticamente. También encontré que si comía la mezcla correcta de combustible y comía conscientemente, mi nivel de energía, claridad mental y desempeño laboral eran excelentes. En ese tiempo no me imaginaba que esta mezcla de combustible también era la mejor mezcla para adelgazar.

Si se da cuenta de que usted está atontado, irritable, fatigado o malhumorado una hora o dos después de comer, le garantizo que eligió la mezcla incorrecta de combustible y que probablemente no esté comiendo de manera consciente. Comience a ver cómo se siente horas después de una comida para que pueda mejorar su desempeño laboral y perder peso.

CRECER EN LA PRÁCTICA

Ninguno nacemos con la habilidad de comer conscientemente. Este es un hábito que debemos desarrollar, y, como todos los hábitos, debemos practicarlo con regularidad. Comprométase a calcular cada bocado que introduzca en su boca. Disminuya la velocidad al comer. Si tiene un antojo repentino de comida, deténgase y haga las cuatro preguntas. Recuerde que los hábitos pueden romperse.

Cuando Mary y yo nos casamos, ella solía comer tan rápidamente que casi siempre terminaba toda su comida cuando yo apenas estaba comenzando.

> ### CUANTO MÁS, MÁS FELIZ
>
> Los niños que comen con su familia solamente dos veces por semana o menos, tienen 50% más probabilidades de probar alcohol que aquellos que cenan con la familia por lo menos cinco noches a la semana.[11]

Una noche cenábamos en un bonito y elegante restaurante que servía un menú de cinco tiempos. Tan pronto como nos sirvieron el primer tiempo, Mary se abalanzó sobre él como alguien que no ha comido en días. Los meseros trajeron el segundo tiempo, y de nuevo se abalanzó sobre la comida, comiendo tan rápido como podía. Comió tan rápido que le dije entre bromas que yo no le iba a quitar su comida. De una manera amable, le pedí bajar la velocidad, masticar cada bocado veinte o treinta veces y aun bajar su tenedor entre bocados.

Mary nunca se había dado cuenta de que comía de esa manera. Ella me explicó que lo hacía desde hacía mucho tiempo. Cuando era pequeña, tenía tres hermanos mayores con un apetito feroz que comían de prisa y después intentaban comerse su comida. Ella aprendió a temprana edad a comer su comida tan rápido como fuera posible para que sus hermanos mayores no la comieran. No se imaginaba que cuando engullía su comida, en realidad estaba provocando una respuesta de estrés en su cuerpo que dañaba su digestión y aumentaba su nivel de hidrocortisona. Cuando hizo un esfuerzo consciente por comer lento, masticar su comida lentamente y bajar su tenedor entre bocados, descubrió que no deseaba tanta comida. También comenzó a disfrutar más su comida y yo lo disfrutaba porque le tomaba más tiempo comer y podíamos disfrutar de nuestra comida juntos.

Cuando mi hijo Kyle era pequeño, caímos en el mal hábito de hablar de temas estresantes en la mesa. Algunas veces hablábamos de la mala calificación que había recibido en la escuela; otras veces lo regañaba por algo que había o no había hecho, o terminábamos discutiendo por algún tema estresante. Sin duda, esto nos molestaba a Kyle, a Mary y a mí. Una grandiosa cena se convertía en una discusión verbal. Después aprendí que lo más importante que podemos hacer mientras comemos es mantener una conversación agradable. En términos simples, no discutir, alborotarse o pelear. El problema no es solamente el hecho de que lo lastima emocionalmente, sino que también es una manera infalible de aumentar su nivel de hidrocortisona y olvidar lo que está comiendo. Mientras discutíamos, mi esposa, mi hijo y yo, llevábamos inconscientemente la comida a la boca sin disfrutar cada bocado. Y peor aun, puedo recordar las veces que uno de nosotros podía tener malestar estomacal después de la comida.

Estar consciente mantiene su atención en lo que está sucediendo todo el tiempo. El renombrado cardiólogo Herbert Benson dijo una vez: "Para estar consciente, debe bajar la velocidad, hacer una cosa a la vez, y poner toda su atención en la actividad que está haciendo y lo que experimenta en su interior".[12] Usted lo hace a través de la simple práctica de bajar la velocidad mientras come, disfrutar y saborear cada bocado, y mantener una conversación agradable. Entre más lo haga, más lo dominará y más adelgazará; así que comprométase a comer conscientemente, y hágalo hasta que se convierta en hábito.

Puntos "yo si puedo" para recordar

1. Comer inconscientemente es simplemente dejar de poner atención o estar inconsciente de la cantidad y el sabor de la comida que está consumiendo.

2. Estar consciente de lo que se come es una característica de la gente que adelgaza y se mantiene delgada.

3. Cuando come rápido o se siente estresado o con prisa, no digiere la comida correctamente, lo que provoca que sus niveles de hidrocortisona aumenten y lo hace propenso a engordar.

4. Comer conscientemente comienza con hacerse cuatro preguntas: ¿Este alimento o bebida alto en calorías? ¿Tengo hambre? ¿Realmente disfruto el sabor de esta comida? ¿Cómo me sentiré en unas horas?

20

TIEMPO DE ACTIVIDAD

S I A USTED no le gusta ejercitarse, sepa que no es el único. Aun las celebridades renombradas, conocidas por sus cuerpos muy esbeltos y su atractivo sexual, lo desdeñan.

Odio ejercitarme, y *odiar* es una palabra fuerte, pero no soporto hacer ejercicio.[1]

JANET JACKSON

Soy perezoso, odio ejercitarme, solamente lo hago para las películas y lo considero parte de mi trabajo.[2]

BRUCE WILLIS

Lo que más odio es ejercitarme, pero tengo que hacerlo; cuando corro pienso cuánto quiero ganar. Eso es lo único que me permite seguir [...] creo que todos tienen que encontrar algo que los anime y pensar en ello todo el tiempo que se están ejercitando. Sin embargo, debo ser honesta, odio ir al gimnasio. No me gusta correr. Odio todo lo que tenga que ver con ejercitarse [...] no puedo entrenar con mi hermana, Venus. A ella le encanta ejercitarse. Le encanta ir al gimnasio y correr. Es frustrante ejercitarse con ella porque a ella le apasiona y yo soy totalmente lo opuesto.[3]

SERENA WILLIAMS

Odio ejercitarme. Me aburro mucho. Me mata; pero cuando es parte del trabajo, es otra forma de meterse en el personaje.[4]

COLLIN FARRELL

Si no estuviera en la industria, no me ejercitaría; pero tengo caderas y un trasero y todo lo que eso conlleva, incluyendo la celulitis.[5]

KATHERINE HEIGL

Definitivamente existe una relación de amor y odio entre la mayoría de los estadounidenses y el ejercicio. Sabemos que es necesario, pero en lugar de eso, lo evitamos a toda costa. Nos gusta el fruto que resulta de él y, algunas veces, hasta disfrutamos el calor que viene después de una gran sesión de ejercicio; y aún así, nos da pavor tomar tiempo de nuestros horarios de por sí apretados. ¿Por qué cree que existen tantos comerciales nocturnos en la televisión anunciando aparatos para ejercitarse que ahorran tiempo y que prometen que el peso adicional desaparecerá "instantáneamente" si utilizamos su producto? En lo que concierne al ejercicio, parece que siempre buscamos la salida fácil.

Como resultado de esto, dos tercios de la población estadounidense no es físicamente activa de manera regular, siendo que menos de la mitad hacen menos ejercicio de lo recomendado. Lamentablemente, 25 por ciento (¡un cuarto de la población!) no se ejercita en lo absoluto.[6] ¿La razón más recurrida? El tiempo. Casi todas las encuestas hechas encontraron que esta encabeza la lista de excusas.[7] La gente siente que está demasiado ocupada como para ejercitarse.

¿QUÉ HAY DETRÁS DE UNA PALABRA?

Nosotros sabemos la verdad: el ejercicio es esencial. Esto se aplica universalmente no solamente a cada ser humano, sino, especialmente, a cualquier persona que quiera adelgazar. Usted puede restringir su dieta y comer una cantidad menor de lo

EL CALOR DEL MARATÓN

Para quemar las 1,510 calorías de un pollo carbonara grande de Quiznos, usted tendría que gastar las mismas calorías que se queman al atravesar en bicicleta el estado de Delaware cuarenta y ocho kilómetros (treinta millas).[8]

que requiere diariamente, pero si no quema calorías mediante actividad física, solamente tiene la mitad de la ecuación. Después de trabajar con miles de personas con sobrepeso y obesidad, he descubierto que, salvo unas cuantas excepciones, batallan con su percepción de lo que es el ejercicio. Básicamente se trata de una sola palabra: *ejercicio*.

Cuando muchas personas escuchan esa palabra, de inmediato les hace evocar malos sentimientos, así como lo hace la palabra *dieta*. Aquellos con sobrepeso u obesidad piensan en pavor, dolor, sudor, humillación, vergüenza, ansiedad, etcétera. Quizá se imaginan a ellos mismos en un gimnasio rodeados de personas con cuerpo perfecto, o a un instructor físico evaluando su falta de aptitudes físicas, o a un entrenador amenazador. En otras palabras, muchas personas con sobrepeso u obesidad, literalmente tienen pavor solamente pensar en ejercitarse. Así que en lugar de utilizar la palabra ejercicio, yo utilizo otra palabra: *actividad*. Para algunos esto parece un poco tonto. Después de todo, es solamente una palabra. ¿Qué diferencia puede hacer sustituir una palabra? ¿No se refiere a lo mismo?

No puedo explicar las diferentes razones por las que esto ha funcionado, pero lo ha hecho. La palabra *actividad* parece ser menos molesta. Normalmente no despierta síntomas emocionales o ansiedad; es un término seguro y no amenazador para la mayoría de las personas con sobrepeso u obesidad. Tampoco abruma a la persona con pensamientos de compromiso de tiempo, disciplina o despertarse de madrugada.

No voy a decir que no hay diferencia entre usar *actividad* o usar *ejercicio* porque, de acuerdo con mi experiencia, sí la hay. Depende de usted adaptar el vocabulario. Pero lo que no podemos pasar por alto, es que ambas son importantes para la pérdida de peso. Simple y sencillamente, la razón por la que la gente tiene éxito para adelgazar y mantenerse delgada es que se mantienen físicamente activas con regularidad.

Las ventajas del ejercicio regular

En caso de que necesitara un recordatorio, he aquí algunos de los enormes beneficios que acompañan al ejercicio regular:

- Disminuye el riesgo de enfermedades cardiovasculares y apoplejías, así como el desarrollo de hipertensión.
- Ayuda a evitar adquirir diabetes tipo 2.
- Le ayuda a protegerse de desarrollar algunos tipos de cáncer.
- Le ayuda a evitar osteoporosis y ayuda a mantener los huesos sanos.
- Ayuda a evitar la artritis y a mantener articulaciones sanas.
- Desacelera el proceso general de envejecimiento.
- Mejora su humor y reduce los síntomas de ansiedad y depresión.
- Aumenta la energía y la agudeza mental.
- Mejora la digestión.
- Le proporciona un sueño reparador.
- Le ayuda a evitar gripes y resfriados.
- Alivia el dolor.

LEA MÁS SOBRE ESTO

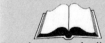

Para obtener más detalles sobre cada una de estas razones, vea *Los siete pilares de la salud*.

Y la razón favorita de las personas con sobrepeso u obesidad....

- Estimula la pérdida de peso y disminuye el apetito.

EL COMPLEMENTO PARA ADELGAZAR

No hay mejor manera de complementar un programa de alimentación para adelgazar que estar físicamente activo de manera regular. ¿De qué forma específica ayuda el ejercicio a bajar de peso? Las formas son tantas como los beneficios del ejercicio. En primer lugar, la actividad física regular ayuda a aumentar la tasa metabólica tanto mientras se hace ejercicio como en las horas sucesivas. También le permite desarrollar más musculatura, lo que eleva el metabolismo durante todo el día, aun mientras duerme. El ejercicio diario disminuye la grasa corporal y mejora su habilidad para lidiar con el estrés al bajar la hormona hidrocortisona del estrés (la cual, si recuerda, es la mayor causa de acumulación de grasa).

Esta actividad también aumenta los niveles de serotonina, que ayuda a reducir los antojos de dulces y carbohidratos. Ayuda a quemar la peligrosa grasa abdominal y mejora la capacidad del cuerpo para manejar el azúcar. Finalmente, ejercitarse con regularidad, puede ayudarle a controlar su apetito al estimular los niveles de serotonina, reducir la hidrocortisona y disminuir los niveles de insulina (lo que también puede disminuir el riesgo de volverse resistente a la insulina).

LOS MÚSCULOS, EL METABOLISMO Y EL ENVEJECIMIENTO

Todos quieren verse jóvenes y delgados por siempre. Eso sucede particularmente en este país en donde llenamos nuestras portadas de

FUERZA A TRAVÉS DE LOS AÑOS

En el 2004, George Brunstad, con residencia en Connecticut, se convirtió en el hombre más viejo en cruzar a nado el Canal de la Mancha, ya que cruzó el trecho de cuarenta kilómetros (veinticinco millas) a la edad de setenta años. Aunque nadó once kilómetros (siete millas) más a causa de las fuertes corrientes, Brunstad completó el extenuante viaje un minuto antes de marcar dieciséis horas. Fue tan admirable como la razón subyacente del ex piloto para nadar, que era dar a conocer un ministerio que su iglesia patrocina en Haití. [9]

revista, anuncios de televisión y pantallas de cine de cuerpos pulidos, esculpidos, estilizados, tonificados y *juveniles*. Pero, ¿sabía usted que los adultos normalmente pierden aproximadamente ½ o 1 libra (226 a 453 gramos) de tejido muscular cada año pasando los veinticinco? Dicho de otra manera, nuestros cuerpos desarrollan naturalmente más grasa y menos músculo. No son las mejores noticias para los que ya batallan con la abundancia de grasa en su cuerpo, pero puede ser una fuerza impulsora para llevar a su cuerpo de un estado flácido a estar en forma. Comprenda que entre más masa muscular tenga, en general su metabolismo será más alto y quemará más calorías en reposo. Por cada libra de músculo que gane o no pierda, quemará aproximadamente entre 30 y 50 calorías al día.

Nunca olvidaré un paciente que vi hace años mientras hacía mis rondas en ortopedia cuando estaba en la residencia. Él era un corredor estrella del equipo de fútbol que se había fracturado el muslo izquierdo. Parte de la razón por la que jugaba, era por lo fuertes que eran sus piernas. Sus muslos eran demasiado musculosos. Antes de fracturarse la pierna, dijo que podía hacer diez repeticiones de prensa de pierna con más de 1,000 libras (453 kilogramos), pero debido a su lesión, le enyesaron por completo la pierna izquierda durante aproximadamente dos meses.

Cuando le quitaron el yeso, nos asombramos de cuánto se había atrofiado su pierna. Después de medir sus muslos, encontramos que su muslo derecho tenía 81 centímetros (32 pulgadas) de circunferencia a medio muslo, pero su muslo izquierdo tenía solamente 61 centímetros (24 pulgadas). Había una diferencia tan grande, que esa pierna ni siquiera parecía que perteneciera a su grande cuerpo musculoso. En solamente dos meses, este joven había perdido 20 centímetros (8 pulgadas) de músculo debido a la inactividad.

Un proceso similar ocurre en la mayoría de los adultos, aunque no tan rápidamente. Si usted permanece inactivo la mayor parte del tiempo, sus músculos se derriten lentamente. Su metabolismo disminuye mientras el tejido muscular (normalmente) es reemplazado con grasa. Muchas personas no perciben esto debido a que el tamaño de su brazo o pierna permanece igual, cuando de hecho es simplemente cuestión de reemplazar el tejido muscular.

Esto sucede particularmente en las mujeres. El metabolismo de una mujer normalmente comienza a decrecer a los veinte años, a una tasa de aproximadamente 5 por ciento por década. Para entenderlo mejor, utilicemos el ejemplo de una mujer de cerca de cincuenta y cinco años a quien llamaremos Sarah. Desde los veintitantos, el peso de Sarah ha ido de 54.43 kilogramos (120 libras) a su peso actual de 68 kilogramos

(150 libras). Durante esos años, ella aumentó 13.6 kilogramos (30 libras de grasa), pero también perdió entre 6.8 y 13.6 kilogramos (15 y 30 libras) de músculo. Esto puede sonar como el promedio si no considera la caída correspondiente en la tasa metabólica. Cuando tenía veinte, Sarah podía comer 2,000 calorías al día, y mantenerse en 54.43 kilogramos (120 libras). Sin embargo a la edad de cincuenta, si consume 2,000 calorías al día, ella aumentará de peso por el tejido muscular que ha perdido. Recuerde que por cada libra de músculo perdida, su tasa metabólica disminuye de 30 a 50 calorías por día. Así que además de perder 13.6 kilogramos (15 libras) de músculo, Sarah perdió la habilidad de su metabolismo para quemar aproximadamente entre 450 y 750 calorías diarias.

Ahora puede darse cuenta por qué mantener y ganar masa muscular es tan importante. El músculo no solamente se ve mejor que la grasa, es esencial para mantener un cuerpo sano. Y la única manera de mantener los músculos intactos es usarlos y mantenerlos fortalecidos regularmente, lo que significa aumentar su nivel de actividad o ejercitarse. Cuando decide hacer lo opuesto y permanece inactivo, se está colocando un yeso corporal, por decirlo de alguna manera, y su metabolismo baja y usted se convierte en un imán para la grasa.

Cantidad recomendada de actividad o ejercicio

¿Está convencido de lo importante que es permanecer activo? Muy bien. Ahora abordemos la obvia pregunta que le sigue: ¿Cuánto necesita ejercitarse? Lamentablemente, esto no puede contestarse con una sola cifra general. Existen muchos factores implicados al ejercitarse para perder peso, y todos ellos comienzan con el corazón.

Todo ejercicio necesita o puede llevarse a cabo en un nivel diferente de intensidad. Dicho lo cual, es lógico, entonces que la persona que espera adelgazar, tiene una intensidad ideal en la que debe ejercitarse. Esto se llama su zona de ritmo cardiaco objetivo.

NO SOLAMENTE ESTÁ NERVIOSO

¡Moverse con nerviosismo o levantarse del asiento frecuentemente, puede hacerlo quemar 350 calorías más al día, lo que suma 36 libras en un año![10]

Para calcular el límite inferior de esta zona, comience restando su edad de 220. Este es su ritmo cardiaco máximo. Por ejemplo, si tiene cuarenta años:

220 − 40 = 180 pulsaciones por minuto.

Ahora multiplique este número por 65 por ciento para encontrar el nivel inferior de su ritmo cardiaco objetivo.

180 x 0.65 = 117 pulsaciones por minuto.

Para calcular el límite superior de su ritmo cardiaco, multiplique el ritmo cardiaco máximo por 85 por ciento.

180 x 0.85 = 153 pulsaciones por minuto.

Esto quiere decir que si tiene cuarenta años, debería mantener su ritmo cardiaco entre 117 y 153 pulsaciones por minuto cuando se ejercita. Sin embargo, este es un rango amplio que nos lleva a la siguiente pregunta: ¿En cuál de ambos límites hay que enfocarse para adelgazar más? Los expertos han debatido al respecto desde que surgió la idea de "ritmo cardiaco objetivo" hace más de quince años. Para encontrar la respuesta correcta, veamos los tipos de ejercicio que llevan al corazón a estos dos extremos.

EJERCICIO AERÓBICO PARA QUEMAR GRASA

La palabra *aeróbico* significa "en presencia de aire u oxígeno". El ejercicio aeróbico es simplemente un ejercicio que fortalece los pulmones y el corazón. Involucra movimientos persistentes y continuos que hacen trabajar grandes grupos de músculos con movimientos repetitivos durante por lo menos veinte minutos. La clave para adelgazar con ejercicio aeróbico es mantener un ritmo moderado, lo que provoca que su cuerpo queme grasa como su combustible preferido.

Uno de los errores más comunes y graves que veo entre la gente con sobrepeso, es la tendencia a subirse en una caminadora y correr tan duro como pueden el mayor tiempo posible. Su propósito al hacerlo, es quemar más grasa, pero a la larga no lo lograrán. Correr a toda velocidad, a media velocidad o trotar con gran intensidad durante periodos largos de tiempo hasta quedar sin aliento, hace quemar menos grasa como combustible. Para aquellos que están acostumbrados a permanecer inactivos y que están comenzando una rutina de ejercicio, es igualmente el camino más rápido hacia un seguro agotamiento.

Recuerde que aeróbico significa con oxígeno, por lo tanto, la actividad que elija, debe ser de intensidad moderada para que su cuerpo utilice el oxigeno para quemar grasa como combustible. Esto normalmente se traduce en un 65 u 85 por ciento de su ritmo cardiaco superior. Cuando se ejercita al punto de quedarse sin aliento, ya no está llevando a cabo un ejercicio aeróbico, sino que ha cambiado a una actividad anaeróbica, que es una actividad sin oxígeno. La actividad anaeróbica quema glucógeno, que es azúcar almacenada, como combustible en lugar de grasa. Cuando se termina el glucógeno y no ha comido en algún rato, puede comenzar a dañar su masa muscular y quemar la proteína muscular como combustible. (Observe que no se ha mencionado quemar grasa.) Muchos competidores de maratón y triatletas queman una cantidad significativa de músculo como combustible, por lo que a menudo es la razón por la que permanecen tan delgados.

Si usted tiene sobrepeso y pretende fundamentalmente quemar grasa, necesita ejercitarse a una intensidad moderada, que es alrededor de 65 u 85 por ciento del ritmo cardiaco máximo. Esta es la escala para quemar grasa de su zona diana de ritmo cardiaco. Al acercarse a su zona de límite máximo, se acerca al ejercicio anaeróbico, que no hace mucho bien para quemar grasa. Esta puede ser una idea completamente revolucionaria para usted, y si lo es, puede resultar difícil cambiar sus hábitos. La mayoría cree que el botín se lo lleva el que más trabaja (refiriéndose al que corre más rápido y suda más). No es verdad. De hecho, si usted tiene sobrepeso u obesidad, trabajar a una intensidad más alta mucho tiempo, puede no solamente sabotear su capacidad de quemar grasa, sino también aumentar sus niveles de hidrocortisona, lo que puede provocar que se acumule más grasa en el vientre.

Cuando comience un programa de ejercicio, comience ejercitándose alrededor de 65 por ciento del ritmo cardiaco superior. Cuando tenga una mejor condición aeróbica, aumente su intensidad gradualmente a 70 por ciento del ritmo cardiaco máximo. Después de algunas semanas aumente a 75 por ciento, y así sucesivamente. Posiblemente nunca podrá ejercitarse al 85 por ciento de su ritmo cardiaco superior, especialmente si se queda sin aliento. Asegúrese de que a medida que aumente la intensidad de sus sesiones de ejercicio, pueda conversar con otra persona. Este es un buen signo de que está entrenando aeróbicamente y está quemando grasa.

¿Cuánto?

Esto nos remite a la pregunta original de cuánto ejercitarse. Una investigación reciente de la universidad Duke explora este aspecto.

Durante un periodo de ocho meses, los investigadores de Duke estudiaron a un grupo de hombres y mujeres con sobrepeso de entre cuarenta a sesenta y cinco años. Se dividió a los participantes en cuatro grupos principales: aquellos que caminaban doce millas (diecinueve kilómetros) a la semana, aquellos que trotaban doce millas a la semana, aquellos que trotaban veinte millas (treinta y dos kilómetros) a la semana y aquellos que no hacían nada. Ningún grupo cambió su dieta y todos se ejercitaron a diferentes ritmos cardiacos máximos. Como puede imaginar, el grupo sedentario aumentó de peso, engrosaron su cintura y el porcentaje de grasa corporal. Aquellos que caminaban doce millas (19 kilómetros) a la semana (o treinta minutos al día), lo hicieron al 40 o 55 por ciento de su ritmo cardiaco máximo. Sus resultados fueron mínimos. El grupo que trotaba la misma distancia todos los días, mantuvieron su ritmo cardiaco máximo entre 65 y 80 por ciento, lo que quiere decir que se ejercitaron dentro de su ritmo cardiaco objetivo. Aunque algunos de sus resultados fueron similares al grupo de los que caminaban, no perdieron más grasa corporal y ganaron músculo puro. Finalmente, aquellos que trotaban veinte millas a la semana, se mantuvieron en su ritmo cardiaco objetivo y vieron resultados muy diferentes. En promedio, los miembros del grupo bajaron 3.5 por ciento de peso, 3.4 por ciento de cintura, 4.9 por ciento de grasa corporal y añadieron 1.4 por ciento de músculo puro.[11]

Evidentemente, el ejercicio vale la pena. En este caso, entre más tiempo se ejercite a una intensidad moderada, más grasa quemará como combustible. No le voy a pedir que trote 32 kilómetros (veinte millas) a la semana, pero puede comenzar eligiendo actividades divertidas y agradables que su familia y usted puedan realizar diariamente para obtener resultados similares. A menos de que ya esté ejercitándose sistemáticamente, le sugiero que primero establezca una meta de veinte minutos de ejercicio o actividad aeróbica al día, la cual puede dividirse en diez minutos, dos veces al día (¡puede hacerlo cuando pasea al perro!). Una vez que se ha adaptado a ese tiempo, puede aumentar gradualmente a treinta minutos y finalmente a cuarenta minutos o más. Para minimizar el dolor muscular, comience haciendo este ejercicio aeróbico tres veces a la semana cada tercer día y después hágalo de cinco a seis días a la semana. Y recuerde que caminar a paso ligero puede hacer casi lo

¿AMANTE DE LOS PERROS?

Aproximadamente 60% de los propietarios de perros no los pasean y simplemente los sacan al patio trasero.[12]

mismo que trotar, mientras su ritmo cardiaco máximo se mantenga en 65 y 85 por ciento. La clave es mantenerse en su ritmo cardiaco objetivo y poder mantener una conversación, que, una vez más, normalmente le asegura que está entrenando aeróbicamente.

TIPOS DE EJERCICIO AERÓBICO

Hay una infinidad de ejercicios aeróbicos que le ayudarán a perder peso. La actividad más fácil, como acabo de mencionar, es caminar a paso ligero. No me refiero a un paseo relajado sino más bien a una caminata a un ritmo relativamente rápido. Otras buenas actividades aeróbicas incluyen andar en bicicleta (ya sea bicicleta fija o una normal), trotar lentamente, baile aeróbico, senderismo, yoga cardiovascular, así como usar una máquina elíptica o una escaladora. Los deportes como el basquetbol, volibol, soccer, fútbol americano, frontenis, tenis y squash se consideran ejercicios aeróbicos. Los pilates, baile de salón, lavar el coche, arreglar su jardín y podar el pasto, son algunas otras actividades que entran en esta categoría. Nadar y hacer ejercicios aeróbicos acuáticos también son ejercicios aeróbicos buenos, pero, a menos de que sean hechos como deporte (en lugar de recreativos), no queman tanta grasa como otras formas de ejercicio.

La clave es encontrar algo que disfrute y que hará con regularidad cuatro o seis días a la semana. Para algunos de ustedes, quizá signifique jugar un poco de básquetbol con sus hijo cuando regresa a casa del trabajo. Para otros, puede ser tan simple como pasear a su perro treinta minutos al día.

Recuerde que no tiene que ejercitarse vigorosamente para quemar grasa. Muchos pensamos que tenemos que sufrir y sudar para quemar grasa, pero ese no es el caso. Una sencilla regla general es caminar lo suficientemente lento como para poder hablar, pero lo suficientemente rápido como para no poder cantar. Si camina y aun puede cantar, entonces aumente la velocidad; pero si no puede mantener una conversación mientras camina, entonces disminúyala. Puede comprar un monitor cardiaco para ajustar la intensidad de su ejercicio con el fin de entrar y mantenerse en el rango que le ayuda a quemar grasa. Estos pueden comprarse en la mayoría de tiendas de artículos deportivos, aunque casi todos los gimnasios cuentan con equipo cardiovascular.

Ejercitarse con un amigo mejora el cumplimiento del objetivo y normalmente hace que la actividad sea más agradable. Yo animo a mis pacientes a tener un compañero de actividades como su cónyuge, un amigo, vecino o un hijo.

Ejercicios de fortalecimiento

Así como el ejercicio aeróbico es importante para adelgazar, también lo son los ejercicios de fortalecimiento. Ya hemos hablado de la importancia de aumentar y mantener la masa muscular, la cual ayuda a disminuir la grasa corporal. Los ejercicios de fortalecimiento hacen esto mismo y también ayudan a aumentar su metabolismo, permitiéndole quemar más calorías a lo largo del día y de la noche.

Entre los ejercicios de fortalecimiento se encuentran las pesas libres y las máquinas con peso, la calistenia, pilates, ejercicios con bandas de resistencia, ejercicios de fortalecimiento específico y ejercicios con pelotas de equilibrio. Para eliminar el riesgo de lesión, debe mantener una buena postura y forma mientras los lleva a cabo. Además, es importante aprender las técnicas correctas de levantamiento de pesas, el rango de movimiento correcto, la respiración adecuada y la velocidad correcta de movimiento a la que se están ejercitando los músculos. Le recomiendo conseguir un entrenador personal certificado para que le proporcione esta información valiosa de modo que maximice sus resultados. He hecho ejercicio en gimnasios durante muchos años y todavía estoy consternado por el gran porcentaje de personas que levantan pesas de manera errónea.

Usted normalmente debe hacer una secuencia de diez a doce repeticiones por ejercicio. Cuando comience con el entrenamiento de fuerza, le recomiendo hacer solamente una secuencia por ejercicio. Esto reduce el dolor muscular, que es común cuando se comienza cualquier programa de fortalecimiento. Con el

La circunferencia del muslo

A los muslos delgados (con menos de 60.96 centímetros o 24 pulgadas de circunferencia) se les asocia con un gran riesgo de muerte y enfermedad cardiovascular. El riesgo aumenta a medida que la circunferencia del muslo disminuye. Esto hace que mantener la circunferencia del muslo arriba de 60.96 centímetros (24 pulgadas) sea importante.[13]

Los músculos del muslo son los más grandes del cuerpo y necesitan ejercitarse tanto aeróbicamente como con ejercicios repetitivos. He encontrado que cuando mis pacientes con diabetes aumentan la masa muscular de los muslos, el nivel de azúcar en la sangre normalmente disminuye.

tiempo, cuando tenga mayor condición, aumente dos o tres secuencias por ejercicio para que cada parte del cuerpo se fortalezca y tonifique sus músculos. Pero recuerde: ¡no se acelere! El entrenamiento de fortalecimiento provoca rasgaduras microscópicas en las fibras musculares, lo que al final provoca que se hagan más fuertes y grandes. Esto a su vez aumenta su metabolismo. No es conveniente que exagere y que entrene los mismos músculos todos los días, ya que no le estará dando tiempo a los músculos para reponerse y reconstruirse.

Finalmente, después de dos semanas de entrenamiento de fortalecimiento, usted podrá aumentar sus sesiones de ejercicio a tres o cuatro días a la semana. Siguiendo las técnicas de levantamiento de peso correctas, usted evitará lesiones, desarrollará músculo y quemará grasa.

Practique levantamiento consciente

El levantamiento consciente se asemeja a la alimentación consciente. Requiere concentrarse en mantener las técnicas correctas de levantamiento, una postura correcta, forma correcta, una buena técnica de respiración y mantener a los músculos involucrados en todo el movimiento, todo esto para ejercitar músculos específicos. Con demasiada frecuencia veo que las personas en el gimnasio hacen de su programa de fortalecimiento en piloto automático. Esto derrumba por completo el propósito y estoy seguro de que si les pregunta, ellos probablemente confesarán haber topado con una meseta.

Lo importante es concentrarse mientras se ejercita. Por ejemplo, cuando hago pesas, mantengo la forma y postura correctas echando hacia atrás mis hombros, levantando lentamente la pesa y concentrándome en flexionar los músculos de mis bíceps en cada repetición. Asimismo bajo la pesa lentamente en cada repetición. Lamentablemente, muchas personas levantan la pesa con sus hombros encorvados hacia adelante, balancean la pesa y terminan trabajando más la parte posterior que los bíceps. En lugar de bajar lentamente la pesa, lo que mantiene a los músculos participando en el movimiento, ellos

Entrenamiento de alta intensidad en intervalos

El entrenamiento de alta intensidad en intervalos (HIIT, por sus siglas en inglés), combina una serie de ejercicios de alta intensidad con periodos de recuperación de intensidad moderada, normalmente durante un periodo de menos de veinte minutos. Lo utilizan principalmente personas que intentan adelgazar.

la dejan caer rápidamente. Estas personas no están levantando conscientemente, y tampoco están trabajando sus músculos de manera adecuada. Y peor aún, están exponiéndose a lesiones.

Entre más pueda concentrarse en cada repetición, mejores serán los resultados. Quizá también quiera llevar un diario de ejercicio para registrar sus ejercicios aeróbicos así como sus ejercicios de fortalecimiento. En este, puede anotar las pesas que utilice con cada ejercicio, así como el número de repeticiones y secuencias que haga. Esto le permite monitorizar su progreso y normalmente lo ayuda a motivarse.

Cardio "Power"

Si ha tenido éxito en el pasado con las sesiones de ejercicio de alta intensidad, supongo que las páginas anteriores lo han frustrado. Es difícil convencer a los halterófilos fervientes y a los aficionados del spinning, que los ejercicios de intensidad moderada son los mejores para quemar grasa. A la mayoría los han convencido de que entre más ejercicio hagan y entre más suden, más grasa queman. Ya he hablado de la razón de mi preferencia por la intensidad moderada, pero permítame explicar esto un poco más a detalle antes de continuar.

Los ejercicios anaeróbicos de alta intensidad, evidentemente tienen valor comprobado. No solamente eso, sino que estudios en los años recientes han mostrado que estas rutinas de "cardio power" pueden ser tan efectivas como los ejercicios prolongados de intensidad moderada. Entonces, no es de sorprenderse que el público estadounidense, con su mentalidad de "entre más rápido mejor", los haya adoptado como la manera más recurrida para adelgazar. Sin embargo, después de ayudar a miles de personas con sobrepeso y obesidad a adelgazar y mantenerse delgadas, creo que tengo suficiente autoridad para hablar acerca de este tema. Y para mí, se refiere a mantenerse en curso.

¿Recuerda todas las dietas que ha intentado antes? ¿Recuerda todos los días de Año Nuevo que se comprometió a ir al gimnasio y hacer más ejercicio? ¿Qué sucedió con eso? Su compromiso fracasó. Algo se interpuso en el camino y lo distrajo lo suficiente para desviarse de su objetivo final. Sucede lo mismo al estar físicamente activo. Creo que el más grande obstáculo para la mayoría de las personas obesas no es hacer ejercicio; sino de adoptar esa actividad como parte de un estilo de vida. ¡Y como he dicho a lo largo de este libro, si no puede hacerlo para toda la vida, no podrá hacerlo durante mucho tiempo!

Permítame hacerle una sugerencia a aquellos que se han ejercitado religiosamente en el pasado o que se aburren rápidamente con ejercicios de intensidad moderada. Intenten variarlo de vez en cuando con entrenamiento de alta intensidad en intervalos (HIIT). Sin embargo, observe que incluye la palabra *intervalo*. Se trata simplemente de alternar arduas sesiones de ejercicio breves con periodos de ejercicio de baja intensidad o de descanso. Diversos estudios han comprobado que esta es una manera efectiva de mejorar no solamente su salud cardiovascular, sino también su capacidad para quemar grasa. Un estudio de la Universidad de Guelph en Ontario, Canadá, descubrió que seguir una sesión de entrenamiento en intervalos con una hora de bicicleta moderada, aumentaba la cantidad de grasa quemada a 36 por ciento.[14]

> ### Lleve un registro
>
> Los investigadores afirman que los aparatos de automonitorización como el podómetro, el monitor cardiaco o aun un simple diario de ejercicio puede ayudar 25% más a controlar su peso con éxito.[16] (Consulte el Apéndice F.)

Lo que le sugiero es que se espere a practicar los HIIT, independientemente de su historial de ejercicio, hasta que haya llevado a cabo una actividad de intensidad moderada sistemáticamente durante varios meses. Prefiero que mantenga el impulso durante el largo plazo en lugar hacer que se agote, y no porque coma lo que no debe sino porque simplemente quiso llegar más rápido a la meta.

En resumen

Para adelgazar, usted puede comenzar su programa de actividad literalmente con el pie derecho. A menos de que tenga limitaciones físicas, caminar es la manera más fácil de estar activo. Todo lo que necesita como equipo es ropa cómoda y un buen par de zapatos de caminata. Es una forma excelente de disfrutar del exterior y junto con un compañero de caminata, usted puede ponerse al corriente en la conversación mientras él o ella lo mantiene al corriente con su ejercicio. Cambie su rutina de caminata periódicamente: vaya a un parque o a un sendero de montaña para tener variedad.

En el recuadro de esta página dice que también está comprobado que monitorizar su ejercicio produce mejores resultados.[15] Una manera excelente de monitorizar su caminata durante el día es utilizando un podómetro (consulte el Apéndice F). Yo les pido a mis pacientes comprar uno y registrar la cuenta de sus pasos durante el día. Normalmente, una persona camina de tres mil a cinco mil pasos al día. Para mantenerse en forma, su objetivo debe ser alrededor de diez mil pasos, que es aproximadamente ocho kilómetros (cinco millas); pero para adelgazar, su objetivo debería ser de doce mil a quince mil pasos diarios. Otras formas de cumplir con sus doce mil o más pasos, son pasear a su perro, estacionarse lejos cuando va de compras y subir por las escaleras en lugar de usar el elevador cuando sea posible.

Antes de ejercitarse, asegúrese de haber comido dos o tres horas antes, o puede comer un refacción saludable treinta minutos o una hora antes de hacer ejercicio. Nunca es bueno ejercitarse cuando se tiene hambre ya que puede terminar quemando proteína muscular como energía, la cual es un combustible muy caro ya que perder músculo disminuye su metabólismo.

Después de haber adquirido la rutina de caminar con regularidad durante aproximadamente treinta minutos cinco o seis días a la semana, o caminar doce mil pasos al día, registrados en su podómetro, puede comenzar con ejercicio de fortalecimiento. Antes de su rutina de fortalecimiento, siempre caliente durante cinco minutos caminando en una elíptica o con una bicicleta fija a baja intensidad. Esto aumenta el flujo sanguíneo hacia sus músculos y articulaciones, los prepara para los ejercicios de fortalecimiento y reduce significativamente el riesgo de lesión.

Una vez que ha calentado, concéntrese los siguientes veinte o treinta minutos en sus ejercicios de fortalecimiento, utilizando pesas libres, máquinas con peso, calistenia, pilates o algún otro ejercicio de fortalecimiento. Esto quema la mayoría de glucógeno almacenado en sus músculos e hígado. Después de esto, estará listo para comenzar treinta minutos de ejercicio aeróbico como caminar a paso ligero en una caminadora, hacer ciclismo o utilizar una máquina elíptica o cualquier otro equipo cardiovascular. Esta sesión aeróbica le permite principalmente quemar grasa.

Cuando termine con la parte de fortalecimiento y la parte aeróbica de su rutina, enfríese haciendo ejercicio aeróbico de baja intensidad durante otros cinco minutos de la misma manera en la que calentó. También puede hacer algunos estiramientos después de esto.

Le recomiendo hacer un programa de fortalecimiento tres o cuatro días a la semana cada tercer día durante veinte o treinta minutos, junto con su programa de ejercicio aeróbico cinco o seis días a la semana durante treinta minutos. Recuerde siempre calentar antes de comenzar cualquier ejercicio y enfriar al final del programa. Cambie su rutina periódicamente para hacerla divertida. Al variar sus ejercicios aproximadamente cada mes, usted puede movilizar sus músculos a un nuevo crecimiento, lo que, como sabemos ahora, representa más grasa quemada.

Para empezar, simplemente camine durante veinte minutos al día o diez minutos dos veces al día. Camine lo suficientemente lento como para poder hablar, pero lo suficientemente rápido como para no poder cantar. Recuerde: 94 por ciento de los que fueron "efectivos en bajar de peso" del Registro Nacional de Control de Peso incrementaron su actividad, y la actividad que más se reportó fue caminar.[17]

Puntos "yo si puedo" para recordar

1. Los adultos generalmente pierden de 226 gramos a 453 gramos (½ a 1 libra) al año de músculo después de los veinticinco años.

2. Su objetivo de ejercicio debería ser permanecer dentro del ritmo cardiaco objetivo, que es el rango en la que quemará la mayor parte de grasa.

3. Si padece de sobrepeso u obesidad, ejercitarse a una intensidad mayor durante largos periodos no solamente saboteará su capacidad de quemar grasa, sino que también elevará sus niveles de hidrocortisona, lo que provocará que se acumule más grasa abdominal.

4. El ejercicio de intensidad moderada es normalmente caminar lo suficientemente lento para poder hablar, pero lo suficientemente rápido para no poder cantar.

5. Al aumentar su energía, puede complementar sus actividades de intensidad moderada con ejercicios de fortalecimiento y finalmente con entrenamiento de alta intensidad en intervalos.

21

SUPLEMENTOS PARA ADELGAZAR

ECIENTEMENTE ESCUCHÉ LA historia de un niño de cuatro años que, como a la mayoría de niños de su edad, le encantaba estar cerca de su papá mientras este hacía arreglos en la casa. Él veía a su papá como un halcón al observar cómo analizaba el problema, pensaba en la situación y entonces resolvía el problema en cuestión de minutos. Una semana mientras estaba en su clase dominical en la escuela, el niño escuchó a su maestra enseñar cómo Dios amaba tanto a Su pueblo que envió a Su propio hijo para sanar su quebrantamiento natural. "¿Alguien sabe cómo Dios puede sanar un alma quebrantada?", preguntó la maestra. El niño levantó la mano inmediatamente y dijo con orgullo: "Mi papá dice que puedes arreglar *cualquier cosa* con cinta adhesiva".

Mucha gente es así de ingenua en lo que concierne a su problema de peso. En lugar de cinta adhesiva, piensan en algún aparato de ejercicios que haga la maniobra, o que al beber la última bebida para la salud unos minutos al día, sus kilogramos extra de alguna manera desaparecerán repentinamente. Muchas de estas personas buscan una píldora mágica que les permitirá comer cualquier cosa que deseen sin tener que ejercitarse para perder peso.

Lamentablemente, no existe tal píldora. Ah sí, las anfetaminas parecerán lograr hacer el numerito durante algún tiempo, ya que le quitarán el apetito y acelerarán su metabolismo, permitiéndole adelgazar durante algún tiempo. Pero las reacciones adversas pueden ser extremas: insomnio, nerviosismo, palpitaciones, dolores de cabeza, arritmias, angina de pecho, infartos, apoplejías, hipertensión, comportamiento hostil y agresivo y adicción, por mencionar algunas. Las anfetaminas también pueden empeorar la depresión y la ansiedad y pueden producir las mismas reacciones severas que he mencionado cuando las deja. De hecho, una de las reacciones más comunes entre las personas que dejan de utilizarlas, es que no solamente recuperan el peso que han perdido, sino que también recuperan más peso del que tenían al principio.

En búsqueda del remedio universal

Durante años los doctores, investigadores, compañías farmacéuticas y nutricionales, han ido en búsqueda de "La píldora para acabar con las dietas". A principios de la década de 1990, los investigadores creían que finalmente habían encontrado este remedio universal cuando combinaron dos supresores del apetito: la fentermina y la fenfluramina. Esta combinación de medicamentos, conocida como fen-fen, fue un éxito y en realidad suprimía el apetito. Las personas que consumieron el fen-fen, adelgazaron y se mantuvieron delgadas mientras continuaron tomando el medicamento. Los estudios han mostrado los sorprendentes resultados: en promedio, la mayoría de los usuarios perdió casi 16 por ciento de su peso corporal en solamente 8 meses. Esto está correlacionado, por ejemplo, con una persona de 90 kilogramos (200 libras) que baja la asombrosa cantidad de 14 kilogramos (32 libras) en solamente ocho meses.

> ### DISPUESTO A PAGAR
> Las ventas en Estados Unidos, Europa y Japón de medicamentos para adelgazar alcanzaron los $600 millones de dólares en 2005 y se espera que aumenten a $2 mil millones en 2010.[2]

Como se podrá imaginar, una vez que esto fue descubierto, las clínicas de pérdida de peso se multiplicaron en Estados Unidos y muchos médicos comenzaron a recetar esta combinación de píldoras. Sin embargo, algunos años después de recetar esto, un pequeño porcentaje de usuarios comenzó a morir de una rara enfermedad llamada hipertensión arterial pulmonar (HTP). Tres de cada cuatro pacientes de cien mil fueron afectados, y alrededor de la mitad de estos, necesitaron un trasplante de corazón y pulmón para sobrevivir. Hay que reconocer que la industria farmacéutica sacó del mercado ambos medicamentos de fenfluramina, Pondimin y su derivado Redux. Sin embargo, se encontró que la fentermina era segura.

Algunos años después, las compañías de suplementos creyeron una vez más que habían encontrado la combinación de píldoras mágica al combinar la hierba de efedrina con cafeína. Esto también hizo una fórmula poderosa que podía disminuir el apetito mientras quemaba grasa. Sin embargo, con los años, tanto la efectividad como la seguridad de efedrina han sido puestas en duda y siguen siendo muy controversiales. La efedrina se ha relacionado con severos efectos secundarios, entre ellos, arritmias, infartos, apoplejías, hipertensión, psicosis, ataques y aun la muerte. Para ver cuán importante es la preocupación por este asunto, solamente tiene que buscar una estadística de los Institutos Nacionales de la Salud: los productos que contienen efedrina comprenden menos del 1 por ciento de las ventas totales de suplementos dietéticos; y sin embargo, todos estos productos son responsables de *64 por ciento* de las reacciones secundarias provocadas por suplementos dietéticos.[1]

En 2004, la FDA (Administración de alimentos y fármacos, por sus siglas en inglés), por fin prohibió los productos de efedrina en los Estados Unidos debido a preocupaciones de seguridad. Sin embargo, esta prohibición fue pronto levantada. A la fecha de publicación de este libro, la efedrina es legal en Estados Unidos, aunque su uso es sigue siendo controversial. Algunas hierbas relacionadas con la efedrina como la naranja amarga (citrus aurantium) y la bala aún siguen en el mercado. Como la efedrina, los suplementos de naranja amarga se han relacionado con apoplejía, infartos, angina de pecho, ataques cardiacos, arritmias ventriculares y muerte. Estos productos son potencialmente letales y no los recomiendo a menos que esté siendo asesorado por un médico experto que pueda supervisarlo con regularidad.

Entre las hierbas que han causado controversia está la aristoloquia, que se encuentra en algunos suplementos chinos para adelgazar y que ni siquiera se menciona en la lista de ingredientes. La aristoloquia es una toxina conocida del riñón, cancerígena en el humano. También existen productos que contienen usnea (ácido úsnico), un liquen para la pérdida de peso que puede provocar toxicidad severa en el hígado. Además, se ha encontrado

LOS EFECTOS SECUNDARIOS DE ALLI E HYDROXYCUT

Alli (orlistat), una de las píldoras dietéticas más comunes que se pueden adquirir sin receta médica, puede causar cambios en el intestino grueso de sus usuarios. Entre los cambios, que resultan de la grasa no digerida que va por el sistema digestivo están: gases con una descarga aceitosa, deposición suelta o diarrea, movimientos intestinales más frecuentes y movimientos intestinales difíciles de controlar. Xenical también contiene Orlistat, aunque para su venta se requiere receta médica.

Los productos de Hydroxycut fueron retirados en mayo del 2009 después de reportes de deficiencia mortal de hígado y enfermedades en personas que tomaron los productos para adelgazar. De acuerdo con el *World Journal of Gastroenterology*, uno de los ingredientes de Hydroxycut que viene de una fruta llamada *Garcinia cambogia* provocó la enfermedad en el hígado así como su insuficiencia.[4]

que algunas píldoras dietéticas brasileñas están contaminadas con anfetaminas y otros medicamentos de prescripción.[3]

Hechos para suplementar, no reemplazar

Espero que esté comenzando a entender que con toda píldora mágica para adelgazar se avecinan efectos secundarios peligrosos. Lamentablemente, esto no se sabe hasta que miles, si no es que millones de personas que hacen dieta las han utilizado, y algunos cuantos de ellos han muerto. Permítame recordarle que la base para adelgazar es simplemente tener un plan saludable de dieta y un programa de ejercicio regular. La razón principal por la que la gente tiene sobrepeso u obesidad es porque han aumentado su consumo calórico y disminuido la actividad física. No se debe de ninguna manera a que no han podido descubrir el último producto para bajar esos kilogramos extra.

Un suplemento para bajar de peso es un producto nutrimental o hierba para *ayudar* en su plan de alimentación saludable y ejercicio con el objetivo final de adelgazar. Un suplemento acompaña, y no reemplaza. No se engañe con las astutas estratagemas de la mercadotecnia que le prometen lo contrario. La mayoría de los suplementos para adelgazar no tienen una investigación clínica que fundamente sus afirmaciones, y algunas son total y absolutamente peligrosas. Es importante darse cuenta de que los suplementos para bajar de peso y dietas, no son sometidos a los mismos estándares que los medicamentos que requieren receta médica o los medicamentos que se pueden vender sin receta médica. Pueden comercializarse con pocas pruebas de seguridad o efectividad.

Sin embargo, existe una serie de suplementos dietéticos seguros y bastante efectivos que parecen ser prometedores para bajar de peso. Todo suplemento tiene un mecanismo único de acción para adelgazar, y algunos tienen más de uno. He categorizado estos suplementos benéficos y probados en las siguientes categorías:

- Agentes termogénicos (agentes para quemar grasa).
- Supresores del apetito.
- Suplementos para incrementar la saciedad.
- Suplementos para mejorar la sensibilidad a la insulina.
- Suplementos para aumentar la producción de energía.

Existen muchas causas de obesidad; sin embargo, el envejecimiento es la más común de ellas. Existe una disminución del gasto de energía asociado con la edad, lo cual puede provocar un exceso diario de 120 a 190 calorías que son almacenadas en el cuerpo, de acuerdo con los científicos. Esto puede significar unos 6 a 9 kilogramos (13 a 20 libras) extra de grasa corporal al año.[5] Como existen muchas causas de obesidad le recomiendo agregar algunos suplementos nutricionales seguros que funcionen por medio de mecanismos diferentes como los agentes termogénicos, los supresores naturales del apetito, suplementos que aumenten la sensibilidad a la insulina y productos energéticos. Al tratar la hipertensión, las enfermedades cardiovasculares, la diabetes y otras enfermedades, los médicos agregan diferentes medicamentos y diferentes mecanismos de acción, ya que cuando se combinan, su acción es sinérgica y más potente. Hoy en día tenemos suplementos naturales seguros que funcionan con diferentes mecanismos ayudando a una persona a adelgazar. Combinarlos normalmente aumenta su efectividad.

> ### EL VERDE ES BUENO
>
> Un estudio descubrió que después de tres meses de tomar extracto de té verde, el peso total del cuerpo bajaba 4.6% y la circunferencia del talle disminuía 4.48%.[6]

AGENTES TERMOGÉNICOS (PARA QUEMAR GRASA)

El término *termogénico* describe los medios naturales en los que el cuerpo eleva su temperatura para quemar más calorías. Específicamente, la termogénesis es el proceso que hace que el cuerpo queme la grasa blanca, que es el tipo de grasa que a menudo acumulamos en exceso al envejecer (el tipo de grasa que vemos generalmente con la gente con sobrepeso u obesidad). Por lo tanto, los agentes termogénicos son quemadores de grasa que ayudan a aumentar la tasa de destrucción de la grasa blanca corporal. Afortunadamente, la mayoría de agentes termogénicos inseguros han sido retirados del mercado, entre ellos la efedrina. (Sin embargo, como he ya mencionado, tales agentes potencialmente dañinos como el naranjo amargo y la bala aún se venden sin receta médica).

El té verde

El té verde y el extracto de té verde son mis suplementos favoritos para adelgazar. El té verde se ha utilizado durante muchos años en Asia como té y como medicamento herbal. Tiene dos ingredientes clave, una catequina llamada galato de epigalocatequina (EGCG) y cafeína, ambos llevan a la liberación de más epinefrina, que aumenta el metabolismo. En última instancia, el té verde estimula la oxidación de la grasa, es decir, la quema. Asimismo aumenta la velocidad a la que se queman las calorías en un periodo de veinticuatro horas.

Una dosis diaria de EGCG es de 90 miligramos o más, que también puede ser consumida al tomar tres o cuatro tazas de té verde al día. No agregue azúcar, miel o edulcorantes artificiales a su té; en su lugar, utilice stevia como edulcorante natural.

Investigadores italianos crearon un fitosoma de té verde que combina polifenoles con fosfolípidos, que provocaron un aumento significativo en la absorción de polifenoles, entre ellos el EGCG. Un ensayo clínico estudió cien sujetos con gran sobrepeso. La mitad del grupo recibió el fitosoma de té verde en una dosis de dos tabletas diarias de 150 miligramos. Ambos grupos entraron en una dieta de reducción de calorías (1,850 calorías al día para los hombres; 1,350 calorías al día para las mujeres). Sin embargo, después de cuarenta y cinco días, el grupo sujeto a investigación adelgazó un promedio de 1.81 kilogramos (4 libras) y el grupo que consumía el fitosoma de té verde perdió un promedio de 5.9 kilogramos (13 libras), que era el triple del grupo sujeto a investigación. Después de noventa días, el grupo sujeto a investigación bajó un promedio de 4.49 kilogramos (9.9 libras) y el grupo del té verde adelgazó 13.65 kilogramos (30.1 libras). Hubo una disminución de 10 por ciento de la circunferencia del talle en el grupo que consumía el fitosoma de té verde y una reducción de 5 por ciento en el grupo sujeto a investigación.[7] Yo recomiendo 100 miligramos de fitosoma de té verde tres veces al día (consulte el Apéndice F).

Fucoxantina

Derivado de varios tipos de alga marina comestible, este carotenoide es tradicionalmente conocido por sus propiedades antioxidantes. Sin embargo, las investigaciones de los últimos años han descubierto otro beneficio mayor de la fucoxantina: adelgazar. Aunque primero se hicieron estudios únicamente en animales y causaron muchas críticas que desacreditaban su efectividad para quemar grasa en humanos, estudios recientes

PERO, ¿PUEDE LIMPIAR MI CUERPO?

No es de sorprenderse que los médicos chinos han usado el té verde durante siglos como cura para todo. ¡No solamente se ha comprobado que el té verde ayuda a prevenir el cáncer y ayuda con la artritis reumatoide, el colesterol alto, enfermedades cardiovasculares, infecciones y la función inmune dañada, sino que también previene la caries!

llevados a cabo con personas, están comenzando a cambiar esto. La evidencia de uno de estos estudios encontró que combinar la fucoxantina con aceite de semilla de granada aumenta significativamente el metabolismo. Después de dieciséis semanas, los científicos reportaron que los que tomaban el suplemento habían adelgazado un promedio de 6.8 kilogramos (15 libras), en comparación con 1.36 kilogramos (3 libras) reducidos por aquellos que tomaban un placebo.[8]

Al envejecer, nuestro metabolismo disminuye naturalmente, lo que provoca más almacenaje de grasa blanca corporal. La mayoría de personas recurren automáticamente a dietas con el fin de resolver este problema. Pero lo que a menudo se pasa por alto es que el envejecimiento ocasiona una disminución de nuestra metabolismo en reposo, lo que quiere decir que la grasa blanca corporal que almacenamos de manera natural ya no se quema tan rápidamente mientras permanecemos en estado sedentario. Por esta razón, la fucoxantina parece ser un suplemento que puede incrementar la energía al estar en reposo, disminuir el almacenamiento de grasa abdominal y de hígado, y finalmente reducir el peso corporal total.[9] Una dosis recomendada de fucoxantina es de 5 miligramos tres veces al día. Hallará los suplementos en la mayoría de las tiendas naturistas.

SUPRESORES DEL APETITO

Estos suplementos generalmente actúan en el sistema nervioso central para disminuir el apetito o crear una sensación de saciedad o plenitud. Aunque algunos medicamentos de esta categoría incluyen la fenilpropanolamina que tiende a ser riesgosa (se encuentra en productos como el Dexatrim), he encontrado algunos suplementos naturales seguros que son supresores de apetitos altamente efectivos.

¿CUÁL ES EL PUNTO SI UNA PÍLDORA LO PUEDE HACER?

Los investigadores de mercado han encontrado que entre más pueda un medicamento probado quitar los kilogramos extra, los esfuerzos del usuario para continuar comiendo bien y ejercitarse, se relajan. Aquellos que consumen píldoras dietéticas vendidas bajo receta médica tienen más probabilidad de consumir comida chatarra y tener un estilo de vida sedentario.[11]

L-Triptófano y 5-HTP

El L-Triptófano y el 5-hidroxitriptófano (comúnmente conocido como 5-HTP) son aminoácidos que ayudan a elaborar serotonina. Como aprendimos en los primeros capítulos de este libro, la serotonina ayuda al control de antojos de carbohidratos y azúcares. El L- Triptófano y el 5-HTP también funcionan como anti-depresivos naturales. Si usted toma medicamentos contra la migraña llamados triptanos o antidepresivos ISRS (Inhibidores de la recaptación de serotonina), debería hablar con su médico antes de tomar el L-Trip-tófano o el 5-HTP. La dosis típica de L-Triptófano es de 500 a 2,000 miligramos a la hora de acostarse; la dosis de 5-HTP es normalmente de cincuenta a 100 miligramos tres veces al día. Yo prefiero usar el 5-HTP para la mayoría de mis pacientes (consulte el Apéndice F).

L-Tirosina y L-fenilalanina

El L-tirosina y la L-fenilalanina son aminoácidos naturales que se encuentran en varios alimentos proteínicos, entre ellos el queso cottage, el pavo y el pollo. Estos ayudan a aumentar los niveles de norepinefrina y dopamina en el cerebro, que a su vez ayuda a disminuir el apetito, los antojos y a mejorar el humor. (El SAM-e es otro aminoácido que ayuda a aumentar los niveles de norepinefrina y dopamina). Las dosis de L-tirosina y L-fenilalanina pueden ir de 500 a 2,000 miligramos al día (y algunas veces más), pero deben consumirse con el estómago vacío. Yo prefiero utilizar el L-tirosina con la mayoría de mis pacientes. Mis padres generalmente comenzaban con 500 miligramos de L-tirosina treinta minutos antes del desayuno y treinta minutos antes de la comida (consulte el Apéndice F). No recomiendo tomar L-tirosina en la tarde ya que puede interferir con el sueño.

SUPLEMENTOS PARA AUMENTAR LA SACIEDAD

Los suplementos de fibra y los alimentos altos en fibra aumentan la saciedad por medio de diferentes mecanismos. La fibra reduce la velo-cidad del paso de la comida por el tracto digestivo, reduce la absorción de azúcares y almidones en el estómago, además de que expande y llena el estómago, lo que obviamente quita el apetito. Aunque la Asociación Estadounidense de Cardiología y el Instituto Nacional del Cáncer reco-miendan 30 gramos o más de fibra al día, el estadounidense promedio solamente consume entre 12 y 17 gramos al día.[10]

Fibra soluble

Los dos tipos principales de fibra son: fibra soluble e insoluble. Las fibras insolubles son importantes para el tracto digestivo y ayudan a aliviar la constipación y el gas. Aumentan el tamaño de la deposición, mejoran el tiempo de tránsito de la deposición y ayudan a limpiar el colon. Por el otro lado, la fibra soluble ayuda con la pérdida de peso al incrementar la saciedad. De hecho actúa como una esponja, al ligar toxinas, bajar el nivel de colesterol y triglicéridos y estabilizar los niveles de azúcar en la sangre. Las fibras solubles se encuentran en alimentos como salvado de avena, avena, semillas de linaza, cebada, legumbres, judías, lentejas, guisantes, frutas y verduras.

Un poco de fibra tiene buenos resultados cuando se trata de bajar de peso. Una investigación encontró que consumir 14 gramos extra de fibra soluble al día durante dos días, se asociaba con un 10 por ciento de disminución en la ingesta calórica.[12] Los suplementos de fibra soluble también aumentan significativamente la satisfacción después de comer y deben tomarse antes de cada comida para ayudarlo a adelgazar.

¡LLÉNESE DE FIBRA!

Además del PGX, otra gran fibra para la pérdida de peso es Glucomannan, elaborada con la raíz asiática llamada konjac. Glucomannan es cinco veces más efectiva para bajar el colesterol comparada contras fibras como el pisilio, la fibra de avena o la goma guar. Debido a que se expande diez veces su tamaño original cuando se pone en agua, es un muy buen suplemento que hay que tomar antes de la comida para reducir el apetito ya que se expande en su estómago.

Muchas personas rehúyen de la fibra debido a los gases, la diarrea y a otros problemas del colon que suceden cuando se toma por primera vez. Sin embargo, la mayoría se relacionan directamente con cantidades iniciales excesivas. Para evitar estos efectos secundarios, comience con una dosis baja de fibra soluble (de 2 a 4 gramos) antes de cada alimento, y auméntela lentamente (a 8 o 12 gramos) en dos o tres semanas. A medida que su cuerpo se adapte al aumento de consumo de fibra, los efectos secundarios generalmente desaparecerán. Asimismo, al combinar fibra soluble con fibra insoluble, estos efectos secundarios a menudo disminuyen considerablemente.

Tomar fibra soluble antes de los alimentos, le ayuda a sentirse satisfecho más rápido y normalmente disminuye la cantidad de calorías consumidas. Un estudio mostró que 7 gramos de llantén (otro suplemento de fibra) antes de la comida disminuía el hambre y el consumo de alimentos al estabilizar el nivel de azúcar en la sangre e insulina. De hecho, mezclas especiales de fibra como el glucomannan, la goma xantano y el alginato (PGX) parecen ser más efectivas que tomar un solo tipo de fibra soluble. En otro estudio, los participantes tomaron seis cápsulas de PGX antes de cada alimento. Al final del estudio de tres semanas, los que tomaron el PGX, habían disminuido su grasa corporal

2.8 por ciento.[13] Por lo tanto, una mezcla de diferentes fibras solubles parece ser más efectiva que la mayoría de tipos de fibra soluble simples (consulte el Apéndice H).

La fibra que prefiero para mis pacientes que están adelgazando es la fibra PGX. Comienzan con una cápsula acompañada de 236 a 473 mililitros (8 a 16 onzas) de agua antes de cada alimento o refacción y después aumentan la dosis gradualmente a dos o cuatro cápsulas hasta que el apetito es controlado. Sin embargo, se debe tomar principalmente con la comida y la refacción vespertinos. (Vea Apéndice H.)

SUPLEMENTOS PARA MEJORAR LA SENSIBILIDAD A LA INSULINA

Aproximadamente un cuarto de la población adulta en los Estados Unidos padece síndrome metabólico, la causa subyacente de lo cual es la resistencia a la insulina. Como lo hemos mencionado en este libro, los niveles altos de insulina pueden llevar a la obesidad, especialmente a la obesidad central o grasa abdominal, así como albergar otras enfermedades. La clave para superar la resistencia a la insulina es elegir alimentos de bajo índice glucémico, ejercitarse para perder grasa abdominal y volver a sensibilizar las células a la insulina con suplementos. Los siguientes suplementos le ayudarán a volver a sensibilizar las células a la insulina.

LA FIBRA PGX

PGX es la abreviatura de PolyGlycoPlex y es una mezcla única de fibras viscosas que actúan de manera sinérgica para crear un nivel mayor de viscosidad que las fibras individuales solas. La viscosidad es la propiedad gelosa. La PGX absorbe cientos de veces su peso en agua durante dos horas y se expande en el tracto digestivo, creando un material grueso gelatinoso. Crea una sensación de plenitud, estabiliza los niveles de azúcar e insulina en la sangre y estabiliza las hormonas del apetito. La PGX disminuye el azúcar en sangre cerca de 20% y disminuye las secreciones de insulina cerca de 40%. Los investigadores han encontrado que dosis más altas de PGX pueden disminuir el apetito significativamente. La PGX también tiene menos efectos secundarios gastrointestinales que otras fibras dietéticas viscosas. No obstante, comience lentamente o puede desarrollar gas. Funciona de manera similar al bandeo gástrico.

LEA MÁS SOBRE ESTO

Consulte mi libro *The New Bible Cure for Diabetes* (Cura bíblica para la diabetes) para obtener más información.

Irvingia gabonensis

La irvingia crece en las selvas de Camerún en África. Parece poder reversar la resistencia a la leptina al bajar los niveles de proteína C reactiva, un mediador inflamatorio. En un estudio doble ciego, 102 participantes con sobrepeso recibieron 150 miligramos de irvingia o un placebo dos veces al día durante diez semanas. Al final de las diez semanas, el grupo que consumió irvingia, adelgazó un promedio de 12.7 kilogramos (28 libras) y el grupo que consumió el placebo solamente 453 gramos (1 libra). También perdieron 17 centímetros (6.7 pulgadas) de talle y disminuyeron 18.4 por ciento de grasa corporal. El grupo que consumió irvingia tuvo una reducción total de colesterol de 26 por ciento, una disminución de 27 por ciento en LBD, y una disminución del 32 por ciento en el nivel de azúcar en sangre en ayunas, y la PCR bajó un 52 por ciento.[14] La irvingia también tiene un efecto inhibidor de una enzima producida en las células adiposas que ayuda a convertir el azúcar en sangre a triglicéridos (grasa). Las investigaciones muestran que la irvingia estimula la expresión del gen de la adiponectina en las células adiposas. La adiponectina juega un papel importante en el metabolismo normal. La dosis recomendada es de 150 miligramos de extracto irvingia normalizado dos veces al día (consulte el Apéndice F).

> **DISMINUYA EL AZÚCAR**
>
> La canela, las grasas omega-3 y la vitamina D pueden estimular un metabolismo de glucosa saludable, lo que ayuda a disminuir el nivel de azúcar.

Puede consultar mi libro *The New Bible Cure for Diabetes* (La nueva cura bíblica para la diabetes) para obtener más información acerca de este suplemento.

SUPLEMENTOS PARA AUMENTAR LA PRODUCCIÓN DE ENERGÍA

L-carnitina

La L-carnitina es un aminoácido que funciona como transportador de energía, ya que traslada los ácidos grasos a la mitocondria, que son las fábricas de energía de nuestro cuerpo. Estos ácidos grasos se queman como energía. En esencia, la L-carnitina nos ayuda a transformar la comida en energía. El ser humano sintetiza muy poca carnitina, así que necesitamos suplementarla mediante fuentes externas. Esto es necesario especialmente en personas obesas o mayores, las cuales normalmente tienen niveles más bajos de carnitina que aquellos dentro del segmento promedio de peso. Como se podrá imaginar, las personas con carnitina insuficiente, tienen más dificultad para quemar la grasa con el fin de obtener energía.

La leche, la carne, el pescado y el queso son buenas fuentes de L-carnitina, mientras que el carnero y el cordero son ricos en aminoácidos. De manera complementaria, recomiendo combinar la L-carnitina con ácido lipoico, la coenzima Q_{10} y grasas de omega-3 para aumentar la producción de energía. Una forma de carnitina, la acetil-l-carnitina, también puede atravesar la barrera hematoencefálica y aumentar la energía de las células cerebrales. Esto tiene muchos beneficios neuroprotectores y ayuda a aumentar los neurotransmisores del cerebro. Asimismo protege a las células cerebrales de los efectos del estrés.

En general, recomiendo una combinación de L-carnitina y de acetil-L-carnitina para tomarse con aceite de pescado, coenzima Q_{10} y ácido lipoico. Comience tomando 500 miligramos al día de L-carnitina y acetil-L-carnitina, y, de ser necesario, aumente gradualmente hasta 2 gramos al día. Cuatro gramos al día pueden ser necesarios para que los pacientes obesos puedan observar el aumento de energía que proporcionan estos suplementos. Al aumentar su energía, usted se ejercitará más a menudo y quemará más grasa. El mejor momento para tomar sus suplementos de carnitina es en la mañana y después de mediodía (antes de las 3:00 p.m.) con el estómago vacío. Si se toma después, este suplemento puede afectar su sueño (consulte el Apéndice F).

Otros suplementos comunes que pueden contribuir con la pérdida de peso

Calcio

Tanto niños como adultos con bajo consumo de calcio, tienen mayor tendencia a engordar o tener sobrepeso u obesidad, al compararlos con personas que tienen un mayor consumo de calcio. Los productos lácteos como el yogurt o los búlgaros bajos en grasa, que proporcionan un consumo total de calcio de 800 a 1,200 miligramos al día, ayudan a disminuir la grasa corporal, incrementar la masa muscular y finalmente ayudan a adelgazar. Sin embargo, es interesante observar que tomar suplementos de calcio solos no parece ayudar con la pérdida de peso.

La controversia de la hoodia

La hoodia es una planta sudafricana parecida al cactus que puede ayudar a suprimir el apetito. Al principio fue utilizada por los líderes de las tribus africanas para poder hacer largos viajes sin tener hambre, y diversas fuentes citan miles de años de valor en la historia de los bushman para verificar su efectividad. Aunque estos cazadores tribales no han llevado a cabo estudios científicos para probar que hoodia es un supresor del apetito efectivo, un estudio clínico en 2001 hecho por una compañía llamada Phytopharm, encontró que las personas que consumían la planta, ingerían 1,000 calorías menos al día que aquellas que no consumían Hoodia.[15] Uno de los investigadores de la compañía, Richard Dixey, doctor en medicina, explicó que la Hoodia contiene una molécula que es 10,000 veces más activa que la glucosa.[16]

Sin embargo existe una trampa: cuando se difundieron las noticias acerca de un supuesto suplemento milagroso, docenas, si no es que cientos de compañías comenzaron a comercializar frascos de hoodia, sin tener hoodia real en sus productos. El resultado fue que se "produjo" más hoodia en un solo año que en toda la historia africana, lo cual es inverosímil, para decir lo menos. Incluso en la actualidad, es posible que mucho de lo que se vende en Estados Unidos contenga variaciones ineficaces de hoodia o no contiene hoodia en lo absoluto.

En resumen

Como puede ver, existen productos dudosos en el mercado, pero también existe una variedad segura y efectiva de suplementos dietéticos para adelgazar, que se venden sin receta médica. Algunas personas pueden ver que al incorporar una combinación de estos en su alimentación y en sus planes de ejercicio, hacen maravillas. Algunos otros pueden no necesitar tomar suplementos. La mayoría de mis pacientes con sobrepeso u obesidad, han encontrado que tomar por lo menos té verde o fitosoma de té verde, ciertos aminoácidos como 5-HTP o L-tirosina, suplementos de fibra PGX antes de cada alimento y refacción (especialmente en la cena) e irvingia los ha ayudado a adelgazar.

Si continúa teniendo problemas con el control del apetito o si batalla con antojos específicos de comida, disminución de energía o resistencia a la insulina, es probable que requiera uno o más de los suplementos que describimos en este capítulo, de igual manera si usted no se siente lleno o satisfecho después de una comida o si tiene niveles hormonales bajos. Sin embargo, le recordaré de nuevo que un suplemento es solamente eso, un suplemento. No encontrará una píldora mágica o una solución fácil para una situación que probablemente tardará años en solucionarse, como el exceso de peso. La buena noticia es que usted ya no tiene que ser embaucado por una promesa milagrosa que acaba con la flacidez "como lo vio en televisión". ¡Provisto de los planes adecuados de alimentación y ejercicio, usted lo puede lograr, *con éxito,* para siempre!

Puntos "yo si puedo" para recordar

1. No existe ninguna píldora, hierba o medicina mágica para adelgazar. Siempre será necesario seguir un estilo de vida saludable, con elecciones correctas de alimentos y un programa de ejercicio regular.

2. Un suplemento para adelgazar es un producto nutricional o hierba que pretende *ayudar a* (no reemplazar) su alimentación saludable y plan de ejercicio con el propósito final de adelgazar.

3. El té verde ayuda a estimular la quema de grasa.

4. El L-triptofano, el 5-HTP y el L-tirosina pueden ayudarlo a controlar los antojos de comida.

5. El estadounidense promedio consume solamente de 12 a 17 gramos de fibra al día, la mitad de la cantidad recomendada.

6. La L-carnitina puede aumentar la producción de energía y pude ayudarlo a quemar grasa.

CUANDO SE ESTANCA O YA NO BAJA MÁS DE PESO

¿QUÉ ESTA EVITANDO QUE USTED BAJE DE PESO? ¡RESPONDA EL CUESTIONARIO Y DESCÚBRALO!

USTED YA HA pasado por esto: Durante las primeras semanas, los kilogramos parecen desaparecer como nunca antes. Su plan alimenticio no es tan difícil, se está ejercitando correctamente y se siente animado y con energía. Y entonces llega: la terrible meseta. Primero, su peso llega a lo que usted cree una pausa "momentánea". Después, los días se vuelven semanas y su ímpetu se evapora. Finalmente, entra el desánimo, y, en una semana o dos, usted ha abandonado el barco.

Antes de continuar, permítame recordarle que esto es completamente normal. Las mesetas forman parte de adelgazar. De hecho, después de haber ayudado a miles de pacientes, aún no he encontrado uno que, después de perder una cantidad significativa de peso, no haya, en algún punto, llegado a un nivel de estancamiento. Entiendo que estos aparentes patrones de pausa, pueden hacer que se sienta desanimado, decepcionado y frustrado. También sé que es normal que por estar tan abrumado por estos sentimientos se dé por vencido o regrese a sus viejos hábitos alimenticios, especialmente si usted es una persona que pasa la vida haciendo dietas con rebote.

Sin embargo, los siguientes cuestionarios le ayudarán a determinar si hay alguna condición subyacente en su cuerpo que esté interfiriendo con sus mejores esfuerzos por adelgazar. Lo animo a responder todos los cuestionarios a continuación, ya que en sus esfuerzos por adelgazar puede haber más de un saboteador a vencer. Algunos cuestionarios tienen preguntas similares en la medida que los síntomas puedan coincidir. Aunque usted tenga muchos de los síntomas de un problema en particular, una prueba de laboratorio es más definida que los resultados de un cuestionario. Por eso, lo insto a que se examine con un médico y tome las pruebas de laboratorio adecuadas. (Vea Apéndice H.)

Después de llenar cada cuestionario, lea el capítulo 23 para que sepa cómo superar los obstáculos para adelgazar. Puede ir también a www.thecandodiet.com y llene los mismos cuestionarios que aparecen en el libro en línea. Recibirá los resultados de inmediato.

CUESTIONARIOS SOBRE DEFICIENCIAS DE NEUROTRANSMISORES

Deficiencia de norepinefrina   SÍ   NO

1. ¿Tiene hambre la mayor parte del día?
2. ¿Tiene apetito insaciable o consume comidas abundantes?
3. ¿Sabe cuándo detenerse al comer?
4. ¿Nunca se siente realmente lleno o satisfecho aun después de comer?
5. ¿Puede comer casi todo lo que ve?
6. ¿Siente que no tiene control, especialmente de su apetito?
7. ¿Piensa en comida la mayor parte del tiempo?
8. ¿Tiene antojo de almidones como panes y pastas más que de dulces y comida chatarra?
9. ¿Tiene o le han diagnosticado TDA o TDAH?
10. ¿Tiene hambre especialmente en la tarde-noche y noche?
11. ¿Siempre está cansado, agotado o con fatiga crónica?
12. ¿Tiene niveles bajos de energía?
13. ¿Se siente muy cansado como para hacer ejercicio?
14. ¿Se siente decaído, deprimido o simplemente aburrido?
15. ¿Se despierta cansado?
16. ¿Le es difícil comenzar sus actividades en la mañana?
17. ¿Se agota a medio día o en la tarde, o necesita una siesta vespertina?
18. ¿Tiene problemas para analizar, concentrarse o permanecer alerta?
19. ¿Se distrae con facilidad?
20. ¿Tiene pereza mental?
21. ¿Le cuesta terminar o comenzar un proyecto o tarea?
22. ¿Tiene problemas para motivarse?

Puntos por cada "sí":
- Preguntas 1 a la 7: 5 puntos cada una.   Subtotal _____
- Preguntas 8 a la 22: 2 puntos cada una.   Subtotal _____

     Total _____

RESULTADOS:
- 0 a 10: Deficiencia de norepinefrina poco probable.
- 11 a 19: Deficiencia ligera de norepinefrina.
- 20 a 29: Deficiencia moderada de norepinefrina.
- + 30: Deficiencia severa de norepinefrina.

CUESTIONARIOS SOBRE DEFICIENCIAS DE NEUROTRANSMISORES

Deficiencia de serotonina   SÍ NO

1. ¿Tiene antojo de dulces o almidones, en especial en las tardes o noches? ☐ ☐
2. ¿Tiene antojo de chocolate o lo encuentra irresistible algunas veces? ☐ ☐
3. ¿Come cuando está estresado, preocupado, solitario, deprimido, enfadado o está experimentando cualquier otro sentimiento angustiante? ☐ ☐
4. ¿Piensa a menudo en comida? ☐ ☐
5. ¿Es comedor compulsivo o está obsesionado con la comida? ☐ ☐
6. ¿Come, toma refacciones o mastica inconscientemente? ☐ ☐
7. ¿Come cuando no tiene hambre? ☐ ☐
8. ¿Se da atracones de comida o come grandes cantidades de comida a la vez? ☐ ☐
9. ¿Se despierta a media noche y come? ☐ ☐
10. ¿Come inconscientemente y después de comer se pregunta por qué lo hizo? ☐ ☐
11. ¿Consume tan grandes cantidades de comida que le da náuseas? ☐ ☐
12. ¿Se siente deprimido, irritable, frustrado o molesto? ☐ ☐
13. ¿Normalmente sufre de insomnio? ☐ ☐
14. ¿Se le dificulta volverse a dormir si se despierta? ☐ ☐
15. ¿Está cansado o simplemente no tiene energía suficiente para ejercitarse? ☐ ☐
16. ¿Se le dificulta relajarse? ☐ ☐
17. Mujeres: ¿Tiene SPM? ☐ ☐
18. ¿Padece ansiedad, ataques de pánico, bulimia, fobias o trastornos obsesivo-compulsivos, o simplemente es nervioso o ansioso? ☐ ☐
19. ¿Sufre dolores de cabeza? ☐ ☐
20. ¿Padece síndrome de colon irritable? ☐ ☐
21. Mujeres: ¿sus antojos de azúcar aumentan dramáticamente durante su periodo? ☐ ☐

Puntos por cada "sí":

- Preguntas 1 al 8: 5 puntos cada una.   Subtotal _____
- Preguntas 9 al 21: 2 puntos cada una.   Subtotal _____
                                                        Total _____

RESULTADOS:

- 0 a 10: Deficiencia de serotonina poco probable.
- 11 a 19: Deficiencia ligera de serotonina.
- 20 a 29: Deficiencia moderada de serotonina.
- + 30: Deficiencia severa de serotonina.

Cuestionarios sobre deficiencias
de neurotransmisores

Deficiencia de dopamina	SÍ	NO
1. ¿Normalmente tiene antojo de comidas saladas o grasosas como filetes, hamburguesas, tocino, salchicha viena, salami, pepperoni o pizza de carnes?	☐	☐
2. ¿Normalmente tiene antojo de almidones salados como patatas a la francesa, patatas fritas, totopos, pretzels, palomitas o galletas saladas?	☐	☐
3. ¿Se siente deprimido, decaído o con falta de interés en la vida?	☐	☐
4. ¿No puede disfrutar la vida o motivarse?	☐	☐
5. ¿Es o ha sido adicto al alcohol, cigarros, drogas, apuestas, sexo o comida? ¿Tiene una personalidad adictiva?	☐	☐
6. ¿Tiene un fuerte trasfondo familiar de adicciones?	☐	☐
7. ¿Tiene problemas sexuales tales como orgasmo retardado o imposibilidad de tener un orgasmo?	☐	☐
8. ¿Su deseo sexual ha disminuido?	☐	☐
9. ¿Está fatigado o cansado, o tiene una pérdida significativa de energía?	☐	☐
10. ¿Tiene pereza mental?	☐	☐
11. ¿Toma café o bebidas con cafeína para reanimarse o seguir el día?	☐	☐
12. ¿Es una persona que posterga las cosas?	☐	☐
13. ¿Es olvidadizo o no puede escuchar o seguir instrucciones?	☐	☐
14. ¿Normalmente se aísla de los demás?	☐	☐
15. ¿Es incapaz de manejar el estrés?	☐	☐
16. ¿Tiene episodios de azúcar baja en la sangre con mareos, irritabilidad, hambre extrema y mente nublada?	☐	☐
17. ¿Le da mucho sueño y despierta cansado?	☐	☐
18. ¿Normalmente tiene cambios de humor?	☐	☐
19. ¿Se enfada, se irrita o se frustra con facilidad?	☐	☐
20. ¿Llega a emocionarse por alguna cosa?	☐	☐
21. ¿Necesita medicamento para lidiar con sus problemas u olvidarlos?	☐	☐

Puntos por cada "sí":

- Preguntas 1 a la 5: 5 puntos cada una.　　　Subtotal _____
- Preguntas 6 a la 21: 2 puntos cada una.　　　Subtotal _____
　　　　　　　　　　　　　　　　　　　　　　　Total _____

RESULTADOS:

- 0 a 10: Deficiencia poco probable de dopamina.
- 11 a 19: Deficiencia ligera de dopamina.
- 20 a 29: Deficiencia moderada de dopamina.
- + 30: Deficiencia severa de dopamina.

CUESTIONARIO SOBRE ADICCIONES ALIMENTICIAS

	SÍ	NO
1. ¿Piensa obsesivamente en la comida?	☐	☐
2. ¿Come para aliviar el estrés o la preocupación?	☐	☐
3. ¿Se da atracones de comida?	☐	☐
4. ¿Continúa comiendo aunque esté satisfecho?	☐	☐
5. ¿Después de darse atracones de comida, se purga más tarde provocándose el vómito, usando laxantes o mediante otros métodos?	☐	☐
6. ¿Se siente culpable o avergonzado después de comer?	☐	☐
7. ¿Come solo o en secreto?	☐	☐
8. ¿Esconde la comida o la guarda para poder comer cuando nadie lo vea	☐	☐
9. ¿Nunca rechaza comida cuando esta está disponible aunque no tenga hambre?	☐	☐
10. ¿Come tan grades cantidades de comida que se siente asqueado?	☐	☐
11. ¿Come a una velocidad rápida para poder comer más?	☐	☐
12. ¿Después de ponerse a régimen y adelgazar, de da atracones de comida?	☐	☐
13. ¿Come cuando no tiene hambre?	☐	☐
14. ¿Come de manera diferente cuando está con otras personas que cuando está solo?	☐	☐
15. ¿Consume alimentos que sabe son dañinos para usted?	☐	☐

Puntos por cada "sí":

- Preguntas 1 a la 3: 5 puntos cada una.
- Preguntas 4 a la 15: 2 puntos cada una.

RESULTADOS:

- 0 a 4: Adicción alimenticia poco probable.   Subtotal _____
- + 5: Adicción alimenticia probable.   Subtotal _____

Total _____

Cuestionario de estrés crónico

	SÍ	NO
1. ¿Tiene deudas financieras graves?	☐	☐
2. ¿Se siente abrumado en su trabajo o este es demasiado estresante?	☐	☐
3. ¿Su matrimonio es demasiado estresante o está atravesando por un divorcio?	☐	☐
4. ¿Padece ansiedad, depresión o nerviosismo?	☐	☐
5. ¿Tiene frecuentemente problemas para dormir o padece insomnio con regularidad?	☐	☐
6. ¿Discute a menudo con su cónyuge?	☐	☐
7. ¿Tiene discusiones o desacuerdos con sus hijos a menudo?	☐	☐
8. ¿Tiene demasiadas obligaciones?	☐	☐
9. ¿Tiene un hijo rebelde?	☐	☐
10. ¿Tiene problemas legales o problemas con la autoridad fiscal?	☐	☐
11. ¿Está demasiado ocupado?	☐	☐
12. ¿Se disgusta, se frustra o se irrita con facilidad?	☐	☐
13. ¿Le cuesta trabajo decir "no" cuando la gente quiere que haga algo por ella?	☐	☐
14. ¿Los músculos de su cuello y hombros se tensan con frecuencia?	☐	☐
15. ¿Le rechinan los dientes durante la noche o padece DATM?	☐	☐
16. ¿Padece síndrome del colon irritado?	☐	☐
17. ¿Es comedor compulsivo?	☐	☐
18. ¿Tiene una actitud de crítica?	☐	☐
19. ¿Se enfada con facilidad?	☐	☐
20. ¿Ha perdido su sentido del humor o rara vez se ríe?	☐	☐
21. ¿Es olvidadizo o tiene problemas de claridad mental?	☐	☐
22. ¿Siempre se le hace tarde?	☐	☐
23. ¿A menudo conduce en el tráfico pesado?	☐	☐

Puntos por cada "sí":

- Preguntas 1 al 5: 5 puntos cada una.   Subtotal _____
- Preguntas 6 al 23: 2 puntos cada una.   Subtotal _____

Total _____

RESULTADOS:

- 0 a 4: Alto estrés poco probable
- 11 a 19: Estrés medianamente acentuado.
- 20 a 29: Estrés moderadamente acentuado.
- + 30: Estrés severamente acentuado.

CUESTIONARIO DE ESTRÉS CRÓNICO

Fatiga suprarrenal

	SÍ	NO

1. ¿Padece fatiga crónica? ☐ ☐
2. ¿Tiene antojo de sal o comida salada? ☐ ☐
3. ¿Se marea cuando se levanta rápidamente después de estar sentado o acostado? ☐ ☐
4. ¿Normalmente padece ataques de hipoglucemia (azúcar baja en la sangre)? ☐ ☐
5. ¿Es tan letárgico que aun las tareas más sencillas se convierten en un gran desafío? ☐ ☐
6. ¿Está cansado mayormente en la mañana y después en la tarde entre las 3:00 p.m. y las 5:00 p.m.? ☐ ☐
7. ¿Se siente mejor alrededor de las 6:00 p.m. y tiene otro arranque de energía a las 11:00 p.m.? ☐ ☐
8. ¿Su mejor sueño es entre las 7:00 a.m. y las 9:00 a.m.? ☐ ☐
9. ¿Necesita una o más tazas de café u otro estimulante en la mañana para seguir? ☐ ☐
10. ¿Tiene poca capacidad de soportar presión emocional? ☐ ☐
11. ¿Le falta energía? ☐ ☐
12. ¿Se le dificulta dormir o levantarse en la mañana? ☐ ☐
13. ¿Necesita recostarse y descansar después de un suceso estresante? ☐ ☐
14. ¿Padece alergias, sensibilidad, asma o eczema? ☐ ☐
15. ¿Se le dificulta concentrarse, en especial antes de la comida? ☐ ☐
16. ¿Se confunde con facilidad? ☐ ☐
17. ¿Contrae gripes o infecciones con frecuencia? ☐ ☐
18. ¿Es nervioso crónico o padece ansiedad? ☐ ☐
19. ¿A menudo se siente apático? ☐ ☐
20. ¿Su deseo sexual ha disminuido? ☐ ☐
21. ¿Sufre de insomnio? ☐ ☐

Puntos por cada "sí":

- Preguntas 1 a la 8: 5 puntos cada una. Subtotal _____
- Preguntas 9 a la 21: 2 puntos cada una. Subtotal _____

Total _____

RESULTADOS:

- 0 a 10: Fatiga suprarrenal poco probable.
- 11 a 19: Fatiga suprarrenal ligera.
- 20 a 29: Fatiga suprarrenal moderada.
- + 30: Fatiga suprarrenal severa.

Cuestionarios de desequilibrio hormonal

Deficiencia de estrógeno

	SÍ	NO
1. ¿Tiene sequedad vaginal?	☐	☐
2. ¿Tiene más arrugas que el promedio de su edad?	☐	☐
3. ¿Ha observado una reducción del tamaño de sus senos?	☐	☐
4. ¿Sus senos cuelgan y son flácidos?	☐	☐
5. ¿Padece de sofocos y sudoración nocturna?	☐	☐
6. ¿Cesó su menstruación?	☐	☐
7. ¿Su piel es más delgada?	☐	☐
8. ¿Su rostro parece hundido?	☐	☐
9. ¿Padece osteopenia u osteoporosis?	☐	☐
10. ¿El acto sexual es doloroso?	☐	☐
11. ¿Está de mal humor e irritable?	☐	☐
12. ¿Tiene vientre abultado?	☐	☐
13. ¿Sufre incontinencia a causa del estrés?	☐	☐
14. ¿Su deseo sexual ha disminuido?	☐	☐
15. ¿Su memoria ha disminuido?	☐	☐
16. ¿Su nivel de colesterol ha aumentado?	☐	☐
17. ¿Sufre a menudo de infecciones del tracto urinario?	☐	☐
18. ¿Sufre de hipertensión?	☐	☐
19. ¿Tiene acné o piel grasosa?	☐	☐
20. ¿Ha observado una disminución de creatividad?	☐	☐
21. ¿Padece insomnio?	☐	☐
22. ¿Ha observado una disminución en sus habilidades motoras finas?	☐	☐
23. ¿Está deprimida o preocupada?	☐	☐
24. ¿Está fatigada o sin motivación?	☐	☐
25. ¿Tiene piel seca o deshidratada?	☐	☐

Puntos por cada "sí":

- Preguntas 1 a la 6: 5 puntos cada una.   Subtotal _____
- Preguntas 7 a la 25: 2 puntos cada una.   Subtotal _____

                                         Total _____

RESULTADOS:

- 0 a 4: Deficiencia de estrógeno poco probable.
- 11 a 19: Deficiencia de estrógeno ligera.
- 20 a 29: Deficiencia de estrógeno moderada.
- + 30: Deficiencia de estrógeno severa.

CUESTIONARIOS DE DESEQUILIBRIO HORMONAL

Estrógeno dominante (demasiado estrógeno)   SÍ   NO

1. ¿Padece mastitis quística? ☐ ☐
2. ¿Tiene miomas? ☐ ☐
3. ¿Sus senos se han hinchado? ☐ ☐
4. ¿Tiene periodos abundantes? ☐ ☐
5. ¿Aumenta de peso, especialmente en las caderas, los muslos y el abdomen? ☐ ☐
6. ¿Toma pastillas anticonceptivas o estrógeno oral? ☐ ☐
7. ¿Toma estrógenos conjugados (Premarin)? ☐ ☐
8. ¿Come con regularidad cortes grasosos, lácteos con grasa y/o granos? ☐ ☐
9. ¿A menudo padece hinchazón abdominal? ☐ ☐
10. ¿Tiene cambios de humor o irritabilidad? ☐ ☐
11. ¿Padece insomnio? ☐ ☐
12. ¿Sufre ansiedad o ataques de pánico? ☐ ☐
13. ¿Ha tenido cáncer cervical? ☐ ☐
14. ¿Normalmente padece dolores de cabeza? ☐ ☐
15. ¿Retiene líquidos? ☐ ☐
16. ¿Su deseo sexual ha disminuido? ☐ ☐
17. ¿Está deprimida? ☐ ☐
18. ¿Se agita con facilidad? ☐ ☐
19. ¿Ha padecido neoplasia cervical? ☐ ☐
20. ¿Ha tenido cáncer de seno (receptor de estrógenos positivo)? ☐ ☐

Puntos por cada "sí":

- Preguntas 1 a la 7: 5 puntos cada una.   Subtotal _____
- Preguntas 8 a la 20: 2 puntos cada una.   Subtotal _____

Total _____

RESULTADOS:

- 0 a 10: Estrógeno dominante poco probable.
- 11 a 19: Estrógeno dominante ligero.
- 20 a 29: Estrógeno dominante moderado.
- + 30: Estrógeno dominante severo.

Cuestionarios de desequilibrio hormonal

Deficiencia de progesterona (solamente mujeres)   SÍ   NO

1. ¿Tiene periodos menstruales abundantes o irregulares?   ☐   ☐
2. ¿Padece SPM?   ☐   ☐
3. ¿Tiene distensión premenstrual importante?   ☐   ☐
4. ¿Es irritable, agresiva o tiene cambios de humor, especialmente
   antes de sus periodos menstruales?   ☐   ☐
5. ¿Tiene síndrome de ovario poliquístico?   ☐   ☐
6. ¿Consume progesterona sintética (progestinas) o pastillas
   anticonceptivas?   ☐   ☐
7. ¿Tuvo depresión posparto?   ☐   ☐
8. ¿Tiene ansiedad o depresión?   ☐   ☐
9. ¿Tiene cambios de humor o irritabilidad?   ☐   ☐
10. ¿Tiene osteoporosis u osteopenia?   ☐   ☐
11. ¿Padece de insomnio?   ☐   ☐
12. ¿Tiene arranques de enojo o arrebatos de ira?   ☐   ☐
13. ¿Tiene ataques de pánico?   ☐   ☐
14. ¿Su sensibilidad al dolor ha aumentado?   ☐   ☐
15. ¿Su rostro es rojizo?   ☐   ☐
16. ¿Sus senos se hinchan?   ☐   ☐
17. ¿Sus pies y tobillos se hinchan?   ☐   ☐
18. ¿La grasa abdominal ha aumentado?   ☐   ☐
19. ¿Su abdomen está hinchado?   ☐   ☐
20. ¿Su rostro se hincha o inflama?   ☐   ☐
21. ¿Padece tensión muscular?   ☐   ☐

Puntos por cada "sí":

- Preguntas 1 a la 6: 5 puntos cada una.   Subtotal _____
- Preguntas 7 a la 21: 2 puntos cada una.   Subtotal _____
                                                   Total _____

RESULTADOS:

- 0 a 10: Deficiencia de progesterona poco probable.
- 11 a 19: Deficiencia de progesterona ligera.
- 20 a 29: Deficiencia de progesterona moderada.
- + 30: Deficiencia de progesterona severa.

CUESTIONARIOS DE DESEQUILIBRIO HORMONAL

Deficiencia de testosterona (para hombres y mujeres)   SÍ   NO

1. ¿El tamaño de sus músculos, su fuerza y tono han disminuido? ☐ ☐
2. ¿Su deseo sexual ha disminuido? ☐ ☐
3. ¿Su piel es delgada o tiene poca elasticidad? ☐ ☐
4. ¿El vello púbico o axilar ha disminuido? ☐ ☐
5. ¿Sus labios se le han adelgazado, sus mejillas o párpados se han colgado? ☐ ☐
6. ¿Ha perdido masa muscular en sus brazos y piernas y acumulado grasa en todo el cuerpo? ☐ ☐
7. ¿Se ha vuelto malhumorado, irritable o gruñón, o se enoja fácilmente? ☐ ☐
8. ¿Está cansado o padece de disminución de energía? ☐ ☐
9. ¿Su flexibilidad ha disminuido o su rigidez ha aumentado? ☐ ☐
10. ¿Tiene dolores frecuentes de músculos o articulaciones o de cuello y espalda? ☐ ☐
11. ¿Ha notado una disminución en su espíritu competitivo? ☐ ☐
12. ¿Está deprimido o apático? ☐ ☐
13. ¿Ha disminuido su interés en los pasatiempos o las cosas que alguna vez disfruto? ☐ ☐
14. ¿Es más olvidadizo? ☐ ☐
15. ¿Se siente agotado? ☐ ☐
16. ¿Ha observado una disminución en la agudeza mental? ☐ ☐
17. ¿Se siente menos motivado o menos seguro? ☐ ☐
18. ¿Tiene mareos con regularidad o le zumban los oídos? ☐ ☐
19. ¿Padece diabetes tipo 2, obesidad, hipertensión, colesterol alto, problemas de próstata o asma? ☐ ☐

Preguntas adicionales solamente para hombres

20. ¿Ha observado una disminución en las erecciones espontáneas temprano en la mañana? ☐ ☐
21. ¿Tiene problemas para mantener una erección completa? ☐ ☐
22. ¿Ha aumentado la grasa en el área del pecho y las caderas? ☐ ☐

Puntos por cada "sí":
- Preguntas 1 a la 6, 20 al 22: 5 puntos cada una.   Subtotal _____
- Preguntas 7 a la 19: 2 puntos cada una.   Subtotal _____

                                            Total _____

RESULTADOS:
- 0 a 10: Deficiencia de testosterona poco probable.
- 11 a 19: Deficiencia de testosterona ligera.
- 20 a 29: Deficiencia de testosterona moderada.
- + 30: Deficiencia de testosterona severa.

CUESTIONARIOS DE DESEQUILIBRIO HORMONAL

Deficiencia de la hormona del crecimiento (para hombres y mujeres)

	SÍ	NO
1. ¿Su cuerpo ha envejecido prematuramente?	☐	☐
2. ¿Su abdomen está flácido o colgado?	☐	☐
3. ¿Sus tríceps están flácidos?	☐	☐
4. ¿El tamaño de sus músculos ha disminuido?	☐	☐
5. ¿Es usted débil o siente que ha envejecido rápidamente?	☐	☐
6. ¿La parte interna de sus muslos es flácida?	☐	☐
7. ¿Tiene músculos caídos?	☐	☐
8. ¿La fuerza de sus músculos ha disminuido?	☐	☐
9. ¿Ha disminuido su masa corporal?	☐	☐
10. ¿Tiene piel delgada?	☐	☐
11. ¿Tiene párpados caídos, mejillas flácidas, labios delgados y piel arrugada?	☐	☐
12. ¿Su energía se ha aminorado?	☐	☐
13. ¿Es obeso, con grasa que reemplaza los músculos de sus brazos, piernas y caderas?	☐	☐
14. ¿Ha perdido el grosor en las plantas de sus pies?	☐	☐
15. ¿Tiende a deprimirse?	☐	☐
16. ¿Le falta seguridad en sí mismo?	☐	☐
17. ¿Necesita dormir mucho (nueve horas o más)?	☐	☐
18. ¿Su apetito de carne ha disminuido?	☐	☐
19. ¿Padece fatiga crónica?	☐	☐
20. ¿Tiene intolerancia al frío?	☐	☐

Puntos por cada "sí":

- Preguntas 1 a la 9: 5 puntos cada una.   Subtotal _____
- Preguntas 10 a la 20: 2 puntos cada una.   Subtotal _____

Total _____

RESULTADOS:

- 0 a 10: Deficiencia de hormona del crecimiento poco probable.
- 11 a 19: Deficiencia de hormona del crecimiento ligera.
- 20 a 29: Deficiencia de hormona del crecimiento moderada.
- + 30: Deficiencia de hormona del crecimiento severa.

CUESTIONARIO DE RESISTENCIA A LA INSULINA

	SÍ	NO
1. ¿La medida de su talle es mayor a 40 pulgadas en hombres o mayor a 35 pulgadas en mujeres (medido a la altura del ombligo)?	☐	☐
2. ¿Su nivel de azúcar en sangre en ayunas es mayor a 100 mg/dL?	☐	☐
3. ¿Su colesterol HDL es menor a 40 mg/dL en hombres y menor a 50 mg/dL en mujeres?	☐	☐
4. ¿Su presión arterial es mayor a 130/85 mmHg o toma medicamentos para estabilizar la presión arterial?	☐	☐
5. ¿Su nivel de triglicéridos en ayunas es mayor a 150 mg/dL?	☐	☐
6. ¿No puede bajar de peso aunque siga una dieta baja en calorías, se ejercite con regularidad y controle sus antojos?	☐	☐
7. ¿Consume alimentos dulces, panes, galletas saladas, pasta, patatas, arroz, maíz u otros almidones con regularidad?	☐	☐
8. ¿Tiene barriga pronunciada?	☐	☐
9. ¿Le cuesta trabajo reducir la grasa abdominal?	☐	☐
10. ¿Le han diagnosticado síndrome de ovario poliquístico?	☐	☐
11. Mujeres, ¿padecieron de diabetes gestacional?	☐	☐
12. ¿Es indígena estadounidense, afroamericano o de origen hispano?	☐	☐
13. ¿Tiene episodios regulares de azúcar baja (es decir, temblores o mente nublada que desaparece cuando come)?	☐	☐
14. ¿Padece acantosis (piel oscurecida) en su cuello, bajo sus senos o en sus axilas con verrugas o apariencia de musgo?	☐	☐
15. ¿Consume alcohol con regularidad?	☐	☐
16. ¿Se ejercita con poca frecuencia o en absoluto?	☐	☐
17. ¿Padece el síndrome de los pies ardientes?	☐	☐
18. ¿Su presión arterial fluctúa drásticamente a diferentes horas?	☐	☐

Puntos por cada "sí":

- Preguntas 1 a la 5: 5 puntos cada una. Subtotal _____
- Preguntas 6 a la 18: 2 puntos cada una. Subtotal _____

Total _____

RESULTADOS:

- 0 a 10: Resistencia a la insulina poco probable.
- 11 a 19: Resistencia ligera a la insulina.
- 20 a 29: Resistencia moderada a la insulina.
- + 30: Resistencia severa a la insulina.

CUESTIONARIO DE HIPOTIROIDISMO

	SÍ	NO
1. ¿Su temperatura corporal normalmente es baja, tiene manos y pies fríos?	☐	☐
2. ¿Ha perdido el tercio exterior de sus cejas?	☐	☐
3. ¿Tiene párpados caídos?	☐	☐
4. ¿Siente calor cuando otros sienten frío?	☐	☐
5. ¿Su piel es áspera y seca, especialmente en los codos?	☐	☐
6. ¿Se estriñe con regularidad?	☐	☐
7. ¿No puede bajar de peso aunque haga correctamente la dieta y se ejercite?	☐	☐
8. ¿Sus palmas y plantas son amarillentas?	☐	☐
9. ¿Se siente deprimido?	☐	☐
10. ¿Es olvidadizo o se siente desorientado?	☐	☐
11. ¿Su cabello es grueso, seco, frágil o quebradizo?	☐	☐
12. ¿Es perezoso, fatigado o aletargado?	☐	☐
13. ¿Sus piernas, manos y pies se han hinchado?	☐	☐
14. ¿Su voz es gruesa y ronca?	☐	☐
15. ¿Padece el síndrome de túnel carpiano?	☐	☐
16. ¿Su rostro se ha hinchado?	☐	☐
17. ¿Sus uñas son quebradizas?	☐	☐
18. ¿Se mueve y piensa lentamente?	☐	☐
19. ¿Tiene rigidez o dolores de larga o corta duración en diferentes articulaciones?	☐	☐
20. ¿Su lengua se siente hinchada?	☐	☐

Puntos por cada "sí":

- Preguntas 1 a la 6: 5 puntos cada una.   Subtotal _____
- Preguntas 7 a la 20: 2 puntos cada una.   Subtotal _____

                                              Total _____

RESULTADOS:

- 0 a 10: Hipotiroidismo poco probable.
- 11 a 19: Hipotiroidismo ligero.
- 20 a 29: Hipotiroidismo moderado.
- + 30: Hipotiroidismo severo.

CUESTIONARIO DE INFLAMACIÓN

SÍ   NO

1. ¿Tiene obesidad abdominal o barriga, y la circunferencia de su talle es mayor a 40 pulgadas (en hombres) o mayor a 35 pulgadas (en mujeres), medida a la altura del ombligo?   ☐ ☐
2. ¿Consume comidas fritas con regularidad?   ☐ ☐
3. ¿Su nivel de proteína C reactiva de alta sensibilidad es mayor a 1.0 mg/dL?*   ☐ ☐
4. ¿Padece una enfermedad asociada con inflamación? Por ejemplo:

	SÍ	NO		SÍ	NO		SÍ	NO
Cardiopatía isquémica	☐	☐	Síndrome metabólico	☐	☐	Hepatitis	☐	☐
Enfermedad inflamatoria intestinal	☐	☐	Alergias	☐	☐	Celiaca	☐	☐
			Diabetes	☐	☐	Cáncer	☐	☐
Infección viral o bacteriana	☐	☐	Artritis	☐	☐	VIH	☐	☐
Una enfermedad autoinmune	☐	☐	Eccema o soriasis	☐	☐			

5. ¿Normalmente consume grandes cantidades de aderezos o grasas poliinsaturadas como maíz, girasol, soya o aceite de semilla de algodón?   ☐ ☐
6. ¿Consume con regularidad margarina, crema de cacahuete, glaseado, manteca vegetal, etcétera?   ☐ ☐
7. ¿Suele consumir mucha carne de reses alimentadas con maíz?   ☐ ☐
8. ¿Consume con regularidad huevos, cerdo, carne roja o mariscos?   ☐ ☐
9. ¿Toma refrescos a diario o consume alimentos dulces con frecuencia?   ☐ ☐
10. ¿Consume pan y arroz blanco, patatas fritas, pasta, galletas saladas?   ☐ ☐
11. ¿Consume palomitas, totopos, maíz o crema de elote con regularidad?   ☐ ☐
12. ¿Come pescado, o cuando come pescado lo come frito?   ☐ ☐
13. ¿Rara vez come verduras o frutas?   ☐ ☐
14. ¿Padece dolores de articulaciones y musculares regularmente?   ☐ ☐
15. ¿Su nariz está tapada o le fluye la mayoría del tiempo?   ☐ ☐
16. ¿Padece sinusitis crónica, gripe o resfriados frecuentemente?   ☐ ☐
17. ¿Fuma cigarros o consume drogas?   ☐ ☐
18. ¿Tiende a presentar sarpullido?   ☐ ☐

Puntos por cada "sí":

- Preguntas 1 a la 8: 5 puntos cada una (para cada enfermedad inflamatoria en la pregunta 4, agregue otros 5 puntos)   Subtotal _____
- Preguntas 9 a la 18: 2 puntos cada una.   Subtotal _____

Total _____

RESULTADOS:

- 0 a 10: Poco probable que su aumento de peso se deba a inflamación.
- 11 a 19: Inflamación ligera.
- + 20: Inflamación moderada.

---

* Si no conoce la respuesta a esta pregunta, pero respondió "sí" a la mayor parte del resto de las preguntas, sigue siendo probable que esté sufriendo de inflamación, y lo animo a que visite a su médico.

Ecología alterada del tracto digestivo (o desequilibrio en la flora intestinal)

	SÍ	NO
1. ¿Alguna vez ha tomado antibióticos durante un mes o más?	☐	☐
2. ¿Alguna vez ha tomado un antibiótico de amplio espectro tres o más veces al año?	☐	☐
3. ¿Ha sido tratado con antibióticos de amplio espectro por lo menos una vez al año en los últimos dos años?	☐	☐
4. ¿Se siente confundido después de comer mucha azúcar, pan o pasta?	☐	☐
5. ¿Alguna vez ha padecido candidiasis oral?	☐	☐
6. ¿Alguna vez ha tenido candidiasis vaginal?	☐	☐
7. ¿Alguna vez ha tomado medicamentos con prednisona o cortisona durante más de dos semanas?	☐	☐
8. ¿Ha tomado píldoras anticonceptivas durante más de dos años?		
9. ¿Alguna vez ha tenido infección por hongos en la piel (pie de atleta, tiña, dermatofitosis u hongos en las uñas)?	☐	☐
10. ¿Se le antoja el azúcar?	☐	☐
11. ¿Se le antojan los panes o pastas?	☐	☐
12. ¿Se le antoja el alcohol o el queso?	☐	☐
13. ¿No tolera los perfumes, fragancias u olores químicos?	☐	☐
14. ¿Regularmente sufre ataques de distensión abdominal y gases?	☐	☐
15. ¿Tiene comezón o flujo vaginal?	☐	☐
16. ¿Tiene dolor abdominal, estreñimiento o diarrea regularmente?	☐	☐
17. ¿Tiene sensibilidades o intolerancias alimenticias?	☐	☐
18. ¿Siente picazón anal?	☐	☐
19. ¿Sus síntomas de inflamación abdominal y gas son peores cuando come queso añejo, toma alcohol o consume alguna salsa de soya?	☐	☐
20. ¿Ha tomado medicamentos de quimioterapia para el cáncer?	☐	☐

Puntos por cada "sí":

- Preguntas 1 a la 2: 10 puntos cada una.   Subtotal _____
- Preguntas 3 a la 8: 5 puntos cada una.   Subtotal _____
- Preguntas 9 a la 20: 2 puntos cada una.   Subtotal _____

                                          Total _____

RESULTADOS:

- 0 a 10: Desequilibrio en la flora intestinal poco probable.
- 10 a 19: Síntomas ligeros de desequilibrio en la flora intestinal.
- 20 a 29: Síntomas moderados de desequilibrio en la flora intestinal.
- + 30: Síntomas severos de desequilibrio en la flora intestinal.

CUESTIONARIO DE ALERGIAS ALIMENTARIAS DIFERIDAS

	SÍ	NO
1. ¿Ha aumentado de peso y ninguna dieta parece funcionar?	☐	☐
2. ¿Tiene secreciones posnasales con mucosidad espesa?	☐	☐
3. ¿A menudo presenta úlceras bucales o aftas?	☐	☐
4. ¿Le han diagnosticado sinusitis crónica?	☐	☐
5. ¿Tiene halitosis o mal aliento crónico?	☐	☐
6. ¿Padece poliposis nasal o sinusitis polipoidea?	☐	☐
7. ¿Le han diagnosticado eczema?	☐	☐
8. ¿Tiene urticaria de vez en cuando?	☐	☐
9. ¿Le han diagnosticado síndrome de colon irritado?	☐	☐
10. ¿Tiene pirosis o reflujo gastroesofágico?	☐	☐
11. ¿Le han diagnosticado enfermedad de Chron o colitis ulcerosa?	☐	☐
12. ¿Ha padecido migraña o dolor facial vasogénico?	☐	☐
13. ¿Le han diagnosticado síndrome de fatiga crónica y/o fibromialgia?	☐	☐
14. ¿Le han diagnosticado TDA, TDAH o autismo? (solamente mujeres).	☐	☐
15. ¿Ha padecido SPM? (solamente mujeres).	☐	☐
16. ¿Tiene comezón o secreción vaginal?	☐	☐
17. ¿Le han diagnosticado artritis degenerativa?	☐	☐
18. ¿Le han diagnosticado prolapso mitral?	☐	☐
19. ¿Se fatiga después de cada comida?	☐	☐
20. ¿Se hincha o tiene gases después de comer?	☐	☐

Puntos por cada "sí":
- Preguntas 1 a la 20: 2 puntos para cada una.

Total _____

RESULTADOS:
- 0 a 4: Poco probable que tenga una alergia retardada a los alimentos.
- + 4: Probable que tenga una alergia retardada a los alimentos.

Cuestionario de depresión

	SÍ	NO
1. ¿A menudo piensa en teñirse el cabello?	☐	☐
2. ¿Normalmente se siente deprimido, desalentado o triste?	☐	☐
3. ¿Tiene periodos frecuentes de llanto?	☐	☐
4. ¿Ya no disfruta las cosas que solía disfrutar?	☐	☐
5. ¿Siente que sus amigos y familiares estarían mejor si usted no estuviera?	☐	☐
6. ¿Le es muy difícil tomar decisiones?	☐	☐
7. ¿No tiene esperanza para el futuro?	☐	☐
8. ¿Tiene poco o nulo deseo sexual?	☐	☐
9. ¿Le cuesta trabajo dormir en la noche?	☐	☐
10. ¿Se despierta en la madrugada y se le dificulta volver a dormir?	☐	☐
11. ¿Está muy fatigado o agotado?	☐	☐
12. ¿No tiene apetito?	☐	☐
13. ¿Quiere comer todo el tiempo?	☐	☐
14. ¿Su mente está confundida y no puede concentrarse?	☐	☐
15. ¿Se le dificulta hacer las cosas que acostumbraba hacer?	☐	☐
16. ¿Normalmente está irritado y malhumorado?	☐	☐
17. ¿Su vida está vacía?	☐	☐
18. ¿Se siente despreciable?	☐	☐
19. ¿Se siente peor en la mañana y no quiere levantarse de la cama?	☐	☐
20. ¿Se mueve o piensa más lentamente de lo normal?	☐	☐

Puntos por cada "sí":

- Preguntas 1 a la 5: 5 puntos cada una.   Subtotal _____
- Preguntas 6 a la 20: 2 puntos cada una.   Subtotal _____

Total _____

RESULTADOS

- 0 a 10: Poco probable que tenga depresión.
- 11 a 19: Ligera depresión.
- 20 a 25: Depresión moderada.
- + 26: Depresión severa.

23

CUANDO SE ESTANCA O YA
NO BAJA MÁS DE PESO

S US RESPUESTAS A las preguntas del capítulo pasado seguramente le ayudaron a ubicar una o varias condiciones físicas subyacentes que pueden estar provocando que sus esfuerzos por perder peso se estanquen. Sin embargo, como verá en este capítulo final del libro, existen diferentes maneras para superar cualquiera cosa que haya provocado la meseta en la que se encuentra. Este capítulo cubre cada una de ellas brevemente. Para obtener más explicaciones y consejos a detalle acerca de las siguientes causas de estancamiento al adelgazar, vaya a www.thecandodiet.com.

EL ESTANCAMIENTO PROLONGADO

Cuando mis pacientes se estancan un largo tiempo (normalmente un mes o más) sin adelgazar, suelo pedirles que vengan a mi consultorio con su diario de alimentación y ejercicio. Reviso lo que han registrado y hablamos acerca de sus elecciones de comida y bebida, así como del tamaño de las porciones y de las refacciones, para determinar si están comiendo los alimentos incorrectos o consumiendo demasiadas calorías o demasiados carbohidratos a la última hora del día. Asimismo, me aseguro de que no estén consumiendo carbohidratos complejos, incluso carbohidratos de bajo índice glucémico, después de las 6:00 p.m., y hablamos sobre su plan alimenticio. Después veo su diario de ejercicio para saber qué tipo de actividades o ejercicios están realizando de manera regular. Si todavía no han calculado su rango óptimo de ritmo cardiaco para quemar grasa, los ayudo a hacerlo y también los animo a comenzar un programa de fortalecimiento muscular. La mayoría de los pacientes obtienen resultados considerablemente mejores cuando entrenan con un instructor personal calificado durante por lo menos un mes o más. Esto no solamente les ayuda a tener un programa estructurado de fortalecimiento diseñado para sus necesidades, sino que también les permite aprender técnicas correctas de levantamiento de peso. Para el programa aeróbico, normalmente aumento su actividad a 75 u 85 por ciento de su ritmo cardiaco máximo y disminuyo su tiempo de ejercicio a cuarenta y cinco minutos o una hora. Asimismo los animo a ejercitarse seis días a la semana. Y si los pacientes tienen una buena condición, los puedo dirigir a un entrenamiento de alta intensidad en intervalos (HIIT).

Al seguir estas sencillas sugerencias, la mayoría de la gente romperá con su meseta prolongada. Para otros, se trata de planear lo que van a comer con anticipación, cambiar sus carbohidratos complejos de alto índice glucémico (de los que hablaré dentro de poco), y comer cada tres o tres horas y media. En estos casos, ayudo a mis pacientes a calcular con precisión su metabolismo basal y ajustar sus comidas y refacciones como corresponde y me aseguro de que escojan diariamente tamaños adecuados de porciones de alimentos de bajo índice glucémico. Consumir demasiada grasa o demasiados almidones, puede llevar a estancarse, y, nuevamente, una persona que está tratando de adelgazar, debe comer cada tres o tres horas y media. A menudo me doy cuenta de que los pacientes necesitan cambiar sus carbohidratos complejos de bajo índice glucémico.

Reajustar un metabolismo perezoso y planear su alimentos

A lo largo de los años, he aprendido de pacientes fisicoculturistas la importancia de cambiar los carbohidratos complejos de bajo índice glucémico en el caso de quienes tienen un metabolismo perezoso o aquellos que se estancan. La clave estriba en los horarios de consumo y en rotar los carbohidratos de bajo índice glucémico. Para adelgazar, no recomiendo consumir ningún carbohidrato complejo en la cena ni para la refacción vespertina; solamente en el desayuno, en la refacción de medio día, en la comida y en la refacción de la tarde. Ejemplos de carbohidratos de bajo índice glucémico: patatas, pastas integrales cocinadas al dente, arroz integral o silvestre, judías, guisantes, lentejas, pan Ezequiel, panes de doble-fibra, cereales y avena irlandesa instantánea alta en fibra. Dos rebanadas de pan de doble fibra, que contienen 40 gramos de carbohidratos complejos. Una taza de arroz integral, tiene aproximadamente 40 gramos de carbohidratos; ½ taza de avena irlandesa tiene 54 gramos de carbohidratos. Un paquete de avena instantánea alta en fibra tiene 34 gramos de carbohidratos y 10 gramos de fibra, etcétera.

La clave para romper con el estancamiento, es variar la cantidad de carbohidratos que se consumen diariamente por medio de un método sencillo que por turnos ayuda a reajustar el metabolismo. He aquí un sencillo ejemplo de rotación de carbohidratos complejos de bajo índice glucémico (los hombres comienzan normalmente con 200 gramos de carbohidratos de bajo índice glucémico; las mujeres normalmente comienzan con 150 gramos de carbohidratos de bajo índice glucémico):

- Día 1: 200 gramos de carbohidratos complejos de bajo índice glucémico – 75 gramos en el desayuno; 25 gramos a medio día o tres horas después del desayuno; 75 gramos en la comida; 25 gramos en la refacción de media tarde o tres horas después de la comida; 0 gramos en la cena; y 0 gramos en la refacción de la noche.

- Día 2: 150 gramos de carbohidratos de bajo índice glucémico – 50 gramos en el desayuno; 25 gramos a medio día o tres horas después del desayuno; 50 gramos en la comida; 25 gramos en la refacción de media tarde o tres horas después de la comida; 0 gramos en la cena; y 0 gramos en la refacción de la noche.

- Día 3: 150 gramos de carbohidratos de bajo índice glucémico – 50 gramos en el desayuno; 25 gramos a medio día o tres horas después del desayuno; 50 gramos en la comida; 25 gramos en la refacción de media tarde o tres horas después de la comida; 0 gramos en la cena; y 0 gramos en la refacción de la noche.

- Día 4: 125 gramos de carbohidratos de bajo índice glucémico – 40 gramos en el desayuno; 20 a 22 gramos a medio día o tres horas después del desayuno; 40 gramos en la comida; 20 a 22 gramos en la refacción de media tarde o tres horas después de la comida; 0 gramos en la cena; y 0 gramos en la refacción de la noche.

- Día 5: 100 gramos de carbohidratos de bajo índice glucémico – 30 gramos en el desayuno; 20 gramos a medio día o tres horas después del desayuno; 30 gramos en la comida; 20 gramos en la refacción de media tarde o tres horas después de la comida; 0 gramos en la cena; y 0 gramos en la refacción de la noche.

- Día 6: 50 gramos de carbohidratos de bajo índice glucémico – 20 gramos en el desayuno; 10 gramos a medio día o tres horas después del desayuno; 20 gramos en la comida; 10 gramos en la refacción de media tarde o tres horas después de la comida; 0 gramos en la cena; y 0 gramos en la refacción de la noche.

- Día 7: 50 gramos de carbohidratos de bajo índice glucémico – 20 gramos en el desayuno; 10 gramos a medio día o tres horas después del desayuno; 20 gramos en la comida; 10 gramos en la refacción de media tarde o tres horas después de la comida; 0 gramos en la cena; y 0 gramos en la refacción de la noche.

- Día 8: El ciclo comienza de nuevo con 200 gramos de carbohidratos complejos de bajo índice glucémico para este día.

Mujeres: 1,800 calorías (nunca menos de 1,400).

Hombres: 2,200 calorías (nunca menos de 1,600).

Consulte el Apéndice H para obtener más información o para contactar a Lee Vierson para planear sus alimentos.

No obstante, la realidad es que aunque se sigan estas sugerencias, algunas personas seguirán estancadas en su pérdida de peso. Estas personas normalmente se encuentran en la categoría de riesgo metabólico.

PROBLEMAS METABÓLICOS

Si usted tiene problemas metabólicos, esto significa esencialmente que tiene un metabolismo bajo, tiene dificultad para adelgazar y tiende a estancarse a menudo. Espero que la mayoría de los que están leyendo esto no caigan en esta categoría; sin embargo, lamentablemente, mi experiencia y las estadísticas me dicen que es probable que así sea. Para aquellos que está seguros de que tienen problemas metabólicos, los sencillos cuestionarios en el capítulo anterior, con toda seguridad lo ayudaron a determinar en qué categoría o categorías de problemas metabólicos entra usted. Después de practicar medicina durante más de veinticinco años, he visto que la gente que se estanca durante un periodo prolongado de tiempo, entra en una o más de las siguientes categorías de problemas metabólicos.

- Estrés crónico.
- Resistencia a la insulina.
- Desequilibrio de neurotransmisores.
- Desequilibrio hormonal y envejecimiento.
- Hipotiroidismo.
- Inflamación.
- Ecología alterada del tracto digestivo.
- Hacer en exceso dietas de moda, o engordar y adelgazar con frecuencia.
- Adicción a la comida.
- Proceso para dejar de tomar algún medicamento o de fumar.
- Depresión.

Le recomiendo visitar www.thecandodiet.com, en donde trato cada una de estas categorías con lujo de detalle. El sitio también contiene un cuestionario similar a los del capítulo anterior para ayudarlo a evaluar si tiene alguna afección médica específica de las mencionadas que pueda impedirle adelgazar. Si usted está atascado debido a una de estas condiciones, espero que la información que contiene este capítulo y el sitio web, sea un pequeño empujón para que recupere impulso.

En algunos casos, podría necesitar tomar un medicamento u hormona para superar su afección. Haga una cita con su médico de cabecera para hacer los exámenes de diagnóstico correspondientes. Algunas personas quizá necesiten ver a un especialista en bariatría o a un médico antienvejecimiento certificado por la Academia Estadounidense se Medicina Antienvejecimiento, ya que la mayoría de los médicos no están capacitados adecuadamente para tratar estas afecciones. (Para encontrar un médico bariatra cerca de usted, visite www.bariatricnetwork.net; para localizar un médico antienvejecimiento certificado, visite www.worldhealth.net).

ESTRÉS CRÓNICO

Existen dos tipos importantes de estrés: estrés por eventos cruciales (la muerte de un cónyuge o familiar, un divorcio, la terminación de un trabajo, etcétera) y el estrés cotidiano (como las finanzas, el tráfico, discusiones, estrés laboral, estrés emocional). Ambos tipos pueden provocar aumento de peso por diferentes razones. Sin embargo, los estresantes diarios tienden a provocar el mayor aumento de peso, debido a los niveles de hidrocortisona que aumentan de manera repetitiva en la persona.

Cuando sus niveles de hidrocortisona y adrenalina se elevan de manera repetitiva, esto provoca que el azúcar almacenado (conocida como glucógeno) se libere de los músculos y el hígado hacia el flujo sanguíneo. También provoca la liberación de grasa hacia el flujo sanguíneo para usarlo como energía. No obstante, como los estadounidenses no utilizan esas grasas y esos azúcares que son liberados para "huir o pelear", se almacenan como grasa. La grasa y el azúcar, como ya lo sabe, son perfectos cuando se queman inmediatamente para producir energía, pero provocan el aumento de peso cuando se almacenan. Lamentablemente, lo segundo sucede más frecuentemente en la sociedad actual ya que nuestros estresantes cada vez son más psicológicos y menos físicos. ¿Recuerda que mencioné la redefinición de estrés? Esto ha cambiado literalmente de forma en nuestro país. Ya que cada vez más personas están estresadas emocional y psicológicamente, naturalmente hay más personas obesas.

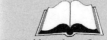

LEA MÁS SOBRE ESTO

En mis libros *Stress Less* (Menos estrés), *La cura bíblica para el estrés* y *Emociones que matan*, hablo más acerca del estrés.

En los buenos tiempos en los que nuestra respuesta al estrés era física, huíamos o peleábamos, lo que quemaba los azúcares y grasas para liberarlos hacia el flujo sanguíneo. Ahora que la mayoría de nuestro estrés es psicológico, no corremos o peleamos, sino que simplemente nos cocemos en nuestros jugos de estrés. En lugar de quemar azúcares y grasas, lo que en realidad liberamos es más insulina, lo que a su vez provoca que se almacene aun más grasa. Es una ecuación relativamente simple: cuando los niveles de hidrocortisona se elevan, los niveles de insulina se elevan también. El estrés crónico eleva los niveles de hidrocortisona, que en su turno, eleva los niveles de insulina. Ambos funcionan juntos como el "dúo dinámico" del aumento de peso.

¿Cuán fea es esta bestia de dos cabezas? Permítame mencionarle únicamente algunas maneras en las que uno de estos elementos (hidrocortisona) dispara el problema de aumento de peso.

Los niveles de hidrocortisona crónicamente elevados, hacen que su cuerpo tenga menor sensibilidad a la leptina, la hormona que le avisa a su cerebro que está satisfecho. Estos niveles altos de hidrocortisona,

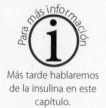

Más tarde hablaremos de la insulina en este capítulo.

también estimulan el apetito, haciendo que tenga un apetito extremo. Al mismo tiempo, la hidrocortisona estimula la liberación de neuropéptido "Y", un químico en el cerebro que dispara los antojos de carbohidratos en el cuerpo. Hasta aquí, son tres situaciones negativas que vienen cada una de un punto diferente. Eso no es bueno.

Cuando usted enfrenta un estresante físico como ser atacado, su respuesta de "huir o pelear" suprime el apetito durante el incidente. Pero después de lo sucedido, los niveles elevados de hidrocortisona provocarán un apetito mayor. Lo mismo sucede con el estrés psicológico: después del trauma, sus niveles de hidrocortisona se elevan. En lugar de ayudarlo a quemar grasa, estos niveles altos de hidrocortisona provocan que su metabolismo sea más lento. Y si usted está estresado normalmente, sus niveles de testosterona y de DHEA también disminuyen. Estas dos valiosas hormonas no solamente ayudan a construir músculo y quemar grasa, sino que también le ayudan a lidiar con el estrés. Para colmo, la hidrocortisona es la única hormona en el cuerpo que aumenta al envejecer.

Alimentos y bebidas para aumentar la hidrocortisona.

Aunque saltarse comidas es uno de los principales culpables del aumento de los niveles de hidrocortisona, algunos alimentos y bebidas provocan la misma respuesta en el cuerpo. Los azúcares, postres, refrescos, almidones de alto índice glucémico y bebidas alcohólicas pueden elevar los niveles de hidrocortisona e insulina. Los alimentos altos en azúcar, provocan un pico del nivel de azúcar en sangre, lo cual a su vez, genera que el páncreas secrete demasiada insulina, que también puede desencadenar en hipoglucemia o azúcar baja en la sangre. Cuando esto sucede, el cerebro manda una señal a las glándulas suprarrenales para aumentar los niveles de hidrocortisona, lo que aumenta el azúcar en la sangre. Saltarse comidas también aumenta los niveles de hidrocortisona y es por eso que les insisto a mis pacientes que coman cada tres o tres horas y media.

La cafeína también aumenta los niveles de hidrocortisona. Solamente 200 gramos de cafeína, que equivale a una y media o dos tazas de café, pueden aumentar los niveles de hidrocortisona 30 por ciento en solamente una hora. ¡Ahora imagínese lo que puede hacer un café grande de Starbucks con sus niveles de hidrocortisona, con 330 miligramos de cafeína! Los refrescos, altos tanto en cafeína como en azúcar, son un doble golpe en el aumento de los niveles de hidrocortisona. Los alimentos a los que es alérgico o sensible, pueden de igual manera aumentar sus niveles de hidrocortisona, lo mismo que los estimulantes herbales como el guaraná, la naranja amarga y la bala. El consumo excesivo de chocolate también puede aumentar sus niveles de hidrocortisona.

Si usted está estancado en la obesidad y tiene problemas con estrés crónico, creo que puede liberarse y vivir una vida más sana. Puede ser tan simple como incorporar algunos consejos prácticos diarios para reducir el estrés o puede requerir varias técnicas de reducción del estrés junto con tés adaptogénicos. Sin embargo, esté consciente de que no puede seguir la corriente de la obesidad epidémica de este país. Tiene la oportunidad de dejar un estilo de vida de estrés y sobrepeso, y adoptar una nueva personalidad saludable, energética y reducida.

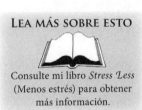

LEA MÁS SOBRE ESTO

Consulte mi libro *Stress Less* (Menos estrés) para obtener más información.

RESISTENCIA A LA INSULINA

La resistencia a la insulina sucede cuando las células del cuerpo y los tejidos ya no pueden responder normalmente a la insulina. Para entender mejor esta afección, primero debemos conocer algunas funciones de la insulina. Como una hormona secretada por el páncreas, la función principal de la insulina es regular los niveles de azúcar en la sangre en todo el cuerpo, bajando el azúcar en la sangre cuando esta se eleva.

Piense en la insulina como una llave que abre la puerta de cada célula para que el azúcar pueda entrar en dicha célula. La mayoría de los alimentos que consume, primero se convierten en azúcar, la cual después llega a la puerta de la célula en forma de azúcar en la sangre. Cuando su insulina funciona eficazmente, en sentido figurado abre la puerta de la célula al unirse a los receptores de insulina en la superficie de la célula. Estos receptores dejan entrar a la glucosa, después de lo cual es usada para producir energía o construir tejido.

Sin embargo, cuando tiene resistencia a la insulina, la puerta se cierra, los receptores de insulina en la superficie de las células no funcionan correctamente y, de manera figurada, se oxidan. Generalmente, los azúcares y los carbohidratos altamente refinados y rápidamente digeribles se convierten en glucosa y aumentan pronto el azúcar en la sangre. El páncreas responde tan rápido como ellos al liberar grandes cantidades de insulina para bajar el azúcar en la sangre. Esto puede continuar durante años sin que una persona desarrolle obesidad, prediabetes o diabetes tipo 2; pero después de consumir continuamente este tipo de alimentos, las células de una persona pueden hacerse más resistentes a la insulina, de la misma manera que un candado puede comenzar a oxidarse. Mientras el azúcar en la sangre continua aumentando, el páncreas sigue produciendo aún más insulina para bajar el azúcar en la sangre y llevar el azúcar al interior de las células. Estos niveles elevados de insulina, entonces programan al cuerpo para almacenar más grasa, en especial en el área abdominal. Entre más altos sean los niveles de azúcar en la sangre, mayor es el riesgo de almacenar grasa; la cual, lamentablemente, es la grasa más difícil de eliminar.

Existen diferentes grados de resistencia a la insulina. Para descubrir el grado de resistencia a la insulina, pídale a su médico que le realice un análisis de glucemia. Este examen que mide su nivel de glucosa en la sangre, normalmente se lleva a cabo en la mañana en ayunas, pero puede llevarse a cabo en cualquier momento después de no comer nada en por lo menos ocho horas. Si su resultado es mayor o igual a 100 mg/dL, usted padece resistencia a la insulina y prediabetes.

Cómo revocar la resistencia a la insulina

Las maneras más importantes para revocar la resistencia a la insulina son elegir alimentos de bajo índice glucémico en lugar de alimentos con moderado o alto índice glucémico, así como ejercitarse para eliminar grasa abdominal. Evitar los azúcares, las comidas dulces y los carbohidratos refinados como el pan blanco, arroz blanco, patatas instantáneas o naturales, patatas fritas, galletas saladas y cosas por el estilo. Asimismo es importante que coma más verduras (especialmente las que sean altas en fibra soluble) y alimentos naturales. (Revise los capítulos 6 y 7 para recordar los diferentes alimentos que contienen bajo o alto índice glucémico.)

También le recomiendo no tomar refrescos, alcohol, café cargado de azúcar o incluso jugos de fruta. Asimismo es importante evitar los ácidos grasos trans y disminuir su consumo de aderezos para ensalada (con aceite omega-6), salsas, rosquillas, panes, glaseado para pastel y la mayoría de los alimentos fritos, aceites de cocina y (la mayoría) de las galletas saladas. El consumo excesivo de grasas saturadas, puede llevar a la resistencia a la insulina. Esto incluye carnes con grasa como salchicha, tocino, hamburguesas, pepperoni y salchicha Viena; así como alimentos lácteos como queso, mantequilla y leche entera. Además, las pociones grandes pueden provocar resistencia a la insulina.

El ejercicio regular y los suplementos también son importantes para revocar la resistencia a la insulina. (La resistencia a la insulina está intrínsecamente relacionada con muchos otros factores de los que hablamos en este libro. Para obtener las bases para superar la resistencia a la insulina, le recomiendo revisar los capítulos 5, 6, 9, 11 y 20.)

Las personas que padecen diabetes tipo 2 y aquellos con grasa abdominal abundante, pueden necesitar medidas más extremas ya que a menudo tienen un severo problema metabólico y una resistencia severa a la insulina. Consulte www.thecandodiet.com y mi libro *The New Bible Cure for Diabetes* (La nueva cura bíblica para la diabetes), para conocer mis recomendaciones para la gente en esta situación.

DESEQUILIBRIO DE NEUROTRANSMISORES

Para entender cómo el desequilibrio de neurotransmisores afecta su peso, debe comenzar con un conocimiento básico de lo que algunos neurotransmisores hacen. Existen dos tipos principales de neurotransmisores: inhibidores y estimulantes. El principal neurotransmisor inhibidor involucrado en la pérdida de peso y el control del apetito es la serotonina, mientras que los neurotransmisores estimulantes principales para la pérdida de peso son la norepinefrina y la dopamina.

Describí las deficiencias de estos tres tipos principales de neurotransmisores en el capítulo 3. Ahora profundicemos en cada uno de ellos un poco más.

Norepinefrina

Un nivel bajo de norepinefrina en el cerebro es resultado de la deficiencia de neurotransmisores más común entre los pacientes obesos. Cuando usted tiene niveles bajos de norepinefrina en el cerebro, usted está propenso a sufrir depresión, mientras que los niveles altos, pueden provocar ansiedad. Además de ser una hormona de doble función y un neurotransmisor, la norepinefrina también funciona como una potente hormona del estrés involucrada en la respuesta de "huir o pelear", junto con su "hormona hermana" la epinefrina, mejor conocida como adrenalina. Ambas provocan un mayor flujo sanguíneo hacia el cerebro, lo que aumenta la actividad cerebral durante una experiencia estresante, haciendo que la persona se concentre más y esté alerta.

Esta es la razón por la que los doctores en medicina recetan Ritalin o Adderall a los niños con trastorno por déficit de atención (TDA) o trastorno por déficit de atención con hiperactividad (TDAH). El resultado temporal, por supuesto, es que estos niños se sienten más concentrados y alertas, y normalmente están más tranquilos. Durante el tratamiento pueden mantener un peso saludable, aunque algunos niños con sobrepeso pueden perder peso por el efecto secundario común de la disminución de apetito. No obstante, por desgracia, la medicina puede estar desgastando la norepinefrina de su cerebro. Con el tiempo, finalmente pueden terminar siendo deficientes y no presentar mejoría. Sin el medicamento, pueden experimentar más efectos secundarios al crecer. La mayoría estará menos alerta y menos concentrado, y tener un apetito mayor. Algunos nunca se sentirán satisfechos después de comer y no sabrán cuándo parar de comer. Generalmente tendrán antojo de almidones como galletas saladas, patatas fritas, panes y pasta en lugar de dulces. Todo esto normalmente los lleva a sentirse cansados, agotados, frustrados (por su incapacidad de concentración) y propensos a sentirse deprimidos.

¿Esto se parece a usted? A usted lo pudieron haber diagnosticado con TDA o TDAH cuando era pequeño y tomó Ritalin, Addrerall o algún otro medicamento hasta la preparatoria. Si dejo de tomar alguna de ellas, se ha dado cuenta desde entonces que no hubo mejoría en sus problemas de TDA o TDAH. Muy probablemente, usted aún tiene niveles bajos de norepinefrina en su cerebro y sin el medicamento usted probablemente tiende a engordar. Posiblemente consultó a un doctor en años recientes acerca de su depresión, y él le recetó un Lexapro, Zoloft, Paxil o algún otro antidepresivo que provocó que usted aumentara aún más de peso.

Esto únicamente lo ha dejado frustrado y estresado, lo que puede haber provocado que sus niveles de norepinefrina bajen aún más.

Describa esto su caso o no, espero que aun así pueda ver el efecto espiral que esto tiene en millones de personas que nunca han ido a las raíces neuroquímicas de sus problemas de peso. Dichosamente, existe una manera de salir de este abismo. Visite www.thecandodiet. com para averiguar qué suplementos naturales pueden restaurar este importante neurotransmisor a los niveles adecuados para adelgazar. Puede encontrar más información en inglés acerca de los neurotransmisores de los que hablamos en esta sección en www.neurorelief.com.

Serotonina

La deficiencia de serotonina en el cerebro es la segunda deficiencia de neurotransmisor más común que veo en pacientes obesos en mi práctica. Como el neurotransmisor "me siento bien", la serotonina es lo que da la sensación de felicidad, de tener el estómago lleno y estar un poco soñoliento después de una gran cena de día de acción de gracias con pavo, aderezo, patatas con crema, maíz y muchos postres. Aproximadamente 95 por ciento de la serotonina se encuentra en su tracto digestivo o en su "cerebro estomacal", así que no es de sorprenderse que el consumo de alimentos tenga una conexión cercana con la liberación de serotonina. Cuando su cerebro está inundado de este neurotransmisor, normalmente ocurre la saciedad. Sin embargo, la falta de serotonina presenta el comportamiento opuesto, a menudo produciendo antojos de carbohidratos, azúcares y chocolate, y comer demasiado, lo que lleva al exceso de grasa corporal. De hecho, investigaciones recientes sugieren que independientemente de qué y cuánto coman, las personas obesas, normalmente tienen una continua disminución en la producción de serotonina que contribuye a una saciedad dañada. Esto, a su vez, lleva al consumo de más calorías porque nunca se sienten satisfechos.[3]

Además del aumento de peso, los bajos niveles de serotonina en el cerebro también se asocian con depresión, ansiedad, insomnio, ataques de pánico, TOC, bulimia, fobias, síndrome del colon irritado, ira, dolores de cabeza, alimentación compulsiva, antojos de azúcar y chocolate, comer demasiado, SPM, irritabilidad y fibromialgia.

Lamentablemente, la historia común entre las personas que tienen

> **COMENZARON JÓVENES**
>
> De los 2.4 millones de niños en Estados Unidos con TDAH[1], entre 30 y 70% seguirán mostrando síntomas en su adultez.[2]

deficiencia de serotonina es que cuando por fin van ver al médico, este les prescribe antidepresivos, los cuales les pueden provocar que engorden todavía más, y tengan más antojos agudos de azúcar, chocolate y carbohidratos. Después de repetidos ataques de lo mismo, estas personas generalmente aumentan aún más peso y pueden sentirse desesperados e impotentes. ¿Esto le suena familiar? De ser así, probablemente no sabe que tiene niveles bajos de serotonina. Para obtener una lista de los suplementos naturales que recomiendo para aumentar sus niveles de serotonina, visite www.thecandodiet.com.

Dopamina

El último desequilibrio de neurotransmisores que encuentro con frecuencia en personas obesas tiene que ver con la dopamina. La dopamina es el "neurotransmisor del deleite" que le permite tanto sentir como buscar placer. Cuando sus niveles de serotonina son bajos, usted está propenso a sentirse deprimido o ansioso; sin embargo, cuando sus niveles de dopamina son bajos, es probable que haga todo lo posible para "drogarse naturalmente". Muchas personas lo llaman "desear un toque de adrenalina" o "buscar una emoción", cuando se refieren a lo bien que se siente cuando los niveles de dopamina aumentan.

> ### ESCUCHE A SU CEREBRO
>
> Aunque el cerebro contiene solamente de 2 a 3% de toda la serotonina, su abastecimiento del neurotransmisor, es exclusivamente lo que apaga sus antojos de azúcares y carbohidratos. En otras palabras, su cerebro está mejor apto para controlar su apetito que un estómago satisfecho.

Una parte de su cerebro está completamente dedicada al deleite. Esta parte, conocida como lóbulo límbico, alberga todos sus instintos, impulsos y deseos. Como puede imaginar, también contiene y está fuertemente afectado por la dopamina. Muchas personas heredan niveles bajos de dopamina, mientras que otros experimentan efectos en declive (a menudo debido a estrés crónico). Estas personas tienden más a desarrollar una adicción relacionada con drogas, alcohol, cigarros, apuestas, sexo, comida o cualquier otro vicio. Generalmente tienen personalidades adictivas y una fuerte historia familiar de adicciones (existe un fuerte componente genético de deficiencia de dopamina) y asimismo tienden a desarrollar depresión, irritabilidad y malhumor. A menudo se sienten tristes, aburridos y tienen una falta de interés en la vida por completo. Es difícil para ellos motivarse por algo y normalmente no pueden disfrutar la vida diaria. En última instancia, ellos no parecen emocionarse por nada.

¿Entonces, es de sorprenderse que estás personas recurran a drogas como la cocaína, metanfetaminas y otros "estimulantes"? La cocaína es de hecho la sustancia más poderosa conocida para aumentar los niveles de dopamina. Junto con otros estimulantes, aumenta sus niveles de dopamina y los hace emocionarse por la vida. Ya que ellos rara vez experimentan eso, es fácil que se vuelvan adictos al efecto. Algunos otros recurren a drogas como el alcohol, marihuana, heroína y otros depresivos. Sin embargo, a diferencia de los estimulantes, el resultado de estos es a menudo más irritabilidad, malhumor y depresión.

La deficiencia de dopamina también se asocia con el aumento de peso y la obesidad. Muchas veces, los pacientes con bajos niveles de dopamina desean alimentos salados y grasosos, almidones salados o una combinación de ambos. He tenido muchos pacientes que pasaban la mayor parte del día con antojo de comidas como tocino, filetes, hamburguesas, salami, pepperoni, salchicha vienas y pizzas cubiertas de varias carnes. Algunas veces también se obsesionaban por comer almidones salados como patatas fritas, pretzels, palomitas, patatas a la francesa y galletas saladas.

Creo firmemente que si no corregimos estas deficiencias de neurotransmisores, continuaremos viendo más enfermedades relacionadas con la obesidad, simplemente porque no podemos abordar el problema real en muchas personas obesas. Si usted piensa que esta sección acerca de neurotransmisores puede aplicarse en su caso, responda este cuestionario en línea en www.thecandodiet.com y se le proporcionará más información acerca de suplementos y medicamentos que pueden ayudar a balancear estas deficiencias. Le animo a que busque que le lleven a cabo estudios para asegurarse de sí

EFECTOS SECUNDARIOS SEXUALES

Las personas con deficiencia de dopamina, a menudo experimentan problemas sexuales como eyaculación retrasada o la incapacidad de tener un orgasmo.

tiene una deficiencia y después a hablar con su médico acerca de los suplementos naturales que recomiendo en lugar de tomar antidepresivos, que pueden provocar que engorde. (Para encontrar un médico que pueda realizar una prueba de deficiencia de neurotransmisores, vaya a www.neurorelief.com.) Si lo hace, estará camino a atacar los *verdaderos* problemas que le están impidiendo adelgazar.

ADICCIONES A LA COMIDA

Como otras adicciones, la adicción a la comida es provocada por la
pérdida de control. Existen razones físicas tanto como psicológicas
tras las adicciones a la comida, y son vinculadas a otras condiciones de
salud como la obesidad, la diabetes, las apoplejías, la hipertensión y los
infartos. Las adicciones a la comida suelen también implicar desequilibrios de neurotransmisores, lo cual mencioné anteriormente.

Si respondió el cuestionario del último capítulo y piensa que esté
lidiando con una adicción a la comida, la buena noticia es que la recuperación es posible. Recomiendo que contacte a un profesional que
haya recibido capacitación para aconsejar a personas con problemas de
alimentación como lo es la adicción a la comida. He aquí una guía general
de los pasos que usted necesitará seguir durante su tratamiento:

- Reconozca que tiene un problema de adicción a la comida.
- Identifique los alimentos que le provocan antojos.
- Modifique sus hábitos alimenticios, planifique las comidas
  (con la orientación de su profesional de salud) e ingiera
  alimentos cada tres a tres horas y media.
- Comience a hacer ejercicios.
- Verifique los niveles de sus neurotransmisores

Hay diferentes tipos de programas de tratamiento (para pacientes
ambulatorios, hospitalizados y demás). Doy más información al respecto
en www.thecandodiet.com.

DESEQUILIBRIO HORMONAL Y ENVEJECIMIENTO

Las hormonas del cuerpo son como los instrumentos de una orquesta.
Cada una ofrece algo único y aporta algo distinto para mejorar todo el
cuerpo. Y cada una necesita un director. Sin embargo, en lo que se refiere
a las hormonas, dos partes del cerebro juegan ese papel: el hipotálamo y
la pituitaria. Estas dos glándulas son las virtuosas del control y manipu-
lación del rendimiento de las hormonas de glándulas específicas.

Sin embargo, al envejecer (especialmente después de cumplir treinta
y cinco), nuestros niveles hormonales comienzan a descender. Pero
las buenas noticias son que, cuando se les dirige adecuadamente, sus
hormonas todavía pueden jugar (independientemente de su edad) un
papel importante en adelgazar y mantenerse delgado.

Estrógeno

Los estrógenos tienen más de cuatrocientas funciones vitales en el cuerpo femenino, algunas de las cuales mejoran el sueño, mantienen la musculatura, aumentan el metabolismo y ayudan a balancear los neurotransmisores en el cerebro (lo que a su vez ayuda a reducir los antojos). Los estrógenos también mejoran la sensibilidad a la insulina, lo que ayuda a los pacientes a lidiar con la resistencia a la insulina. El resultado final: la cantidad correcta de estrógenos bioidénticos, le ayuda a adelgazar de varias maneras.

La parte delicada es que ambos extremos del nivel de estrógenos (demasiados o demasiado pocos), pueden llevarlo a aumentar de peso. Tener mucho estrógeno (estrógeno dominante) puede llevarlo en especial a engordar en el abdomen, caderas, muslos y talle. El estrógeno dominante puede ser provocado por tomar pastillas anticonceptivas o tratamientos de reemplazo de hormonas sintéticas, lo que involucra hormonas sintéticas que no funcionan de la misma manera que las bioidénticas. El estrógeno dominante también puede ser provocado por estreñimiento, obesidad o un consumo mayor de xenoestrógenos que se encuentran en pesticidas, herbicidas, petroquímicos y plásticos.

El tener muy poco estrógeno crea también problemas. Durante la menopausia, los ovarios de una mujer generalmente dejan de producir estrógeno y progesterona. Los síntomas comunes de la menopausa incluyen sofocos, sudoraciones nocturnas, resequedad vaginal, cambios de estado de ánimo, irritabilidad, pérdida de cabello, palpitaciones, memoria fallida y aumento de peso. La menopausia es también vinculada al incrementado riesgo de enfermedades del corazón, osteoporosis, obesidad, pérdida de memoria y resistencia a la insulina. Durante este periodo, la mujer suele empezar a desarrollar una "menopanza" o barriga. Muchas mujeres menopáusicas experimentan también varios antojos severos de alimentos debido a bajos niveles de hormonas. Similar a los antojos que experimentan algunas mujeres durante un embarazo, esos fuertes deseos generalmente giran en torno a los almidones como los panes, las pastas y los dulces, sobre todo el chocolate.

Como puede imaginar de estos antojos, muchas mujeres terminan con sobrepeso u obesas durante sus años de menopausia. La depresión también se da mucho entre las mujeres menopáusicas, pero lamentablemente la respuesta de la mayoría de los médicos a esto es una prescripción de antidepresivos. Eso sólo complica el asunto y deja al paciente aumentar aún más de peso. La verdad es que la mayoría de las mujeres menopáusicas sólo necesitan estrógeno y progesterona bioidéntico que se halla en una crema transdermal. Lamentablemente, aun tomando estrógeno en forma de píldora o cápsula puede causar aumento de peso y más aumento de antojos de carbohidratos. Es por eso que prescribo terapias de reemplazo de hormonas en forma de cremas transdermales.

Progesterona

La disminución de progesterona se asocia con muchos síntomas, entre ellos, cambios de humor, palpitaciones, insomnio, SPM, ansiedad, depresión, pérdida de cabello, disminución del deseo sexual y aumento de peso. Ya que existe una amplia gama de síntomas, y porque muchos de ellos son muy comunes, muchos ginecólogos o médicos familiares tratan a sus pacientes rutinariamente mitigándolos con antidepresivos. Por ejemplo, si una mujer tiene ciclos menstruales irregulares, cólicos severos o problemas de sangrado excesivo, es normal que un médico recete progesterona sintética o pastillas anticonceptivas. Sin embargo, *todas* estas soluciones temporales, provocan aumento de peso, lo que evidentemente complica el problema.

La testosterona y las mujeres

La mayoría de los médicos creen que la testosterona no es importante para las mujeres. Ellos creen que las mujeres solamente necesitan concentrarse en sus niveles de estrógenos y progesterona. Sin embargo, sabemos que la testosterona es tan importante para las mujeres en lo que concierne al control de peso, ya que esta poderosa hormona las ayuda a aumentar la masa y fuerza muscular, así como a tonificar los músculos. La testosterona también aumenta el deseo sexual, la energía física y ayuda a adelgazar.

Síndrome del viejito gruñón

Los síntomas generales de testosterona baja en los hombres incluyen la disminución de alguno o de todo lo siguiente: deseo sexual, erecciones matutinas espontáneas, agudeza mental, competitividad, tono y masa muscular, fuerza y energía. Junto con estos síntomas, los hombres que sufren de hipogonadismo, a menudo experimentan malhumor, irritabilidad, ira, depresión, pérdida de pelo axilar y púbico, fatiga y agotamiento general.

Se ha comprobado que la obesidad, la diabetes y la hipertensión afectan los niveles de testosterona. Un estudio reciente en más de dos mil cien hombres de cuarenta años y más, encontró que aquellos con obesidad eran 2.4 veces más propensos a padecer hipogonadismo que otros hombres de su edad. Aquellos con diabetes tipo 2 eran 2.1 veces más propensos, y aquellos con hipertensión eran 1.8 veces más propensos a tener niveles bajos de testosterona. Además, los hombres con colesterol elevado, enfermedades de la próstata y asma, han aumentado los riesgos de hipogonadismo que los hombres sanos.[4]

Hormona del crecimiento

Esta hormona que cumple con una serie de propósitos en el cuerpo, es más evidente en la niñez y la adolescencia cuando nos hacemos más altos. Estimula tanto el crecimiento como la reproducción de células, aumenta la masa muscular, reduce la grasa corporal, ayuda a controlar la insulina y los niveles de azúcar, ayuda a retener el calcio en todo el cuerpo, junto con muchas otras funciones. Por lo tanto, cuando nos falta hormona del crecimiento, nuestro crecimiento (como se ha imaginado hasta ahora) se detiene. En general, entre más envejecemos, producimos menos hormona del crecimiento. Entre los síntomas de hormona del crecimiento baja están: labios delgados, párpados caídos, mejillas flácidas, pliegues sueltos de piel bajo la barbilla, músculos delgados, tríceps caídos, un abdomen gordo y flácido, músculos de la espalda laxos, piel delgada y plantas del pie delgadas, todos los signos típicos del envejecimiento.

Balancear otras hormonas también ayuda a elevar los niveles de la hormona del crecimiento. En los hombres, es importante equilibrar la testosterona, y en mujeres, el equilibrio clave es está entre el estrógeno, la progesterona, la testosterona y la tiroides. Además, tomar suplementos de melatonina a la hora de dormir y tener un sueño adecuado puede elevar sus niveles de hormona de crecimiento.

Una combinación de aminoácidos, entre ellos arginina, ornitina, glutamina, lisina, glicina, leucina, isoleucina y valina, puede aumentar considerablemente los niveles de hormona del crecimiento. Existe un aminoácido complejo nanoliposomal llamado Secretopin que contiene algunos de estos aminoácidos en dosis muy bajas que pueden tomarse vía sublingual. Se ha demostrado que esto es efectivo para aumentar los niveles de IGF-1 y de IGFBP-3, que indican un aumento de la hormona del crecimiento. Para encontrar un médico que pueda recetar estos suplementos, vaya a www.worlhealth.net.

Hemos visto cuatro de los músicos principales de la orquesta hormonal. Cuando son dirigidas correctamente, estas hormonas pueden jugar un papel importante al ayudarlo a quemar grasa y desarrollar músculo. Combinadas con una nutrición y ejercicio apropiados crean una melodía armoniosa, tal como el cuerpo lo necesita.

Lamentablemente, algunos pacientes obesos siguen afrontando una cacofonía dentro de sus cuerpos porque carecen de otra hormona. No importa cuán equilibrados estén los niveles del estrógeno, la progesterona, la testosterona y las hormonas de crecimiento, todavía no pueden bajar de peso. La razón para los bajos niveles de tiroides las daré a continuación.

HIPOTIROIDISMO

Se estima que más de 5 por ciento de los estadounidenses (alrededor de veintisiete millones de personas) sufren de algún trastorno tiroideo.[5] Y casi trece millones de ellos, ni siquiera lo saben. ¿Por qué mucha gente camina por ahí sin saber que tienen hipotiroidismo? Muchos médicos confunden los síntomas de hipotiroidismo con signos normales de envejecimiento, depresión, fatiga crónica y obesidad. Y, lamentablemente, si estos médicos solamente se respaldan con exámenes de sangre para hacer su diagnóstico, pueden no identificar la mayor parte de casos de hipotiroidismo entre los pacientes.

La mayoría de los médicos utilizan el examen sanguíneo de TSH como un parámetro perfecto para diagnosticar hipotiroidismo. La TSH es una hormona producida en la glándula pituitaria. El problema principal que tengo con el examen de TSH, es que la escala de lo que se considera "normal" es demasiado amplia. Un nivel normal de TSH en la sangre es de 0.35 a 5.5 uIU/mL en la mayoría de los laboratorios. Sin embargo, he encontrado muchos pacientes con una TSH de 2.5 a 5.0 que tienen muchos síntomas de hipotiroidismo, que responden muy bien a dosis bajas de la hormona tiroides. Algunos pacientes aun tienen síntomas de hipotiroidismo con una TSH de 2.0. Creo que los rangos de TSH deberían estar entre 0.5 o 2.5, en parte porque las investigaciones indican que personas con valores de TSH mayores a 2.0 tienen un riesgo considerable de desarrollar hipotiroidismo en los siguientes veinte años.[6]

Las dos hormonas principales producidas por la glándula tiroides son la tiroxina (T4) y la triiodotironina (T3). La hormona que más produce la tiroides, alrededor del 80 por ciento, es T4. T3 es la forma real de la hormona tiroidea y es varias veces más fuerte que la T4. Es también muy importante para bajar de peso. Ochenta por ciento de la T3 en nuestros cuerpos viene de la conversión de T4 a T3 en órganos y tejidos como los riñones, hígado y músculos. Amabas hormonas tiroideas disminuyen gradualmente con la edad. No obstante, mucha gente obesa puede mostrar signos de tiroides perezosa. Creo que una de las principales razones de esto es que algunos tienen problemas para convertir la T4 en T3. Después de ver cientos de personas obesas en mi práctica batallar con la conversión de T4 a T3, he identificado las siguientes razones de este problema:

- La razón principal es estrés crónico incesante. Ya mencioné anteriormente que el estrés crónico eleva sus niveles de hidrocortisona, lo cual actúa como un imán para la grasa y programa al cuerpo para engordar. Lamentablemente, también bloquea (en cierto grado) la conversión de T4 en T3.
- Otra razón de por qué la gente tiene problemas para hacer esta conversión, es porque algunos medicamentos interfieren con la conversión. Entre estos medicamentos encontramos pastillas anticonceptivas, estrógenos, tratamiento de reemplazo hormonal, betabloqueadores, quimioterapia, teofilina, litio y dilantina. Además, cualquier tipo de estrógeno oral, así como las píldoras anticonceptivas, simplemente aumentan la globulina fijadora de tiroxina y disminuye la cantidad de hormona tiroidea libre y activa.
- Otra causa común de la conversión deficiente, es comer ciertos alimentos. Los productos de soya son algunos de los principales alimentos que disminuyen la conversión de T4 a T3. (Esta es la razón por la cual, si lo ha notado, no recomiendo ningún producto de soya en este programa, lo cual es impactante en un plan para bajar de peso, ¿no?).
- El consumo excesivo de verduras crucíferas crudas como la col, el brócoli, la coliflor y las coles de Bruselas también pueden disminuir la conversión de T4 a T3. Para los que comen verduras crucíferas en abundancia (tres o más raciones al día), usted puede estar saboteando su esfuerzos para adelgazar a través de volverse un mal convertidor de T4 a T3. Sin embargo, he de decir que muy rara vez encuentro pacientes que comen verduras crucíferas en exceso.
- Las dietas bajas en grasas, bajas en carbohidratos o en proteínas, también lo convertirán en un mal convertidor; otra de las razones por las que odio las dietas. Además de esto, el consumo excesivo de alcohol lo hará un mal convertidor.

Inflamación

La conexión entre la obesidad y la inflamación puede ser cíclica: la obesidad provoca inflamación y el aumento de inflamación provoca aún más ganancia de peso. Esencialmente: entre más grasa corporal tenga (especialmente grasa abdominal), mayor será la inflamación que normalmente tendrá.

Grasa abdominal

La mayoría de las personas piensa que el tejido adiposo es un tejido inactivo, pero eso está lejos de la realidad. El tejido adiposo o las áreas de almacenamiento de grasa, como la grasa abdominal, son órganos endocrinos activos que producen varios tipos de hormonas. Entre más células adiposas tenga, su cuerpo produce más estrógeno, hidrocortisona y testosterona. Cuando sus tejidos adiposos vomitan todas estas hormonas (normalmente aumentando sus niveles de estrógeno, testosterona e hidrocortisona) produciendo con ello una tremenda inflamación en su cuerpo, solamente se produce un resultado: aumento de peso.

En términos generales, las investigaciones muestran que la grasa depositada en el área abdominal, lleva una extrema inflamación. En cambio, cuando disminuye la respuesta inflamatoria de su cuerpo, también disminuirá su peso así como la medida de su talle. Para averiguar qué alimentos pueden disparar la inflamación y cuáles lo ayudan a controlarla, consulte la información disponible en www.thecandodiet.com.

Alergias a los alimentos

Las alergias a los alimentos son una típica respuesta inflamatoria que a menudo se encuentra de camino a la obesidad. Las alergias alimentarias más comunes son provocadas por el huevos, la leche de vaca y otros productos lácteos, los cacahuetes, el trigo (gluten), la soya, las nueces (almendras, nuez de la india, pecanas, nuez de castilla, etcétera), el pescado, los mariscos y las semillas (ajonjolí y semillas de girasol). Aproximadamente cuarenta o cincuenta millones de estadounidenses padecen alergias ambientales, pero solamente el 4 por ciento del total de los adultos son alérgicos a alimentos o a aditivos alimenticios. En los niños menores

Alimentos modificados genéticamente

Muchas alergias a los alimentos están asociadas con alimentos modificados genéticamente (alimentos MG u OMG). Los cuatro alimentos MG que más se producen son: soya, canola y patatas.[8]

de 3 años, aumenta de 6 a 8 por ciento quienes tienen diagnósticos confirmados de alergia a los alimentos.[7]

Entre los síntomas de alergia a los alimentos encontramos urticaria, eccema, náuseas, vómito, diarrea, cólicos, asma, fluido nasal, nariz congestionada y prurito nasal, estornudos, disnea y anafilaxia. Estos síntomas suceden normalmente después de pocos minutos, o algunas horas, después de comer los alimentos incorrectos. Las alergias a los alimentos provocan una gran inflamación en el cuerpo y necesitan ser identificadas y removidas. Sin embargo, he encontrado muchos pacientes obesos que han diferido las alergias a los alimentos.

Alergias a los alimentos diferidas

La Asociación Estadounidense de Alergias, Asma e Inmunología solamente permite que se les llamen "reacciones alérgicas" a las reacciones de inmunoglobulina E (IgE). Las alergias a los alimentos de IgE, producen síntomas como hormigueo en los labios, labios hinchados, disnea, etcétera, que generalmente ocurren en pocos minutos u horas.

Sin embargo, existen otros tres caminos comunes hacia las alergias que no han sido abordados. Las reacciones de tipo II, tipo III y tipo IV, son reacciones diferidas a los alimentos en las que los síntomas pueden no presentarse sino horas o días después de digerir la comida. Estas reacciones alérgicas diferidas son muy comunes, pero como normalmente tardan horas o días en presentarse, los pacientes y médicos a menudo no las reconocen como resultado de alergias alimentarias diferidas.

Muchos casos de obesidad y sobrepeso en los que ninguna dieta funciona, se deben a estas alergias alimentarias diferidas. Algunas otras enfermedades comúnmente relacionadas con las alergias alimentarias diferidas, incluyen dolores de cabeza, soriasis, síndrome del colon irritable, eccema, artritis, fatiga crónica, TDA y TDAH, asma, fibromialgia, sinusitis crónica, colitis, enfermedad de Crohn, reflujo ácido, autismo y rosácea. (Para más información acerca de la prueba de alergias alimentarias diferidas, consulte el Apéndice G).

Hiperpermeabilidad intestinal

Las alergias alimentarias diferidas comienzan en el tracto intestinal cuando el forro del tracto digestivo se inflama y se vuelve hiperpermeable. Algunos médicos le han llamado síndrome "leaky gut" (de la tripa con fugas) a la condición en la que el tracto digestivo desarrolla una elevada permeabilidad. Lo que ha sucedido es simplemente que el tracto digestivo se ha inflamado por varias causas, entre ellas: infecciones intestinales (intoxicación alimenticia, infecciones bacterianas, parasitarias, virales y fúngicas), algunos medicamentos (aspirina, medicamentos antiinflamatorios, antibióticos, etcétera.) o alimentos y bebidas que irritan el intestino como alcohol o especias picantes.

El intestino inflamado hace que las uniones estrechas entre las células de mucosa en el intestino delgado se abran, lo que después permite una mayor absorción de proteínas parcialmente digeridas. Bajo circunstancias normales, el tracto digestivo solamente absorbe aminoácidos (y no proteínas), glucosa y ácidos grasos de cadena corta. Sin embargo, con una permeabilidad elevada, las proteínas de los alimentos, antígenos y oxidantes son absorbidas en el cuerpo. Entonces el cuerpo produce anticuerpos en contra de los alimentos inocuos que alguna vez disfrutó.

El cuerpo de hecho ve estos alimentos como invasores y forma anticuerpos para combatirlos. Se forman anticuerpos IgG y complejos inmunes, que pueden inflamar y dañar muchos tejidos y órganos diferentes. Esto finalmente lleva a las enfermedades que he mencionado con anterioridad así como a la incapacidad de adelgazar. Las alergias alimentarias más comunes son a lácteos, gluten (trigo), huevo, cacahuete, maíz, soya, chocolate, pescado, mariscos y nueces (almendras, nueces de la india y nuez de castilla).

Alteración de la flora intestinal o disbiosis

Aunque muchas bacterias son benéficas, algunas de ellas son potencialmente patógenas y otras son completamente patógenas. Una bacteria patógena a menudo elabora toxinas que pueden ser absorbidas de nuevo en el flujo sanguíneo. Las enzimas bacterianas también convierten la bilis en químicos que estimulan el desarrollo de cáncer.

El problema para la mayoría es que, como los médicos se apresuran en jalar el gatillo y recetar antibióticos, los niveles de bacterias naturales benéficas de estos pacientes se desequilibran. Cuando utilizamos antibióticos durante mucho tiempo o con frecuencia, se puede crear una sobreabundancia de bacterias patógenas. Esto altera el equilibrio natural en el intestino grueso, matando muchas bacterias benéficas, lo que después permite que más bacterias patógenas crezcan sin límite. En circunstancias normales, grandes cantidades de bacterias coexisten con pequeñas colonias de cándida. El número excesivo de bacterias benéficas, evita que la cándida expanda su territorio. No obstante, el uso frecuente o prolongado de antibióticos destruye la mayor parte de bacterias y no causa daño alguno a la cándida, permitiéndole crecer libremente. Esto, a su vez, puede llevar a inflamación crónica del tracto digestivo, antojos de comida, algunas sensibilidades a los alimentos, aumento de la permeabilidad intestinal y casi siempre, aumento de peso.

Depresión

La depresión puede hacerlo sentirse aislado y atrapado, sin una luz al final del camino. Esta es otra de las razones por las que las personas que siguen una dieta se estancan, terminan rindiéndose y recuperando su peso. Una vez que encuentran obstáculos que se convierten de temporales a aparentemente permanentes, se entregan a la depresión cuando nada de lo que hacen parece funcionar. Esto no significa solamente sentirse desalentado o desanimado una vez, sino que es una depresión clínica en la que no puede controlar su humor pesimista o sus pensamientos de impotencia y desesperación.

Aunque la depresión clínica manifiesta muchos síntomas, existen incluso más factores que llevan a esta. La lista es amplia, por no decir otra cosa. La genética puede jugar un papel importante para la depresión, así como cualquier experiencia traumática del pasado. Las enfermedades crónicas como las cardiovasculares, cáncer, esclerosis múltiple, la enfermedad de Parkinson entre otras enfermedades degenerativas, son generalmente asociadas con la depresión. Los trastornos mentales también pueden ser un efecto secundario de algunos medicamentos como la prednisona y otros esteroides o pastillas anticonceptivas.

La depresión puede ser una respuesta diferida a varias experiencias traumáticas como un divorcio, la muerte de un ser querido, la pérdida de un trabajo o una violación. Y, por supuesto, la depresión puede ser provocada por una serie de factores físicos y psicológicos: desequilibrio químico cerebral, falta de sueño, traumatismos de la cabeza, dolor crónico, desequilibrio hormonal y estrés crónico excesivo, entre otros.

Algunas veces equilibrar los neurotransmisores con terapia con aminoácidos es suficiente para ayudar a alguien a salir de la depresión. Aún así, cuando se trata con una depresión clínica (especialmente en casos severos), el tratamiento psicológico es igual de importante. A menudo es importante combinar el equilibrio de neurotransmisores con lo que llamamos terapia cognitivo-conductual, lo cual ayuda a la persona a identificar cualquier patrón de distorsión cognitiva y reemplazarlo con patrones racionales.

Lea más sobre esto

Para obtener más información, consulte *The New Biblie Cure for Drepression and Anxiety* (La nueva cura bíblica para la depresión y la ansiedad).

Al igual que con la terapia cognitivo-conductual, "reestructurar" quiere decir hacer que la persona cambie su enfoque de su punto de vista actual para que pueda ver otra persona o situación desde una nueva perspectiva. Uno de los aspectos más poderosos de la reestructura viene cuando usted opta por ver las cosas desde la perspectiva de *Dios*. Una reestructura basada en la Biblia, reemplaza nuestro pesar, penas, dolores, miedos, preocupaciones y fracasos con las promesas de Dios. Existen más de siete mil promesas de Dios en la Biblia y cada una de ellas es como un cheque en blanco listo para ser usado.

Hacer dietas, tomar medicamentos y fumar

Hasta este último capítulo del libro, he hablado de muchos factores que afectan el metabolismo, entre ellos la falta de ejercicio, saltarse comidas, el estrés crónico, la resistencia a la insulina, el desequilibrio de los neurotransmisores, el desequilibrio hormonal, el hipotiroidismo y la inflamación. Si visita www.thecando-diet.com, podrá consultar artículos en los que hablo de cada uno de estos problemas de salud con detalle. Espero que por medio de los resúmenes de información que he incluido en este capítulo, haya identificado lo que puede estar provocando su estancamiento en sus esfuerzos por adelgazar, y al responder el cuestionario y seguir el consejo que le proporciono en línea, esté a punto de encontrar una solución que lo llevará al siguiente nivel.

LEA MÁS SOBRE ESTO

Para obtener más información acerca de este tema, consulte mi libro *The Bible Cure for Candida and Yeast Infections* (La cura bíblica para la candidiasis).

Sin embargo, algunas personas no caben en ninguna de las categorías que hemos abordado y aún así tienen problemas metabólicos. Como ya lo he mencionado, muchos de ellos tienen un fuerte componente genético de obesidad que puede significar tener un metabolismo perezoso.

¿Qué sucede si no entra dentro de alguna de estas categorías? ¿Qué debe hacer cuando ninguna de las condiciones previamente desarrolladas encaja con su batalla presente? Quiero abordar tres problemas adicionales que lo han dejado con problemas metabólicos. Aunque por separado tienen sus desafíos únicos, cada uno es fácil de identificar. De hecho, me imagino que algunos pueden parecer obvios. No obstante, mis veinticinco años o más de experiencia me dicen que al parecer son las "pequeñas" cosas que la gente a menudo descuida, las que se deben considerar cuando llega a una meseta en sus esfuerzos por adelgazar.

De nuevo, espero que este capítulo pueda señalarle estas barreras, y que como resultado, utilice la información disponible en el sitio web y cambie su enfoque para restaurar su metabolismo a la normalidad.

Las dietas de moda y las dietas yoyó

En el capítulo 5, hablé de cómo las dietas de moda disminuyen el metabolismo. No importa si usted está en la última dieta de moda o es un cliente de las dietas yoyó, o de ambas: estar a régimen puede destruir su metabolismo. La mujer promedio de Estados Unidos procura el "umbral mágico" de las dietas, y come menos de 1,500 calorías al día, lo cual es 300 calorías menos que la definición de la Organización Mundial de la Salud de una alimentación para morirse de hambre. Estas mujeres no solamente se matan de hambre sin razón alguna, sino que también están minando su metabolismo, lo cual tiene el resultado exactamente opuesto a largo plazo que lo que están buscando.

Cuando una dieta típica disminuye su consumo total de calorías por debajo de las necesarias para mantener su metabolismo basal (el número mínimo de calorías requeridas para mantener al metabolismo trabajando eficazmente cada día en reposo), su cuerpo responde disminuyendo la velocidad de su metabolismo aún más. Este es un mecanismo de protección que le impide caer en inanición. Sin embargo, la mayoría de las personas que siguen una dieta, inconscientemente están desencadenando la respuesta de inanición en sus cuerpos.

Además, cuando usted sigue la dieta promedio, casi siempre pierde masa muscular. Su cerebro necesita azúcar, por lo que cuando usted consume una cantidad inadecuada de calorías a ser convertidas en azúcar, su cuerpo sacrifica tejido muscular para convertirlo en azúcar. Usted está quemando el combustible más caro del cuerpo y disminuyendo su metabolismo en el proceso. Seguramente que puede adelgazar estando a régimen como la mayoría de la gente. Pero lo que no percibe es que cerca de la mitad del peso que ha perdido es grasa y la otra mitad es normalmente músculo. Esta es otra de las razones de por qué las dietas no funcionan a largo plazo: una vez que vuelve a comer sus alimentos favoritos, comienza a recuperar peso rápidamente; no obstante, su metabolismo ha disminuido un nivel más abajo.

Las malas noticias no termina allí, el peso que vuelve a recuperar es prácticamente grasa. Cada vez que se pone a régimen, continúa perdiendo más músculo y recuperando más grasa. Al final, se estanca en el limbo metabólico y generalmente se frustra, se desanima y tiene problemas metabólicos.

El consejo que le doy es el mismo que le he dado desde la primera página de este libro: ¡deje de seguir todos los consejos que le ofrecen! Aunque sea una de las dietas más famosas de moda que vienen y se van o la última dieta de Hollywood que solamente incluye café y pepinos, no funcionará. Confíe en mí, estará mucho mejor cuando se baje del tren de las dietas. Lea la información de la página 275 acerca de cómo reajustar un metabolismo perezoso y comer la ración adecuada de proteínas, grasas y carbohidratos de bajo índice glucémico cada tres o tres horas y media.

Al seguir las partes de ejercicio aeróbico y de fortalecimiento del programa "Yo sí puedo" también puede recuperar lentamente su tejido muscular perdido. Puede tomar tiempo, pero la buena noticia es que no es un caso perdido. Recuerde que este tejido muscular es esencial para eliminar peso más rápidamente, ya que las células musculares queman cerca de setenta veces más calorías que las células adiposas.

Sin embargo, algunas veces el ejercicio no es suficiente. Es posible que necesite terapia hormonal, en especial si tiene deficiencia hormonal. O puede ser que tenga problemas metabólicos causados por otros asuntos que estoy a punto de abordar: los medicamentos, dejar de fumar y depresión.

Medicamentos que provocan el aumento de peso

Muchos medicamentos vendidos bajo receta pueden detener o dilatar la pérdida de peso, mientras que otros aun pueden provocar que aumente de peso. Aunque no existe una estadística oficial de cuántos medicamentos provocan que el paciente engorde, los expertos estiman que las cifras entre los medicamentos comunes son de por lo menos cincuenta, o posiblemente más. Es lo suficientemente alto como para haber afectado a muchos de los pacientes a los que he ayudado a bajar de peso. ¿Puede imaginar su frustración cuando después de haber seguido un programa nutricional y alimenticio al pie y haberse ejercitado y fortalecido cinco o seis días a la semana que no hayan bajado de peso, o peor, que hayan engordado? ¡Por supuesto que puede imaginárselo, usted puede estar experimentando la misma frustración!

Es por esto que antes de ver a mis pacientes, siempre les pregunto qué medicamentos de prescripción o venta en mostrador están tomando. En muchos de los medicamentos comunes el aumento de peso es un efecto secundario potencial. Veamos algunos de los infractores más típicos. (Recuerde que no solamente porque su medicamento particular no haya sido mencionado, quiera decir necesariamente que no provoque aumento de peso o detenga sus esfuerzos por adelgazar.)

- Esteroides orales inyectables: Los esteroides incluyen prednisona, Medrol Dosepack, dexametasona, cortisona, hidrocortisona, Kenalog y Depo-Medrol. Además, los esteroides inhalados para el asma pueden en ocasiones provocar aumento de peso.
- Antidepresivos: Los antidepresivos tricíclicos como el Elavil y el Tofranil eran conocidos por provocar aumento considerable de peso. Muchos de los antidepresivos ISRS como el Zoloft, Lexapro y Paxil, generalmente provocan aumento de peso, al igual que muchos de los nuevos antidepresivos. Sin embargo, debemos señalar que el Wellbutrin normalmente no engorda.
- Fármacos neurolépticos: Tanto el Zyprexa como el Seroquel están asociados con el aumento de peso. Además, el litio para el trastorno bipolar generalmente se asocia con kilogramos extra.
- Fármacos antiepilépticos: El Depakote generalmente provoca el aumento de peso.
- Fármacos para aliviar la pirosis: Nexium, Prilosec y Prevacid pueden provocar aumento de peso.
- Medicamentos para la hipertensión: Entre estos medicamentos se encuentran los betabloqueadores (por ejemplo: Inderal, atenolol) y bloqueadores de canales de calcio (por ejemplo: verapamilo), diuréticos (por ejemplo: HCTZ) y alfabloqueadores (por ejemplo: Cardura), y todos pueden provocar aumento de peso.
- Antihistamínicos: Los antihistamínicos vendidos bajo receta médica o de venta en mostrador como el Benadryl y Zyrtec pueden provocar aumento de peso. Estos medicamentos generalmente se usan para alergias.
- Insulina y medicamentos estimulantes de la secreción de insulina: He observado que cuando los pacientes diabéticos comienzan a utilizar insulina, siempre engordan. A los pacientes que utilizan bombas de insulina parece ser que les va mejor. Los medicamentos que elevan la insulina, tienden a provocar aumento de peso. No obstante, la metformina y la Byetta a menudo se asocian con bajar de peso.

Observe que estos medicamentos no tienen el mismo efecto en todas las personas. Sin embargo, si ha observado un aumento de peso después de comenzar a tomar estos medicamentos, considere pedirle a su médico que se lo cambie por un tipo diferente de medicamento o considere una alternativa natural.

Métodos para dejar de fumar

Solamente falta un grupo de personas con problemas de metabolismo y se compone de individuos que dejan de fumar. El aumento de peso promedio entre las personas que dejan de fumar es de 5 a 6 kilogramos (de 11 a 13 libras).[9] Las mujeres tienden a aumentar un poco más de peso que los hombres. Normalmente, los fumadores aumentan de peso después de dejar de fumar (a menudo en los primeros dos años) aunque no coman más. Una de estas razones es que la nicotina aumenta ligeramente el metabolismo. Cuando la gente deja de fumar, su metabolismo disminuye, pero su sentido del gusto y olfato mejora, lo que hace que la comida sea más atractiva.

Los ex fumadores también tienden a usar bocadillos de comida chatarra para sustituir el tabaquismo. El mayor aumento de peso en las personas que dejan de fumar, sucede durante los primeros seis meses después de dejar de fumar. La mejor manera de evitar este aumento de peso es seguir el plan saludable de comida y refacciones del programa "Yo sí puedo", además de ejercitarse con regularidad. También debe tomar té verde durante el día (endulzado con stevia de ser necesario). La mayoría de las personas que dejan de fumar, necesitan tener algo en su boca, así que para evitar que esto sea comida inadecuada, intente con goma de mascar sin azúcar, endulzada con xilitol y no con aspartame.

CIGARRILLOS ARTIFICIALES

Para muchos fumadores, fumar es más que un "toque de nicotina". Es un ritual que involucra todos los sentidos, incluso los sentidos del tacto y el gusto. Tener un cigarrillo en la mano, colocarlo en la boca, fumarlo… todo esto es parte del ritual de fumar, tanto como la nicotina.

Dejar de fumar puede representar dejar el ritual así como la nicotina. Actualmente existen cigarrillos artificiales (sin nicotina u otros estupefacientes) para ayudar a hacer la transición de fumador a no fumador más fácilmente.

BIENESTAR VERDADERO

Como médico cristiano, creo que toda sanidad comienza con una relación con Jesucristo. No estoy hablando de religión; comienza con una relación verdadera relación con Él. El puente hacia la verdadera paz es solamente a través de Él. Si esto es algo que usted desea, pero nunca lo ha pedido, recibirlo es increíblemente sencillo. Comienza con hacer una sencilla oración como la siguiente:

Señor Jesús, yo creo que Tú eres el Hijo de Dios y que moriste por mis pecados. También creo que fuiste levantado de los muertos y que estás vivo y bien. Ahora quiero conocerte como mi Salvador y Señor. Te pido que perdones mis pecados y cambies mi corazón para que pueda vivir contigo por la eternidad. Gracias por Tu paz. Ayúdame a caminar contigo para que pueda comenzar a conocerte como mi mejor amigo y mi Señor. Amen.

Si usted hizo esta oración por primera vez, permítame ser el primero en felicitarlo y darle la bienvenida a una nueva vida. ¡Créame, nunca será el mismo! Asimismo lo animo para que encuentre a otras personas que han hecho una oración similar y que están viviendo una relación diaria con Jesucristo. Como toda persona que está en recuperación de adicciones o depresión sabe, es importante rodearse de personas que estén en la misma travesía. Y como cristianos, estamos ligados por el mismo camino angosto en el que caminamos. Involucrarse en una iglesia o ministerio lo ayudará a continuar hacia la plenitud. A lo largo de este libro, hemos hablado de mejorar su cuerpo. Mi oración es que pueda unirlo con el bienestar espiritual que viene solamente mediante Jesucristo.

Si usted tiene alguno de los síntomas mencionados en este capítulo, responda el cuestionario en línea en www.thecandodiet.com, que lo dirigirá a obtener más información y mis recomendaciones de tratamiento para cada obstáculo específico de los que hemos hablado en este capítulo. Asimismo lo animo a hablar con un profesional de la salud acerca de los diferentes análisis y terapias naturales que le he recomendado.

Apéndice A

Contrato para bajar de peso

Yo, _____ [escriba su nombre], por medio de la presente me comprometo a realizar la dieta "Yo sí puedo" del Dr. Colbert.

- Me comprometo a seguir estrictamente este programa durante cuatro semanas como se indica sin hacer trampas.
- Me comprometo a una actividad regular de caminara durante veinte o treinta minutos al menos cinco días a la semana. Esto puede aumentar y ser una caminata a paso ligero según lo tolere.
- Me comprometo a llevar un diario de comida y ejercicio.
- Me comprometo a controlar las porciones.
- Me comprometo a visualizarme en mi peso ideal.
- Mi familia se compromete con mis metas para adelgazar.
- Me comprometo a deshacerme de toda la comida chatarra, los alimentos con alto contenido de azúcar, alimentos adictivos o alimentos por los que siento antojos agudos de mis estantes, frigorífico, congelador y casa.
- Me comprometo a tener un compañero a quien le rinda cuentas.
- Me comprometo a consumir tres comidas al día y dos refacciones, y a no comer carbohidratos complejos después de las 6:00 p.m.
- Me comprometo a desayunar como rey, comer como príncipe y cenar como mendigo.
- Me comprometo a decirme diariamente: "Me perdono, me acepto y me amo", aunque haga trampa o caiga.

Estoy de acuerdo en adherirme a todos los acuerdos mencionados con el fin de adelgazar. Entiendo que si fracaso en cumplir lo anterior, me puede predisponer a desarrollar enfermedades de la vesícula biliar o sabotear mis metas para adelgazar.

Su firma: _____ Fecha: _____

Firma de un testigo: _____

Nota: Puede imprimir una copia de estas afirmaciones.

LAS PROMESAS DE DIOS PARA ADELGAZAR

Promesa de las Escrituras	Confesión
"Donde no hay visión, el pueblo se extravía" (Proverbios 29:18, NVI).	Me veo pesando _____ (peso meta).
"Escribe la visión, y declárala en tablas" (Habacuc 2:2).	Tengo una imagen de mí en mi peso meta en mi frigorífico y en el espejo del baño, y por fe me veo como en la imagen.
"Antes, en todas estas cosas somos más que vencedores por medio de aquel que nos amó" (Romanos 8:37).	Soy un vencedor y he adelgazado con éxito. Por fe me veo en mi peso meta.
"¿No sabéis que sois templo de Dios y que el Espíritu de Dios mora en vosotros? Si alguno destruyere el templo de Dios, Dios le destruirá a él; porque el templo de Dios, el cual sois vosotros, santo es" (1 Corintios 3:16-17).	Yo soy el templo de Dios y rechazo contaminar mi templo al comer alimentos chatarra y alimentos azucarados.
"¿O ignoráis que vuestro cuerpo es templo del Espíritu Santo, el cual está en vosotros, el cual tenéis de Dios, y que no sois vuestros? Porque habéis sido comprados por precio; glorificad, pues, a Dios en vuestro cuerpo y en vuestro espíritu, los cuales son de Dios" (1 Corintios 6:19-20).	Soy comprado por la sangre de Jesús y mi cuerpo le pertenece. Lo glorificaré con mi cuerpo al elegir los alimentos adecuados.
"No os ha venido ninguna tentación que no sea humana; pero fiel es Dios que no os dejará ser tentados más de lo que podéis resistir, sino que dará también juntamente con la tentación la salida, para que podáis soportar" (1 Corintios 10:13).	El Espíritu Santo me permite superar todas las tentaciones alimenticias mientras permanezco en Él y Él permanece en mí.
"Mas a Dios gracias el cual nos lleva siempre de triunfo en triunfo en Cristo". (2 Corintios 2:14).	Triunfaré y alcanzaré mi peso meta porque Dios siempre me lleva a triunfar.

Promesa de las Escrituras	Confesión
"Porque somos hechura suya, creados en Cristo Jesús para buenas obras" (Efesios 2:10).	Soy hechura suya, y mi peso y forma están siendo transformados en una imagen de salud.
"Estando persuadido de esto, que el que comenzó en vosotros la buena obra, la perfeccionará hasta el día de Jesucristo" (Filipenses 1:6).	Me comprometo a seguir este programa y cuando mi fuerza de voluntad sea débil, el Espíritu Santo me fortalecerá. Comencé este programa, y lo terminaré con éxito.
"Todo lo puedo en Cristo que me fortalece" (Filipenses 4:13).	Cristo me fortalece y me permite elegir los alimentos correctos y resistir las tentaciones alimenticias.
"Porque mayor es el que está en vosotros que el que está en el mundo" (1 Juan 4:4).	El Espíritu Santo habita en mí y me consuela; ya no permitiré que la comida sea mi consolador.
"Y esta es la confianza que tenemos en Él, que si pedimos alguna cosa conforme a su voluntad, él nos oye. Y si sabemos que Él nos oye en cualquiera cosa que pidamos, sabemos que tenemos las peticiones que le hayamos hecho" (1 Juan 5:14-15).	Es la voluntad de Dios que tenga un peso saludable. Él me promete responder esta oración.

Nota: Puede imprimir una copia de estas afirmaciones.

APÉNDICE C

DECLARACIONES PARA BAJAR DE PESO

Repita estas declaraciones en voz alta con convicción, de tres o más veces al día.

1. Yo peso _____ libras [el peso deseado] por fe.
2. Me veo pesando _____libras [peso deseado].
3. Convengo en ya no usar la comida para aliviar heridas, dolores emocionales, incluyendo pesares, temor, ansiedad, depresión etcétera.
4. Me niego a contaminar mi cuerpo al comer alimentos chatarra, azúcar, alimentos fritos, o cualquier otro alimento que no es saludable porque mi cuerpo no es mío, le pertenece a Jesús.
5. Convengo hacer ejercicios aeróbicos como caminar o andar en bicicleta cinco días a la semana.
6. Convengo levantar pesas o hacer ejercicios calisténicos dos o tres veces por semana.
7. Deseo adelgazar y mantenerme delgado.
8. Merezco adelgazar y mantenerme delgado.
9. Adelgazar es bueno para mí.
10. Adelgazar es bueno para otros.
11. Es seguro adelgazar.
12. Haré todo lo necesario para perder peso y lo mantendré.
13. Sacrificaré mi carne a diario y le daré a mi cuerpo lo que necesita y no lo que se le antoja.
14. Convengo hacer tres comidas al día, incluyendo un desayuno con un refacción saludable a media tarde.
15. Convengo controlar las porciones.
16. Me amo tanto que elijo desarrollar nuevos hábitos dietéticos, controlar las pociones, ejercitarme con regularidad y hacer tres comidas saludables y balanceadas, un refacción saludable de media tarde y una bebida saludable.

17. Me perdono haber engordado y por cada decisión, acción o reacción negativa que he tenido.

18. Convengo sacar de mis estantes, frigorífico y congelador toda la comida chatarra y los alimentos altos en calorías.

19. Convengo cambiar mis malos hábitos dietéticos y de vida a hábitos dietéticos y de vida saludables.

20. Hoy convengo ya no usar la comida como consuelo; ahora el Espíritu Santo será mi consolador.

Nota: Puede imprimir una copia de estas afirmaciones.

RECOMENDACIONES DE UN VISTAZO

Antes de darle un ejemplo semanal de comidas, permítame resumir lo que creo son recomendaciones importantes para tener en mente al llevar la dieta "Yo sí puedo".

Recomendaciones generales

- Recuerde comer cada tres horas o tres horas y media, para mantener los niveles de glucosa estables. Si come a diferentes horas que el horario que se muestra en las siguientes páginas, está bien. Solamente asegúrese de hacer una comida o un refacción cada tres horas o tres horas y media y hacer su refacción nocturna por lo menos una hora antes de dormir.
- Para las comidas, elija una proteína, un carbohidrato y una grasa (pero asegúrese de no comer carbohidratos y de comer poca grasa después de las 6:00 p.m.)
- Para los refacciones matutinas, lo más fácil es escoger una pieza de fruta de las frutas aprobadas en la página 184, pero también puede escoger de las refacciones vespertinas si lo prefiere. Tome un Serotonin Max con su refacción matutina si tiene antojo de azúcares o carbohidratos. Tome tres cápsulas de fibra PGX con 473 mililitros (16 onzas) de agua antes o después de su refacción.
- Para las refacciones vespertinas, elija cualquier refacción aprobada de la página 318 o una "mini comida" que consista en media porción de proteína, media porción de carbohidratos y media porción de grasa. (Vea la página 200–201 para obtener ejemplos de "mini comidas".) Tome un Serotonin Max si tiene antojo de azúcares o carbohidratos. Tome dos o tres cápsulas de fibra PGX con 473 mililitros (16 onzas) de agua antes o después de la refacción.
- Para las refacciones nocturnas, elija cualquier refacción aprobada de la página 319 o una "mini comida" (pero descarte los carbohidratos y grasas).
- Es mejor tomar té verde, blanco o regular en sus refacciones, exceptuando la refacción nocturna.

- El tamaño de porción de proteína es normalmente de 56 a 113 gramos (2 a 4 onzas) las mujeres y de 85 a 170 gramos (3-6 onzas) los hombres. (Si necesita comer más proteína, puede aumentar las cantidades a 170 gramos (6 onzas) las mujeres y 226 gramos (8 onzas) los hombres, solamente en la comida de la noche).
- Limite el consumo de carne roja a 510 gramos (18 onzas) o menos a la semana.
- Todas las sopas deben ser de caldo y no de crema.
- La sal del Himalaya o del Mar Céltico es mejor que la sal de mesa (en pequeñas cantidades, menos de una cucharadita al día).
- Si es sensible al gluten, puede sustituir el pan de mijo por el pan Ezequiel u otros tipos de panes que he recomendado en este libro.
- Si lo desea, puede endulzar las comidas y bebidas con stevia o Just Like Sugar. Es mejor evitar los edulcorantes artificiales como el NutraSweet y Splenda.
- Puede añadir una péquela cantidad de crema para café, si lo desea.
- Si los alimentos orgánicos son muy costosos, simplemente escoja cortes magros de carne, remuévale la piel por completo a la carne de ave, lave a conciencia frutas y verduras que no se pueden pelar y elija leche descremada o productos lácteos 1 por ciento. (Sin embargo, es preferible consumir productos orgánicos. Maverich Ranch y Applegate Farms son preferibles. Le recomiendo comprar pechuga de pavo, pechuga de pollo, jamón o rebanadas de rosbif magro, preempacados y libres de nitratos o nitritos, los que tenga disponibles.)
- En las Muestras de menús (Apéndice F), recomiendo las ensaladas grandes para la mayoría de los almuerzos y cenas. Si se cansa de ingerir ensaladas en ambos menús, usted puede ahorrarse una ensalada para la cena.
- Si elije preparar sus licuados con leche de coco, asegúrese de que contenga solamente 80 calorías por taza. Puede ser que necesite comprarlo en una tienda naturista; la leche de coco que venden en el supermercado puede tener más calorías y sabotear sus metas bajar de peso.

Electrodomésticos recomendados (todos ellos son opcionales)

Para ahorrar tiempo al preparar los alimentos, le recomiendo:

- Parrilla George Foreman Next Grilleration.
- Vaporera.
- Licuadora.
- Tostadora.
- Horno de convección u horno de microondas.

Suplementos nutricionales recomendados (todos ellos son opcionales)

Usted podrá perder peso sin estos suplementos, pero para ayudarse a sentir satisfecho durante un tiempo prolongado, luchar con los antojos y perder peso más rápidamente, recomiendo:

- Fibra PGX* para ayudarlo a sentirse satisfecho durante un tiempo prolongado: Comience con una cápsula al principio de cada comida. Poco a poco aumente a dos o cuatro cápsulas con cada comida hasta sentir la saciedad deseada. Es mejor tomarlas con 473 mililitros (16 onzas) de agua, exceptuando la refacción nocturna. Utilice solamente 236 mililitros (8 onzas) de agua con su refacción nocturna ya que 473 mililitros (16 onzas) pueden interferir con su sueño.
- Serotonin Max, para ayudar a combatir los antojos: Tome una cápsula con su refacción de medio día y media tarde y con su cena y refacción nocturna (si tiene antojo de azúcares o carbohidratos).
- Irvingia, para ayudar a quemar grasa más rápido: Tome una cápsula dos veces al día.
- Green Tea Elite con EGCG, para ayudar a quemar grasa más rápido: Tome una cápsula tres veces al día.

Barras proteínicas y proteína en polvo recomendados (todos ellos son opcionales)

No recomiendo proteína de soya. Recomiendo polvo proteínico sabor plátano o vainilla; esto puede añadirse en la avena o cereal.

- Suero aislado, ejemplos: Proteína de suero de leche Isopure, Jay Robb (disponible en tiendas naturistas) y Energy First (disponible en tiendas naturistas, www.energyfirst.com o al 1-888-88-ENERGY).

---

* Si solamente puede comprar un suplemento, este es el más importante. Las horas más cruciales para tomarlo son antes de la refacción vespertina, la cena y la refacción nocturna.

- Proteínas de suero sin desnaturalizar, ejemplos: Warrior
  Milk (disponible en www.defensenutrition.com), Immunplex
  (disponible en (www.immunesupport.com), Physician's Protein
  Complex (disponible al 1-800-931-1709 o en http://www.inte-
  grativeinc.com).
- Polvo de proteína vegetariana, ejemplos: Life's Basics Protein
  (disponible en tiendas naturistas), PureLean de Pure Encapsu-
  lations (disponible en purecaps.com).
- Proteína de arroz, ejemplos: Nutrabiotics (disponible en
  tiendas naturistas).
- Jay Robb Coconunt o Fudge Brownie Jay Bar (disponible en
  tiendas naturistas, al 1-877-JayRobb o en www.jayrobb.com).
- NuGo, barra crujiente de chocolate libre de gluten (disponible
  en tiendas naturistas, al 1-888-421-2032 o en www.nugonutri-
  tion.com).
- Nutiva, barra de linaza con chocolate o barra de cáñamo con
  chocolate (disponible en www.nutiva.com).
- FitSmart Bar (disponible en tiendas naturistas).

Barras de fibra recomendadas (todas ellas son opcionales)
Estas son las barras de fibra que recomiendo para incrementar la serotonina. Vea la página 206 para conocer otras refacciones para aumentar
la serotonina.

- Fiber One: Oats & Chocolate, Oats & Peanut Butter, Oats &
  Caramel, Oats & Strawberry, Oats & Apple Streusel, Chocolate
  Mocha (Debe tomar un Serotonin Max a media mañana y
  media tarde junto con una barra alta en fibra SI tiene fuertes
  antojos de azúcares y carbohidratos).
- Kellogg's Fiber Plus Antioxidants Chewy Bars: sabor chispas
  de chocolate o chocolate amargo con almendras

EL ADEREZO "YO SÍ PUEDO" DEL DR. COLBERT

¼ de taza de aceite de oliva orgánica extra-virgen

¾ de taza de vinagre balsámico (u otro vinagre si se prefiere)

El jugo de ½ o 1 limón verde o amarillo

¼ de taza de hojas de cilantro (opcional)

1 a 2 dientes de ajo, machacados (o tantos como se desee para añadir sabor)

Sal y pimienta al gusto (preferiblemente sal Himalaya de mar)

Mezcle todos los ingredientes y póngalos en un atomizador. El resultado final es una taza de aderezo que debería durar tres meses refrigerada.

EL LICUADO "YO SÍ PUEDO" DEL DR. COLBERT

Si siente que no tiene tiempo de desayunar, he aquí una receta extremadamente fácil para preparar un licuado de búlgaros y frutas que solamente toma dos minutos. Combine los siguientes ingredientes en una licuadora para preparar un refacción:

118 mililitros (4 onzas) de agua*

118 mililitros (4 onzas) de leche de coco o leche descremada (preferentemente orgánica)*

½ plátano congelado o ¼ taza de arándanos azules o frambuesas congeladas (*solamente* para mediodía; omita para las refacciones de media tarde o de la noche).

1 – 2 cuch. semillas de linaza molidas (moler en un molinillo de café).

1 cucharada de polvo de proteína vegetal "Life's Basics" o suero de proteína en polvo sabor vainilla o plátano.

* Para la refacción de mediodía o media tarde, puede sustituir los 118 mililitros (4 onzas) de agua y 118 mililitros (4 onzas) de leche de coco con 236 mililitros (8 onzas) de leche de coco o leche descremada. *No* lo haga para la refacción de la noche. Asegúrese de comprar la leche de coco en una tienda naturista y de que tenga solamente 80 calorías por taza.

Nota: Puede encontrar más recetas como estas en www.thecandodiet.com.

Apéndice E

Alimentos "Yo sí puedo" aprobados por el Dr. Colbert

Refacciones

Galletas saladas con queso (combine una porción de galleta salada saludable con una porción de queso sin grasa)

Galletas saladas

- Garlic Roasted Triscuit: 28 gramos o 1 onza (7 galletas)
- Herb Garden Triscuit: 28 gramos o 1 onza (7 galletas)
- Wheat Thins Fiber Select: 28 gramos o 1 onza (13 galletas)
- Fibra de Arroz (Healthy Way): 28 gramos o 1 onza (7 galletas)
- Triscuit Deli-Style Rye Crackers: 28 gramos o 1 onza (7 galletas)

Queso

- Cheddar curado sin grasa (Kraft Singles): dos rebanadas, 21 gramos o ¾ onza cada una
- Queso americano sin grasa (Kraft Singles): dos rebanadas, 21 gramos o ¾ onza cada una
- Queso cottage sin grasa (Breakstone): ½ taza
- Mozzarella sin grasa (Kraft Singles): dos rebanadas, 21 gramos o ¾ onza cada una
- Queso suizo sin grasa (Kraft singles): dos rebanadas, 21 gramos o ¾ onza cada una

Búlgaros con fruta (búlgaros mixtos, naturales, bajos en grasas con fruta)

- Búlgaros Lifeway Organic, naturales sin grasa: 236 mililitros (8 onzas)
- Una manzana mediana

Queso, fruta y nueces

- Dos rebanadas de queso sin grasa con una manzana mediana y de cinco a diez nueces, nueces de castilla o almendras

Proteína en polvo

- ½ taza de leche descremada orgánica, mezclada con media cucharada de proteína en polvo Life's Basics o PureLean

Mini comida

- Recuerde que cada comida puede reducirse al tamaño de una refacción; los sobrantes de la cena pueden ser una excelente refacción al día siguiente.

Entradas congeladas
(solamente para la comida)

- Teriyaki de pollo asado de Stouffer's Lean Cuisine
- Panini de filete, cheddar y champiñones de Stouffer's Lean Cuisine
- Pollo a la parmesana de Weight Watchers Smart Ones.
- Pollo con pasta al pomodoro de Kashi
- Black Bean Mango de Kashi
- Pollo primavera al pesto de Birds Eye Voilá!
- Pollo con fettuccini Alfredo de Healthy Choice
- Pollo al sésamo de Healthy Choice
- Salmón con crema de eneldo de Healthy Choice Café Steamers
- Filete Salisbury de Marie Callender's

Comer en Subway
(desayuno y comida solamente)

Subs de desayuno (mujeres, quitar una tapa de pan)

- Pan de trigo de 6 pulgadas de huevo con jamón
- Pan de trigo de 6 pulgadas de filete y huevo
- Pan de trigo de 6 pulgadas de verduras con huevo
- Pan de trigo de 6 pulgadas Western Style con huevo

Subs regulares (asegúrese de comer suficientes verduras; mujeres, quitar una tapa de pan)

- Pechuga de pavo asada
- Pollo estilo teriyaki
- Jamón con mostaza y miel
- Carne de res asada
- Subway Club™
- Pechuga de pavo

- Pechuga de pavo con jamón
- Deleite Vegetariano™

Subs con doble carne (solamente hombres)
- Pechuga de pollo asada
- Pollo estilo teriyaki
- Jamón
- Carne de res asada
- Subway Club™
- Pechuga de pavo
- Pechuga de pavo con jamón
- *Wraps*
- Pechuga de pavo

COMER EN CHICK-FIL-A
(SOLAMENTE COMIDA)

Wraps fríos
- Pollo asado al carbón
- Pollo César
- Pollo picante

Emparedados de pollo (mujeres; quitar una tapa de bollo)
- Asado al carbón
- Club asado al carbón (sin salsa)
- Ensalada de pollo

COMER EN BOSTON MARKET

Carnes
- Pollo asado con ajo (1/4 oscuro o ¼ blanco, sin piel)
- Pollo asado Tuscan (1/4 balnco picante, sin piel)

Otras entradas
- Jamón bañado de miel
- Pechuga asada

Verduras
- Estofado de ejotes (una porción)
- Ejotes (una porción)
- Espinaca salteada (una poción)

MUESTRA DE MENÚS
PARA UNA SEMANA

S I NO QUIERE tener que pensar en lo absoluto qué comer mientras está adelgazando con *La dieta "Yo sí puedo" del Dr. Colbert,* esta sección del libro fue creada para usted! He hecho todos los cálculos y análisis para hacerlo lo más fácil posible que usted siga el programa y comience a adelgazar. Simplemente siga estos menús durante una semana y visite www.thecandodiet.com para planes adicionales de menús que han sido creados para usted.

Pero recuerde que estos son solamente ejemplos. Si cualquier alimento de los siguientes menús no concuerda con su presupuesto o su gusto, puede sustituirlo con cualquier alimento recomendado en el Capítulo 16. Asimismo, creo que le servirá consultar el Apéndice D y utilizar las guías generales de la dieta "Yo sí puedo" que han sido resumidas para usted. Esto lo ayudará a asegurarse que se está apegando al plan de juego "Yo sí puedo" cuando haga sus sustituciones.

También recuerde que los horarios solo son sugerencias. No necesita levantarse a comer a las 6:00 a.m. si no es su rutina normal. La clave es asegurarse de hacer una comida o una refacción por lo menos cada tres o tres horas y media y de comer su refacción nocturna por lo menos una hora antes de dormir.

Lunes

Desayuno: 6:00 a.m.	2 a 3 cápsulas de fibra PGX con 473 mililitros (16 onzas) de agua (opcional). Huevos Rancheros: Revuelva 2 a 3 huevos (utilizando Smart Balance Butter Burst Spray) con salsa y una pequeña cantidad de aguacate (1/4 taza), 1 a 2 rebanadas de queso Laughing Cow *light*, o 14 a 28 gramos (½ a 1 onza) de queso bajo en grasa o sin grasa. Enrolle en tortillas de grano entero Ezequiel 4:9 (los hombres pueden comer 1 o 2 tortillas y las mujeres solamente 1 tortilla). 1 taza de té verde o café.
Refacción de media mañana: 9:00 a.m.	2 a 3 cápsulas de fibra PGX con 473 mililitros (16 onzas) de agua (opcional). Manzana.
Comida: 12:00 p.m.	2 a 3 cápsulas de fibra PGX con 473 mililitros (16 onzas) de agua (opcional). Emparedado: pan tostado Ezequiel 4:9; pechuga de pollo, jamón, pechuga de pavo, filete magro o atún Tongol (de 56 a 113 gramos o de 2 a 4 onzas las mujeres; de 85 a 170 gramos o de 3 a 6 onzas los hombres); lechuga romana; tomate; 1 a 2 cucharadas de Mayonesa Smart Balance *light* o Mayonesa Smart Balance sin grasa. 1 taza de té verde, agua, agua mineral o té helado sin endulzar, con limón verde o amarillo.
Refacción de media tarde: 3:00 p.m.	2 a 3 cápsulas de fibra PGX con 473 mililitros (16 onzas) de agua (opcional). 6 Wheat Thins Fiber Select con 1 a 2 rebanadas de queso Laughing Cow *light* o 14 a 28 gramos (½ a 1 onza) de queso bajo en grasa o sin grasa. Serotonin Max, si tiene fuerte antojo de azúcar o carbohidratos (opcional).
Cena: 6:00 p.m.	2 a 3 cápsulas de fibra PGX con 473 mililitros (16 onzas) de agua (opcional). Ensalada grande de lechuga romana y otras verduras para ensalada, pepino rebanado, tomate rebanado o aderezo para ensalada, o el aderezo "Yo sí puedo" del Dr. Colbert (receta en la página 317). Carne asada (filete, pollo, pescado, chuleta magra de cerdo o camarón; de 56 a 170 gramos (2 a 6 onzas) las mujeres, de 85 a 226 gramos (3 a 8 onzas) los hombres). Tantas verduras como desee (ejotes, brócoli, espárragos, espinaca, ají turco, berenjena, acelgas). Tazón de sopa caldosa de verduras o sopa de judías (opcional). 1 taza de té verde o blanco, agua mineral, agua o té helado sin endulzar, con limón verde o amarillo
Refacción nocturna: 9:00 p.m.	2 a 3 cápsulas de fibra PGX con 473 mililitros (16 onzas) de agua (opcional). Puede sustituir la refacción sugerida por la refacción "de trampa" de la página 202 si tiene un fuerte antojo fuerte de helado o chocolate. Proteína en polvo (1 a 2 cucharadas) mezclada con 236 mililitros (8 onzas) de leche descremada, leche de coco o búlgaros naturales bajos en grasa. Serotonin Max, si tiene fuerte antojo de azúcar o carbohidratos (opcional).

Martes
Desayuno: 6:00 a.m.	2 a 3 cápsulas de fibra PGX con 473 mililitros (16 onzas) de agua (opcional). Plátano malayo salteado con Smart Balance Butter Burst Spray (también pude agregar cebolla y de 56 a 85 gramos (2 a 3 onzas) de lomo canadiense). ½ taza de arroz integral Uncle Ben. 2 a 3 huevos cocidos. 1 taza de té verde o café.
Refacción de media mañana: 9:00 a.m.	2 a 3 cápsulas de fibra PGX con 473 mililitros (16 onzas) de agua (opcional). Pera
Comida: 12:00 p.m.	2 a 3 cápsulas de fibra PGX con 473 mililitros (16 onzas) de agua (opcional). ½ taza de judías enteras (negras, rojas, pintas, etcétera; NO refritas). ½ taza de arroz integral Uncle Ben o arroz silvestre. 85 a 170 gramos (3 a 6 onzas) de pollo, filete, cerdo magro o pescado con judías y arroz, o el aderezo "Yo sí puedo" del Dr. Colbert (receta en la página 317), o plato de sopa caldosa de verduras o sopa de judías. 1 taza de té, agua, agua mineral o té helado sin endulzar, con limón verde o amarillo.
Refacción de media tarde: 3:00 p.m.	2 a 3 cápsulas de fibra PGX con 473 mililitros (16 onzas) de agua (opcional). Barra de fibra (si tiene fuerte antojo de azúcar o carbohidratos) o barra de proteína. Serotonin Max, si tiene fuerte antojo de azúcar o carbohidratos (opcional).
Cena: 6:00 p.m.	2 a 3 cápsulas de fibra PGX con 473 mililitros (16 onzas) de agua (opcional). Sopa de judías enteras rojas, negras o pintas con pollo o filete (56 a 170 gramos (2 a 6 onzas) las mujeres; 85 a 226 gramos (3 a 8 onzas) los hombres). Ensalada grande con muchas verduras de colores y aderezo para ensaladas en atomizador o el aderezo "Yo sí puedo" del Dr. Colbert (receta en la página 317). Tantas verduras como desee. 1 taza de té verde o blanco, agua mineral, agua o té sin endulzar, con limón verde o amarillo.
Refacción nocturna: 9:00 p.m.	2 a 3 cápsulas de fibra PGX con 473 mililitros (16 onzas) de agua (opcional). Puede sustituir la refacción sugerida por la refacción "de trampa" de la página 202 si tiene fuerte antojo de helado o chocolate. *Wrap* de lechuga con pollo, cebollas, pimiento y otras verduras sazonadas para añadir sabor. Serotonin Max, si tiene fuerte antojo de azúcar o carbohidratos (opcional).

Miércoles	
Desayuno: 6:00 a.m.	2 a 3 cápsulas de fibra PGX con 473 mililitros (16 onzas) de agua (opcional). 1 paquete de Quaker Oat High Fiber Instant Outmeal. Licuado del Dr. Colbert o proteína en polvo (1 a 2 cucharadas) combinadas con 236 mililitros (8 onzas) de leche descremada, leche de coco o búlgaros. 1 taza de té verde o café.
Refacción de media mañana: 9:00 a.m.	2 a 3 cápsulas de fibra PGX con 473 mililitros (16 onzas) de agua (opcional). 1 taza de piña en trozos.
Comida: 12:00 p.m.	2 a 3 cápsulas de fibra PGX con 473 mililitros (16 onzas) de agua (opcional). 85 a 170 gramos (3 a 6 onzas) de mero o pez dorado. ½ taza judías. ½ taza de arroz integral o silvestre. Ensalada grande con muchas verduras de colores y aderezo para ensalada en atomizador o el aderezo "Yo sí puedo" del Dr. Colbert (receta en la página 317). 1 taza de té verde, agua, agua mineral o té helado sin endulzar, con limón verde o amarillo.
Refacción de media tarde: 3:00 p.m.	2 a 3 cápsulas de fibra PGX con 473 mililitros (16 onzas) de agua (opcional). Tortilla Ezequiel 4:9 con judías rojas y queso bajo en grasa o sin grasa (Laughing Cow *light*, 1 a 2 rebanadas o 14 a 28 gramos (½ a 1 onza) de queso bajo en grasa o sin grasa). Serotonin Max, si tiene fuerte antojo de azúcar o carbohidratos (opcional).
Cena: 6:00 p.m.	2 a 3 cápsulas de fibra PGX con 473 mililitros (16 onzas) de agua (opcional). Filete miñón, asado (de 56 a 170 gramos (2 a 6 onzas) las mujeres; de 85 a 226 gramos (3 a 8 onzas) los hombres). ½ taza de judías enteras. Tantas verduras como desee. 1 plato de sopa caldosa de verduras. 1 taza de té verde o blanco, agua mineral o té helado sin endulzar con limón verde o amarillo.
Refacción nocturna: 9:00 p.m.	2 a 3 cápsulas de fibra PGX con 473 mililitros (16 onzas) de agua (opcional). Puede sustituir la refacción sugerida por una refacción "de trampa" de la página 202 si tiene un fuerte antojo de helado o chocolate. Plato de sopa caldosa de pollo con verduras, sin arroz o pasta. Serotonin Max, si tiene fuerte antojo de azúcar o carbohidratos (opcional).

Jueves	
Desayuno: 6:00 a.m.	2 a 3 cápsulas de fibra PGX con 473 mililitros (16 onzas) de agua (opcional). ½ taza de judías y ½ taza de arroz integral con 1 a 2 rebanadas de queso sin grasa o bajo en grasa como Laughing Cow *light* (o 14 a 28 gramos (½ a 1 onza) de queso bajo en grasa o sin grasa), enrollado en tortillas integrales Ezequiel 4:9 (puede agregar 56 a 85 gramos (2 a 3 onzas) de lomo canadiense si así lo desea; también, puede sustituirse el queso por aguacate). Licuado "Yo sí puedo" del Dr. Colbert o proteína en polvo (1 a 2 cucharadas) combinadas con 236 mililitros (8 onzas) de leche descremada, leche de coco o búlgaros naturales o de coco bajos en grasa. 1 taza de té verde o café.
Refacción de media mañana: 9:00 a.m.	2 a 3 cápsulas de fibra PGX con 473 mililitros (16 onzas) de agua (opcional). Naranja.
Comida: 12:00 p.m.	2 a 3 cápsulas de fibra PGX con 473 mililitros (16 onzas) de agua (opcional). Emparedado de jamón con pan Ezequiel 4:9, tostado con aguacate rebanado sobre queso Laughing Cow *Light* (o 14 a 28 gramos (½ a 1 onza) de queso bajo en grasa o sin grasa), derretido sobre el jamón. Ensalada grande con muchas verduras de colores y aderezo para ensalada en atomizador, o el aderezo "Yo sí puedo" del Dr. Colbert (receta en la página 317) o sopa caldosa de verduras o sopa de judías. 1 taza de té, agua, agua mineral o té sin endulzar, con limón verde o amarillo.
Refacción de media tarde: 3:00 p.m.	2 a 3 cápsulas de fibra PGX con 473 mililitros (16 onzas) de agua (opcional). Barra de fibra (si tiene fuerte antojo de azúcar o carbohidratos) o barra de proteína. Serotonin Max, si tiene fuerte antojo de azúcar o carbohidratos (opcional).
Cena: 6:00 p.m.	2 a 3 cápsulas de fibra PGX con 473 mililitros (16 onzas) de agua (opcional). Camarón asado (de 56 a 170 gramos (2 a 6 onzas) las mujeres; de 85 a 226 gramos (3 a 8 onzas) los hombres: cubra el camarón con aceite de oliva y sazónelo con ajo en polvo, orégano y un poco de sal. Ase de 2 a 3 minutos por cada lado. Exprima jugo de limón en el camarón justo antes de quitarlo de la sartén. Plato de sopa caldosa de verduras o sopa de judías. Ensalada grande con muchas verduras de colores y aderezo para ensalada en atomizador o el aderezo "Yo sí puedo" del Dr. Colbert (receta en la página 317). Tantas verduras como desee. 1 taza de té verde o blanco, agua mineral, agua o té sin endulzar con limón verde o amarillo.
Refacción nocturna: 9:00 p.m.	2 a 3 cápsulas de fibra PGX con 473 mililitros (16 onzas) de agua (opcional). Puede sustituir la refacción sugerida por una refacción "de trampa" de la página 202 si tiene fuerte antojo de helado o chocolate. Proteína en polvo (de 1 a 2 cucharadas) combinado con 236 mililitros (8 onzas) de leche descremada, leche de coco o búlgaros naturales o de coco bajos en grasa. Serotonin Max, si tiene fuerte antojo de azúcar o carbohidratos (opcional).

Viernes	
Desayuno: 6:00 p.m.	2 a 3 cápsulas de fibra PGX con 473 mililitros (16 onzas) de agua (opcional). Huevos revueltos con tomate, pimientos, cebolla, aguacate y de 1 a 2 rebanadas de queso Laughing Cow *Light* (o 14 a 28 gramos (½ a 1 onza) de queso bajo en grasa o sin grasa) y de 56 a 85 gramos (2 a 3 onzas) de lomo canadiense envuelto en tortilla de grano entero Ezequiel 4:9. 1 taza de té verde o café.
Refacción de media mañana: 9:00 p.m.	2 a 3 cápsulas de fibra PGX con 473 mililitros (16 onzas) de agua (opcional). Manzana
Comida: 12:00 p.m.	2 a 3 cápsulas de fibra PGX con 473 mililitros (16 onzas) de agua (opcional). 1 tortilla de grano entero Ezequiel 4:9 con ½ taza de judías (no fritas) y ½ taza de arroz integral o salvaje o de 3 a 6 onzas de pollo o camarón. Puede añadir aguacate o queso sin grasa o bajo en grasa como Laughing Cow *light* (de 1 a 2 rebanadas) o ¼ taza de aguacate. Ensalada grande con muchas verduras de colores y aderezo para ensalada en atomizador, o el aderezo "Yo sí puedo" del Dr. Colbert (receta en la página 317) y/o plato de sopa caldosa de verduras o sopa de judías. 1 taza de té verde, agua, agua mineral o té helado con limón verde o amarillo.
Refacción de media mañana: 3:00 p.m.	2 a 3 cápsulas de fibra PGX con 473 mililitros (16 onzas) de agua (opcional). 6 Fiber Select Wheat Thins con 1 a 2 rebanadas de queso Laughing Cow *Light* (14 a 28 gramos (½ a 1 onza) de queso bajo en grasa o sin grasa). Serotonin Max, si tiene fuerte antojo de azúcar o carbohidratos (opcional).
Cena: 6:00 p.m.	2 a 3 cápsulas de fibra PGX con 473 mililitros (16 onzas) de agua (opcional). Pechuga de pollo (56 a 170 gramos (2 a 6 onzas) las mujeres; 85 a 226 gramos (3 a 8 onzas) los hombres). Plato de sopa caldosa de verduras o sopa de judías. Tantas verduras como desee. 1 taza de té verde o blanco, agua mineral, agua o té helado sin endulzar, con limón verde o amarillo.
Refacción nocturna: 9:00 p.m.	2 a 3 cápsulas de fibra PGX con 473 mililitros (16 onzas) de agua (opcional). Puede sustituir la refacción sugerida por una refacción "de trampa" de la página 202 si tiene fuerte antojo de helado o chocolate. Proteína en polvo (1 a 2 cucharadas) combinado con 236 mililitros (8 onzas) de leche descremada, leche de coco o búlgaros naturales o de coco bajos en grasa. Serotonin Max, si tiene fuerte antojo de azúcar o carbohidratos (opcional).

Sábado	
Desayuno: 6:00 p.m.	2 a 3 cápsulas de fibra PGX con 473 mililitros (16 onzas) de agua (opcional). Torrija: Bata 2 huevos; añada 1 cucharadita de extracto de vainilla pura y ½ cucharadita de canela y mezcle bien. Sumerja el pan Ezequiel 4:9 u otro pan alto en fibra (1 a 2 rebanadas las mujeres; 2 rebanadas par ahombres) en una mezcla de huevo y dore ambos lados en una sartén rociada con aceite de oliva en atomizador; añada encima ¼ a ½ cucharada de fresas o fruta de su elección y 10 nueces o nueces de Castilla. Proteína en polvo (1 a 2 cucharadas) combinado con 236 mililitros (8 onzas) de leche descremada, leche de coco o búlgaros naturales o de coco bajos en calorías. 1 taza de té verde o café.
Refacción de media mañana: 9:00 a.m.	2 a 3 cápsulas de fibra PGX con 473 mililitros (16 onzas) de agua (opcional). 1 plátano (no muy maduro).
Comida: 12:00 p.m.	2 a 3 cápsulas de fibra PGX con 473 mililitros (16 onzas) de agua (opcional). Emparedado con pan tostado Ezequiel 4:9 y pollo, carne de res asada, pavo o pescado; puede añadir lechuga, tomate y mayonesa baja en grasa. Plato de sopa de judías. 1 taza de té verde, agua, agua mineral o té helado sin endulzar, con limón verde o amarillo.
Refacción de media tarde: 3:00 p.m.	2 a 3 cápsulas de fibra PGX con 473 mililitros (16 onzas) de agua (opcional). Barra de fibra (si tiene fuerte antojo de azúcar y carbohidratos) o barra de proteína. Serotonin Max, si tiene fuerte antojo de azúcar o carbohidratos (opcional).
Cena: 6:00 p.m.	2 a 3 cápsulas de fibra PGX con 473 mililitros (16 onzas) de agua (opcional). Carne de res asada (56 a 170 gramos (2 a 6 onzas) las mujeres; 85 a 226 gramos (3 a 8 onzas) los hombres): frote con ajo picado, cubra en arruruz y dore en aceite de oliva extra-virgen; después cocine en una olla de lenta cocción con 2 tazas de agua y dos paquetes de mezcla Lipton Onion Soup; añada dos cebollas picadas. Cocine de acuerdo con las instrucciones de la olla de lenta cocción. Ensalada grande llena de verduras de colores y aderezo para ensaladas en atomizador o el aderezo "Yo sí puedo" del Dr. Colbert (receta en la página 317). Plato de sopa caldosa de verduras o sopa de judías. Tantas verduras como desee. 1 taza de té verde o blanco, agua mineral, agua o té sin endulzar, con limón verde o amarillo.
Refacción nocturna: 9:00 p.m.	2 a 3 cápsulas de fibra PGX con 473 mililitros (16 onzas) de agua (opcional). Puede sustituir la refacción sugerida por una refacción "de trampa" de la página 202 si tiene fuerte antojo de helado o chocolate. Plato de sopa caldosa de verduras o sopa de judías con pollo o filete. Serotonin Max. Si tiene fuerte antojo de azúcar o carbohidratos (opcional).

Domingo	
Desayuno: 6:00 a.m.	2 a 3 cápsulas de fibra PGX con 473 mililitros (16 onzas) de agua (opcional). 1 paquete de Quaker Oat High Fiber Instant Oatmeal. Licuado "Yo sí puedo" del Dr. Colbert o proteína en polvo (1 a 2 cucharadas) combinadas con 236 mililitros (8 onzas) de leche descremada, leche de coco o búlgaros naturales o de coco bajos en grasa. 1 taza de té verde o café.
Refacción de media mañana: 9:00 a.m.	2 a 3 cápsulas de fibra PGX con 473 mililitros (16 onzas) de agua (opcional). Manzana.
Comida: 12:00 p.m.	2 a 3 cápsulas de fibra PGX con 473 mililitros (16 onzas) de agua (opcional). ½ taza de judías y ½ taza de arroz integral o salvaje; puede añadir pollo, cerdo, camarón o carne de res en trozos (de 56 a 113 gramos o de 2 a 4 oz. las mujeres; de 85 a 170 gramos o de 3 a 6 onzas los hombres) a las judías y el arroz. Enrolle en tortilla de grano entero Ezequiel 4:9 y añada salsa y aguacate si desea. Ensalada grande con muchas verduras de colores y aderezo para ensaladas en atomizador o el aderezo "Yo sí puedo" del Dr. Colbert (receta en la página 317). 1 taza de té verde o blanco, agua, agua mineral, o té helado sin endulzar, con limón verde o amarillo.
Refacción de media tarde: 3:00 p.m.	2 a 3 cápsulas de fibra PGX con 473 mililitros (16 onzas) de agua (opcional). Licuado "Yo sí puedo" del Dr. Colbert (receta en la página 317) o proteína en polvo (1 a 2 cucharadas) combinada con 236 mililitros (8 onzas) de leche descremada, leche de coco o búlgaros naturales o de coco bajos en grasa. Serotonin Max, si tiene fuerte antojo de azúcar o carbohidratos (opcional).
Cena: 6:00 p.m.	2 a 3 cápsulas de fibra PGX con 473 mililitros (16 onzas) de agua (opcional). Plato de sopa caldosa de verduras o sopa de judías. Pargo asado. Ensalada grande con muchas verduras de colores y aderezo para ensaladas en atomizador. Tantas verduras como desee. 1 taza de té verde o blanco, agua mineral, agua o té helado sin endulzar, con limón verde o amarillo.
Refacción nocturna: 9:00 p.m.	2 a 3 cápsulas de fibra PGX con 473 mililitros (16 onzas) de agua (opcional). Puede sustituir la refacción sugerida con una refacción "de trampa" de la página 202 si tiene fuerte antojo de helado o chocolate. Barra de fibra (si tiene fuerte antojo de azúcar o carbohidratos) o barra de proteína. Serotonin Max, si tienen fuerte antojo de azúcar o carbohidratos (opcional).

TABLA DE ÍNDICE DE MASA CORPORAL (IMC)

TABLA DE ÍNDICE DE MASA CORPORAL EN ADULTOS[1]

Categorías de IMC

- Peso más bajo que el normal = < 18.5
- Peso Normal = 18.5 a 24.9
- Sobrepeso = 25 a 29.9
- Obesidad = IMC de 30 o más
- 1 pulgada = 2.54 cm
- 1 libra = 0.453 kilogramos

IMC	Normal						Con sobrepeso					Obeso									
	19	20	21	22	23	24	25	26	27	28	29	30	31	32	33	34	35	36	37	38	39
Altura (pulgadas)	Peso (libras)																				
58	91	96	100	105	110	115	119	124	129	134	138	143	148	153	158	162	167	172	177	181	186
59	94	99	104	109	114	119	124	128	133	138	143	148	153	158	163	168	173	178	183	188	193
60	97	102	107	112	118	123	128	133	138	143	148	153	158	163	168	174	179	184	189	194	199
61	100	106	111	116	122	127	132	137	143	148	153	158	164	169	174	180	185	190	195	201	206
62	104	109	115	120	126	131	136	142	147	153	158	164	169	175	180	186	191	196	202	207	213
63	107	113	118	124	130	135	141	146	152	158	163	169	175	180	186	191	197	203	208	214	220
64	110	116	122	128	134	140	145	151	157	163	169	174	180	186	192	197	204	209	215	221	227
65	114	120	126	132	138	144	150	156	162	168	174	180	186	192	198	204	210	216	222	228	234
66	118	124	130	136	142	148	155	161	167	173	179	186	192	198	204	210	216	223	229	235	241
67	121	127	134	140	146	153	159	166	172	178	185	191	198	204	211	217	223	230	236	242	249
68	125	131	138	144	151	158	164	171	177	184	190	197	203	210	216	223	230	236	243	249	256
69	128	135	142	149	155	162	169	176	182	189	196	203	209	216	223	230	236	243	250	257	263
70	132	139	146	153	160	167	174	181	188	195	202	209	216	222	229	236	243	250	257	264	271
71	136	143	150	157	165	172	179	186	193	200	208	215	222	229	236	243	250	257	265	272	279
72	140	147	154	162	169	177	184	191	199	206	213	221	228	235	242	250	258	265	272	279	287
73	144	151	159	166	174	182	189	197	204	212	219	227	235	242	250	257	265	272	280	288	295
74	148	155	163	171	179	186	194	202	210	218	225	233	241	249	256	264	272	280	287	295	303
75	152	160	168	176	184	192	200	208	216	224	232	240	248	256	264	272	279	287	295	303	311
76	156	164	172	180	189	197	205	213	221	230	238	246	254	263	271	279	287	295	304	312	320

IMC	Obesidad extrema														
	40	41	42	43	44	45	46	47	48	49	50	51	52	53	54
Altura (pulgadas)	Peso (libras)														
58	191	196	201	205	210	215	220	224	229	234	239	244	248	253	258
59	198	203	208	212	217	222	227	232	237	242	247	252	257	262	267
60	204	209	215	220	225	230	235	240	245	250	255	261	266	271	276
61	211	217	222	227	232	238	243	248	254	259	264	269	275	280	285
62	218	224	229	235	240	246	251	256	262	267	273	278	284	289	295
63	225	231	237	242	248	254	259	265	270	278	282	287	293	299	304
64	232	238	244	250	256	262	267	273	279	285	291	296	302	308	314
65	240	246	252	258	264	270	276	282	288	294	300	306	312	318	324
66	247	253	260	266	272	278	284	291	297	303	309	315	322	328	334
67	255	261	268	274	280	287	293	299	306	312	319	325	331	338	344
68	262	269	276	282	289	295	302	308	315	322	328	335	341	348	354
69	270	277	284	291	297	304	311	318	324	331	338	345	351	358	365
70	278	285	292	299	306	313	320	327	334	341	348	355	362	369	376
71	286	293	301	308	315	322	329	338	343	351	358	365	372	379	386
72	294	302	309	316	324	331	338	346	353	361	368	375	383	390	397
73	302	310	318	325	333	340	348	355	363	371	378	386	393	401	408
74	311	319	326	334	342	350	358	365	373	381	389	396	404	412	420
75	319	327	335	343	351	359	367	375	383	391	399	407	415	423	431
76	328	336	344	353	361	369	377	385	394	402	410	418	426	435	443

Nota: Puede también hallar una calculadora del IMC en: www.thecandodiet.com.

APÉNDICE H

PRODUCTOS Y MATERIAL RECOMENDADO

Estos son los productos mencionados a lo largo del libro que también se ofrecen en Divine Health.

Divine Health Nutritional Products
1908 Boothe Circle
Longwood, FL 32750
Teléfono: (407) 331-7007
Sitio web: www.drcolbert.com
Correo electrónico: info@drcolbert.com

Adaptogens
(suplementos para permitirle lidiar con el estrés): Divine Health Stress Manager; Divine Health Relora.

Aminoácidos
(para el equilibrio de neurotransmisores): SAM-e, 5-HTP, Serotonin Max.

Antioxidantes
UBQH; Divine Health Active CoQ_{10}; Ácido Alpha Lipoico.

Chocolate
Belgium Dark Chocolate con asaí y arándano azul.

Digestión
Divine Health Digestive Enzyme con HCL

Suplementos para aumentar la energía
L-acetilcarnitina y Arginina

Fibra
Fibra PGX.

Somníferos naturales
Divine Health Melanonin; Divine Health Melatonin con L-tianina; Divine Health Serotonin Max; L-tianina; L-triptofano.

Ácidos grasos Omega-3
Divine Health Omega Pure; Divine Health Living Omega

Podómetros
Divine Health Podometer.

Probióticos (bacterias beningnas)
Quantabiotica; Divine Health Probiotic; Divine Health Living Probiotic.

Edulcorantes (naturals)
Nu Naturals Clear Stevia; Stevia.

Fitosoma de té verde.

Multivitaminas de alimentos integrales
Divine Health Living Multi; Divine Health Multi.

Las siguientes personas también pueden ayudarle con sus metas de pérdida de peso:

- Amber Yoars de Amberly Healthy Living: Para ayudarle con compras saludables así como con la preparación de alimentos en el área central de Florida. Llame al 407-376-5179 o envíe un correo electrónico a amberlyonline@gmail.com.
- Lee Viersen, Entrenador personal calificado: Puede ayudarlo con compras saludables así como con entrenamiento personal en el área central de Florida. Llame al 407-435-7059.
- Análisis de alergias alimentarias diferidas: Sage Medical Lab www.sagemedlab.com
- Neuroscience: www.neurorelief.com
- Médicos con conocimiento en reemplazo de hormonas bioidénticas (asegúrese que sean certificados por la junta en antienvejecimiento): www.worldhealth.net.

NOTAS

INTRODUCCIÓN

1. Barbara Hansen, PhD, de la Universidad de Florida del Sur durante una sesión de preguntas y respuestas en el Simposio: Obesity and Mortality: Controversy, Research and Public Policy en el Congreso Nacional de la Asociación Estadounidense para el Avance de la Ciencia (AAAS, por sus siglas en inglés). Los demás panelistas presentes, representando una amplia variedad de opiniones, coincidieron o no desafiaron su evaluación. Estos fueron: Katherine Flegal de los Centros de Control y Prevención de Enfermedades; Frank Hu de la Universidad de Harvard; William Harlan del Instituto Nacional de Salud Mental; y Mitch Gail del Instituto Nacional de Cáncer.

2. ScienceDaily.com, "Dieting Does Not work, Researchers Report", 5 de Abril de 2007, http://www.sciencedaily.com/releases/2007/04/070404162428.htm (consultado el 15 de septiembre de 2009).

1—LA EPIDEMIA DE LA OBESIDAD: LO QUE ESTAMOS ENFRENTANDO

1. Wikipedia, s.v. "Super Size Me" http://en.wikipedia.org/wiki/Supersize_me (consultado el 15 de septiembre de 2009).

2. Associated Press, "Obesity Rates in U.S. Leveling Off" 28 de noviembre de 2007, http://www.msnbc.msn.com/id/22007477/ (consultado el 15 de septiembre de 2009).

3. National Center for Health Statistics, Health, United States, 2007 (Hyattsville, MD: U.S. Government Printing Office, 2007), 40-42.

4. A. Mokdad et al., "Actual Causes of Death in the United States, 2000", Journal of the American Medial Association 291 (2004): 1238-1245.

5. Reuters, "Smoking Rate Stalled at 21 percent, CDC Says", 8 de noviembre de 2007, http://www.msnbc.msn.com/id/21694180/ (consultado el 17 de febrero de 2008).

6. Associated Press, "Obesity Rates in U.S. Leveling Off".

7. Centers for Disease Control and Prevention, "Defining Overweight and Obesity", http://www.cdc.gov/nccdphp/dnpa/obesity/defining.htm (consultado el 15 de septiembre de 2009).

8. Gabriel I. Uwaifo, "Obesity", eMedicine.com, 21 de mayo de 2009, http://emedicine.medscape.com/articñe/123702-overview (consultado el 15 de septiembre 2009).

9. HealthVideo.com, "Super-Sized Meals Are No Bargain", 21 de junio de 2006, http://wwwhealthvideo.com/article.php?id=338&category=Heart+Health (consultado el 15 de septiembre de 2009).

10. National Institutes of Health: National Institute of Diabetes, Digestive and Kidney Diseases. "Statistics Related to Overweight and Obesity: Economic Costs Related to Overweight and Obesity", http://www.win.niddk.gov/statistics/index.htm (consultado el 17 de febrero de 2008).

11. Michael S. Rosenwald, "Why America Has to Be Fat", Washington Post, el 22 de enero de 2006: F01.

12. World Cancer Research Fund/American Institute for Cancer, Food, Nutrition, Physical Activity, and the Prevention of Cancer: A Global Perspective (Washington DC: 2007).

13. ScienceDaily.com, "Breast Cancer More Aggressive in Obese Women, Study Suggests", 18 de marzo de 2008, http://www.sciencedaily.com/releases/2008/03/0803140850 45.htm (consultado el 15 de septiembre de 2009).

14. Jason A. Efstathiou, MD, PhD, et al., "Obesity and Mortality in Men With Locally Advanced Prostate Cancer: Analysis of RTOG 85-31", Cancer 110, no. 12 (2007): 2691-2699.

15. Maigeng Zhou, MSc, et al., "Body Mass Index, Blood Pressure, and Mortality From Stroke", Stroke 39 (2008): 753-759.

16. Woodruff Health Sciences Center, "Express Fat Puts Patients With Type 2 Diabetes at Greater Risk", 26 de marzo de 2009, http://whsc.emory.edu/home/news/releases/2009/03/excess-fat-puts-diabetic-patients-at-risk.html (consultado el 15 de septiembre de 2009).

17. ScienceDaily.com, "Obesity Increases Cancer Risk, Analysis of Hundreds of Studies Shows", 18 de febrero de 2008, http://www.sciencedaily.com/releases/2008/02/080217211802.htm (consultado el 15 de septiembre de 2009).

18. TheHealthLife.com, "GERD:Obesity Can Increas Your Risk of Acid Reflux Disease", 29 de marzo de 2006, http://www.thehealthierlife.co.uk/natural-health-articles/digestive-problems/gerd-obesity-increase-risk-00212.html (consultado el 15 de septiembre de 2009).

19. Frank Mangano, "The Obesity-Hypertension Connection: Your Wight May Be Putting You at Risk", NaturalNews.com, 27 de julio de 2009, http://www.naturalnews.com026702_blood_blood_pressure_overweight.html (consultado el 15 de septiembre de 2009).

20. Eric Scholsser, Fast Food Nation (New York: Houghton Mifflin, 2001), 3, 242.

21. World Health Organization, "Obesity and Overweight: Facts", http://www.who.int/dietphysicalactivity/publications/facts/obesity/en/ (consultado el 15 de septiembre de 2009).

22. Reuters, "U.S. Surgeon General Keynote Special Childhood Obesity Prevention Presentation...", 25 de marzo de 2008, http://www.reuters.com/article/pressRelease/idUS140625+25-Mar-2008+PRN20080325 (consultado el 15 de septiembre de 2009).

23. United States Department of Health and Human Services, "The Problem of Overweight in Children and Adolescents", http://www.surgeongeneral.gov/topics/obesity/calltoaction/fact_adolescents.htm (consultado el 15 de septiembre de 2009).

24. Michael F. Jacobson, PhD, Liquid Candy: How Soft Drinks Are Harming Americans' Health (Washington DC: Center for Science in the Public Interest, 2005, 8-11.

25. Rod Taylor, "The Beanie Factor", Brandweek, 16 de junio de 1997.

26. Dan Morse, "School Cafeterias Are Enrolling as Fast-Food Franchisees", Wall Street Journal, 28 de julio de 1998.

27. McDonald's.ca, "FAQs", http://www.mcdonalds.ca/en/aboutus/fap.aspx (consultado el 15 de septiembre de 2009).

28. A.J. Stunkard et al., "An Adoption Study of Human Obesity", New England Journal of Medicine 314, no. 4 (1986): 193-198.

29, National Institutes of Health, "What Causes Overweight and Obesity?" http://www.nhlbi.nih.gov/health/dci/Diseases/obe/obe_causes.html (consultado el 15 de septiembre de 2009).

30. Pamela Peeke, MD, MPH, Fight After Forty (New York: Viking, 2000), 58.

31. Eric Hübler, "The Fittest and Fattest Cities in America", MensFitness.com, http://www.mensfitness.com/city_rankings/463 (consultado el 15 de septiembre de 2009).

2—LOS SIETE HÁBITOS DE LA GENTE ALTAMENTE EFECTIVA EN BAJAR DE PESO

1. NWCR.ws, "The National Weight Control Registry", http://www.nwcr.ws (consultado el 15 de septiembre de 2009).

2. NWCR.ws, "NWCR Facts", http://www.nwcr.ws/Research/default.htm (consultado el 15 de septiembre de 2009).

3. Consumer Reports, "The Truth About Dieting", junio 2002, 26-31.

4. Jeff S. Volek and Richard D. Feinman, "Carbohydrate Restriction Improves the Features of Metabolic Syndrome, " Nutrition & Metabolism 2 (2005): 31.

5. David D. Gutterman, MD, et al., "Benefit of Low-Fat Over Low-Carbohydrate Diet on Edothelial Health in Obesity", Hypertension 51 (2008): 376-382.

6. Joseph Carroll, "Six in 10 Americans Have Tried to Lose Weight", Gallup.com, 16 de agosto de 2005, http://gallup.com/poll/17890/Six-Americans-Attempted-Lose-Wight-aspx (consultado el 15 de septiembre de 2009).

7. David Zinczenko with Matt Goulding, Eat This, Not That! (New York, Rodale, 2008), xii.

8. John Consoli, "Nielsen: TV Viewing Grows!, Media Week, September 21, 2006 http://www.mediaweek.com/news/recent_display.jsp?vnu_content_id=1003154980 (consultado el 15 de septiembre de 2009).

9. Zinczenko, Eat This, Not That! 283.

10. Kate M. Jacksin, "0 Is the New 8", Boston Globe, mayo 5, 2006, http://boston.com/news/nation/articles/2006/05/05/0_is_the_new_8/ (consultado el 15 de septiembre de 2009).

11. Diane berry, RN, PhD, "An Emerging Model Behaviour Change in Women Maintaining Weight Loss", Nursing Science Quarterly 17, no.4 (2004): 242-252.

12. NWCR.ws, "NWCR Facts."

13. Nanci Hellmich, "Weight War Can Be Never-Ending", USA Today, 16 de octubre de 2005, http://www.usatoday.com/news/health/2005-10-16-weight-war-remedies_x.htm (consultado el 15 de septiembre de 2009).

14. Sarah E. Lowery et al., "Body Image, Señf-Esteem, and Health-Related Behaviors Among Male and Female First-Year College Students", Journal of College Student Development 46, no. 6 (2005): 612-623.

15. Linda J. Koenig and Erika L. Wasserman, "Body Image and Dieting Failure in College Men and Women: Examining Links Between Depression and Eating Problems", Sex Roles: A Journal of Research 32, no. 3-4 (1995): 225-249.

16. J. Ogden, "The Correlates of Long-Term Weight Loss: A Group Comparison Study of Obesity", International Journal of Obesity 24, no. 8 (2000): 1018-1025.

3—Hambre contra apetito

1. Webster's New World College Dictionary, 4th ed., s.v. "hunger", "apetite."

2. Bartley G. Hoebel, "Feeding and Self-Stimulation", Annuals of New York Academy of Sciences 157, no. 2 (1969): 758-778.

3. Ibid.

4. MSN Encarta, "Serotonin", http://encarta.msn.com/encyclopedia_76553105/serotonin.html (consultado el 16 de septiembre de 2005).

5. S.Nishizawa et al., "Differences Between Males and Females in Rates of Serotonin Synthesis in Human Brain", Proceedings of the National Academy of Sciences USA 94 (1997): 5308-5313.

4—Alimentos irresistibles

1. C.H. Gilhooly et al., "Food Cravings and Energy Regulation: The Characteristics of Craved Foods and Their Relationship With Eating Behaviors and Weight Change During Six Months of Dietary Energy Restriction", International Journal of Obesity 31 (2007): 1849-1858.

2. Brian Wansink et al., "Exploring Comfort Food Preferences Across Age and Gender", Physiology & Behavior 79 (2003): 739-747.

3. M.T. McGuire et al., "Behavioral Strategies of Individuals Who Have Maintained Long-Term Weight Losses", Obesity Research 7, no. 4 (1999): 334-41.

5—Cómo funciona el metabolismo

1. Barbara Bushman, PhD, and Janice Clark-Young, PhD, Action Plan for Menopause (Champaign, IL: American College of Sports Medicine, 2005), 68-70.

2. Ibid.

3. Webster's New World College Dictionary, 4th ed., s.v. "metabolism."

4. ShapeFit.com, Basal Metabolic Rate

5. Jim Harvey, MS, RPFT, RCP, "Measuring BMR in the Pulmonary Lab," FOCUS: Journal for Respiratory Care and Sleep Medicine (1 de julio de 2006), http://www.thefreelibrary.com/Measuring+BMR+in+the+Pulmonary+lab.-a0186218061 (consultado el 22 de septiembre de 2009).

6. Uwaifo, "Obesity".

7. James Levine, MD, et al., "Interindividual Variation in Posture allocation: Possible Role in Human Obesity," Science 307, no. 5709 (2005): 584-586.

8. Centers for Disease Control and Prevention, "Genomics Resources: Obesity and Genetics," http://www.cdc.gov/genomics/resources/diseases/obesity/obsedit.htm (consultado el 16 de septiembre de 2009).

9. Lawrence C. Wood et al., Your Thyroid, A Home Reference (New York: Ballantine Books, 1995).

10. Karilee Halo Shames, PhD, et al., "The Thyroid Dance: Nursing Approaches to Autoimmune Low Thyroid," AWHONN Lifelines 6, no. 1 (2002): 52-59.

6—EL ÍNDICE GLUCÉMICO Y LA CARGA GLUCÉMICA

1. Mr. Breakfast.com, "The Early Days of Breakfast Cereal", http://www.mrbreakfast.com/article.asp?articleid=13 (consultado el 16 de septiembre de 2009).

2. BestDietTups.com, "Glycemic Index List of Foods", http://www.bestdiettips.com/content/view/219/53/ (consultado el 16 de septiembre de 2009).

7—CARBOHIDRATOS: UN CASO MÁS DE LA TORTUGA Y LA LIEBRE

1. U.S. Department of Health and human Services, Dietary Guidelines for Americans, 2005, 6th ed., (Washington Dc. U.S. Government Printing Office, 2005).

2. Zinczenki, Eat This, Not That! 12.

3. Neal Barnard, MD, Breaking the Food Seduction (New York: St. Martin's Press, 2003), 32.

4. WholeGrainsCouncil.org, "Whole Grains Stamp", http://www.wholegrainscouncil.org/whole-grain-stamp (consultado 16 de septiembre de 2009).

5. Institute of Medicine, Dietary Reference Intakes for Energy, Carbohydrate, Fiber, Fat, Fatty Acids, Cholesterol, Protein, and Amino Acids. (Washington DC: The National Academies Press, 2002).

6. Nancy C Howarth, PhD, et al., "Dietary Fat and Fiber Are Associated With Excess Weight in Young and Middle-Aged U.S. Adults", Journal of the American Dietetic Association 105, no. 9 (2005): 1365-1372.

7. Center for Science in the Public Interest, "Sugar Intake Hit All-Time High in 1999", 18 de mayo de 2008, http://www.cspinet.org/new/sugar_limit.html (consultado el 16 de septiembre de 2009).

8. Becky Hand, "The Hunt for Hidden Sugar: How Much of the Sweet Stuff Is Hiding Your Foods?" BabyFit.com, http://www.babyfit.com/articles.asp?id=685 (consultado el 16 de septiembre de 2009).

9. Center for Science in the Public Interest, "Sugar Intake Hit All-Time High in 1999."

10. Ibid.

11. Splenda.com, "Splenda No-Calorie Sweetener FAQs", http://www.splenda.com/page.jhtml)id=splenda/faqs/nocalorie.inc#q0 (consultado el 16 de septiembre de 2009).

12. Sally Fallon Morell and Rami Nagel, "Worse Than We Thought: The Lowdown on High-Fructose Corn Syrup and Agave 'Nectar,'" Wise Traditions, Spring 2009, 44-51. http://www.westonaprice.org/modernfood/HFCSAgave.pdf (consultado el 16 de septiembre de 2009).

8—El poder de la proteína

1. Walter C. Willett, MD, "Eat, Drink, and Be Healthy", http://www.motherarthnews.com/Real-Food/2004-12-01/Be-Paricular-About-Ypur-Protein.aspx (consultado el 16 de septiembre de2009).

2. Insitute of Medicine, Dietary Reference Intakes for Energy, Carbohydrate, Fiber, Fat, Fatty Acids, Cholesterol, Protein, and Amino Acids (Washington DC: National Academy of Sciences, 2002), 6.

3. P. Lemon, "Is Increased Dietary Protein Necessary or Beneficial for Individuals With a Physically Active Lifestyle?" Nutrition Reviews 54 (1996): S169-S175.

4. M.D. Brown et al., "Promotion of Prostatic Metastatic Migration Towards Human Bone Marrow stoma ny Omega 6 and Its Inhibition by Omega 3 PUFSs", British Journal of Cancer 94 (2006): 842-853.

5. D. Feskanich et al., "Protein Consumption and Bone Fractures in Women", American Journal of Epidemiology 143 (1996): 472-479.

6. LifeintheUSA.com, "Beef in America", http://lifeintheusa.com/food/beef.htm (consultado el 17 de septiembre de 2009).

7. Bryan Walsh, "Getting Real About the High Price of Cheap Food," TIME, 21 de agosto, 2009, http://www.time.com/time/health/article/0,8599,1917458,00.html /accesado Octubre 15, 2009).

8. American College of Obstetricians and Gynecologists, "Nuthition During Pregnancy", junio 2008, http://www.acog.org/publications/patient_education/bp001.cfm (consultado el 17 de septiembre de 2009).

9. Lynn R. Goldman, MD, MPH, et al., "American Academy of Pediatrics: Technical Report: Mercuty in the Environment: Implications for Pediatricians", Pediatrics 108, no. 1 (julio 2001): 197-205.

10. DoleNutrition.com, "Bean Scene", 13 de febrero de 2006, http://www.dole.com/LiveRight/PreventionDetails/tabid/Default.aspx?contenid=4293 (consultado el 17 de septiembre de 2009).

11. Kate Murphy, "The Dark Side of Soy, "BusinessWeek.com, diciembre 18, 2000, http://businessweek.com/2000/00_51/b3712218.htm (consultado el 17 de septiembre de 2009).

12. Gabriel Cousens, MD, There Is a Cure for Diabetes (Berkely, CA: North Atlantic Books, 2008), 179-182.

9—Grasas que lo hacen engordar y grasas que lo hacen adelgazar

1. USDA Center for Nuttrition Policy and Promotion, "Is Total Fat Consumption Really Decreasing?" Nutrition Insights 5 (1998).

2. Crisco.com, "Our History", http://www.crisco.com/About_Crisco/History.aspx (consultado el 17 de septiembre de 2009).

3. Associated Press, "Crisco Drops Trans Fats From Shortening Formula", MSNBC.com, enero 25, 2007, http://msnbc.msn./id/16795455/ (consultado el 17 de septiembre de 2009).

4. Feskanich, "Protein Consumption and Bone Fractures in Women."

5. Electronic Code of Federal Regulations, "Title 21: Food and Drugs; 101.9 Nutrition Labeling of Food", http://ecfr.gpoaccess.gov/cgi/t/text-idx?c=ecfr&sid=77734a162c4fddd997233b4d623c029&rgn=div8&view=text$node=21:2.0.1..2..1.6&dno=21 (consultado el 17 de septiembre de 2009).

6. University of Dayton Research Institute, "Olive Oil, Lower Temperatures Less Towix in Frying", UDRI News, septiembre 2009, http://www.udri.udayton.edu/News/news0903.htm (consultado el 17 de septiembre de 2009).

7. American Heart Association, "Step I, Step II and TLC Diets", http://www.americanheart.org/presenter.jhtml?identifier=4764 (consultado el 17 de septiembre de 2009).

8. Anthony Kane, Md, "Omega-3 Fatty Acids and Depression", ConsumerHealthDigest. com, http://www.consumerhealthdigest.com/omegafattyacids.htm (consultado el 17 de septiembre de 2009).

9. Walsh, "Getting Real About the High Price of Cheap Food."

10. Ancel Keys, Seven countries: A Multivariate Analysis of Death and Coronary Heart Disease (Boston: Harvard University Press, 1980).

11. Tinker Ready, "Dueling Diets", Harvard Public Health Review (Fall 2004); Elizabeth Somer, MA, RD, "Pass the Olive Oil", 30 de abril de 2001, http://greelfamilyoil.weebly. com/should-i-consume-olive-oil-if-im-trying-to-lose-weight.html (consultado el 17 de septiembre de 2009).

12. Walsh, "Getting Real About the High Price of Cheap Food."

10—Bebidas: ¿Está bebiendo kilos demás?

1. American beverage Association, "What America Drinks", visto en http:// imrpoveyourhealthwithwater.info/a1/whatamericandrinks.pdf (consultado el 17 de septiembre de 2009).

2. Ibid.

3. Judith Valentine, PhD, CAN, CNC, "Soft Drinks: America's Other Drinking Problem", http://westonaprice.org/modernfood/soft.html (consultado el 17 de septiembre de 2009).

4. Daniel DeNoon, "Drink More Diet Soda, Gain More Weight?" WebMD.com, junio 13, 2005, http://www.webmd.com/diet/news/20050613/drink-more-diet-soda-gain-more-weight (consultado el 17 de septiembre de 2009).

5. Pamela L. Lutsey, MPH, et al., "Dietary Intake and the Development of Metabolic Syndrome", Circulation 117 (2008): 754-761.

6. Jacobson, Liquid Candy: How Soft Drinks Are Harming Americans' Health.

7. Ibid.

8. Centers for Disease Control and Prevention, "Overweight and Obesity", http://www. cdc.gov.nccdphp/dnpa/obesity/ (consultado el 17 de septiembre de 2099).

9. Ramachandran Vasan, "Soft Drink Consumption and Risk of Developing Cardiometabolic Risk Factors and the Metabolic Syndrome in Middle-Aged Adults in the Community", Circulation 1116 (2007): 480-488.

10. Jacobson, Liquid Candy: How Soft Drinks Are Harming Americans' Health.

11. Starbucks.com, "Starbucks Beverages", http://www.starbucks.com/retail/nutrition_ beverages.asp (consultado el 17 de septiembre de 2009).

12. Zinczenko, Eat This, Not That! 258.

13. MayoClinic.com, "Caffeine: How Much Is Too Much?" http://www.mayoclinic.com/ health/caffeine/NU00600 (consultado el 17 de septiembre de 2009).

14. Calorie Count, "Calories in Energy Drink: Gatorade Performance Series", http:// caloriecount.about.com/calories-gatorade-energy-drink-w8802 (consultado el 17 de septiembre de 2009).

15. John Tesh, Intelligence for Your Life (Nashville: Thomas Nelson, 2008), 121.

16. Health4YouOnline.com, "Dehydration – the Benefits of Drinking Water", http:// health4youonline.com/article_dehydration.htm (consultado el 17 de septiembre de 2009).

17. Susanna C. Larsson and Alicjia Wolk, "Tea Consumption and Ovarian cancer Risk in a Population-Based Conhort", Archives of Internal Medicine 165, no. 22 (12 de diciembre de 2005): http://archinte.ama-assn.org/cgi/content/full/165/2/2683 (consultado el 30 de septiembre de 2009).

18. Abdul G. Dullo et al., "Efficacy of a Green Tea Extract Rich in Catechin Polyphenols and Caffeine in Increasing 24-h Energy Expenditure and Fat Oxidation in Humans", American Journal of Clinical Nutrition 70, no. 6 (diciembre 1999): 1040-1045.

19. Jukka Hintakka et al., "Daily Tea Drinking Is Associated With a Low Level of Depressive Symptoms in the Finnish General Population", European Journal of Epidemiology 20, no. 4 (2005): 35-363.

20. Yerba Mate Association of the Americas, "FAQs: What Are the Health Benefits of Yerba Mate?" http://yerbamatesassociation.org/index.php?p=faq#101 (consultado el 17 de septiembre de 2009).

11—Tamaños de porciones

1. H. Weinsel et al., "Discrepancy Between Self-Reported and Actual Caloric Intake and Exercise in Obese Subjects", New England Journal of Medicine 327, no. 27 (1992): 1893-1898.

2. Jaime Schwartz, MS, RD, and Carol Byrd-Bredbenner, PhD, RD, "Portion Distortion: Typical Portions Sizes Selected by Young Adults", Journal of American Diabetic Association 106, no. 9 (2006): 141-1418.

3. Associated Press, "All-You-Can-Eat Seats Dill Fans Up – and Out", MSNBC.com, marzo 21, 2008, http://www.msnbc.msn.com/id/23746923/ (consultado el 17 de septiembre de 2009).

4. S.J.Nielsen et al., "Patterns of Food Portion Sizes, 19971998", Journal of the American Medican Association 289 (2003): 450-453.

5. Brian Wanswick, "Can Package Size Accelerate Usage Volume?" Journal of Marketing 60 (1996): 1-14.

6. The National Alliance for Nutrition and Activity, "From Wallet to Waistline: The Hidden Costs of 'Super Sizing'", PreventionInstiture.org, http://www.preventionisntitute.org/portionsizerept.html (consultado el 17 de septiembre de 2009).

7. American Institute for Cancer Research, "Drop Out of the Clean Plate Club", 5 de enero de 2005, http://www.aicr.org/site/News2?page=NewsArticle&id=7771news_iv_ctrl=0&abbr=pr_hf_ (consultado el 17 de septiembre de 2009).

8. HealthDay News, "Mom Was Right: Eating Soup Cuts Calorie Intake", 1 de mayo de 2007, WRHR.com, http://www.wthr.com/Global/story.asp?S=6454706 (consultado el 17 de septiembre de 2009).

9. Barbara Rolls, PhD, The Volumetrics Eating Plan (HarperCollins: New York, 2005), 93-94.

12—Usted tiene una opción

1. Lauren Muney, "Top 10 Excuses for Falling Off the Diet/Fitness Wagon – and Answers for Them", PhysicanMind.com, http://www.physicalmind.com/top_excuses.htm (consultado el 21 de abril de 2008).

13—La clave es el compromiso

1. Kansas Sports Hall of Fame, "Cunningham, Glenn V." http://www.kshof.org/siteresources/apps/records/halloffamer.asp?id=34 (consultado el 18 de septiembre de 2009).

2. Matthew Phillips, "Health Clubs Flatten Out Bulge in January Membership Sales", The Business Review, 10 de enero de 2003, http://www.bizjournals.com/albany/stories/2003/01/13/story6.html (consultado el 18 de septiembre de 2009).

14—Establezca metas alcanzables

1. Stephen B. Halls, MD, "About Aritmethinc Formulas for Calculating Ideal Body Weight", http://www.halls.md/ideal-weight/devine.htm (consultado el 17 de septiembre de 2009).

2. Roni Caryn Rabin, "Excess Pounds, but Not Too Many, May Lead to Longer Life", New York Times, 26 de junio de 2009, http://www.nytimes.com/2009/06/26/health/26weight.html (consultado el 18 de septiembre de 2009).

3. Amanda Spake, "The Belly Burden", U.S. News & World Report, 20 de noviembre de 2005, http://health.usnews.com/usnews/health/articles/051128/28waist_print.htm (consultado el 18 de septiembre de 2009).

4. Krisha McCoy, "Your Body Fat Percentage: What Does It Mean?" Swedish.org hrrp://www.swedish.org/17390.cfm (accesado Octubre 26, 2009).

5. Youfa Wang et al., "Comparison of Abdominal Adiposity and Overall obesity in Predicting Risk of Type 2 Diabetes Among Men", American Journal of Clinical Nutrition 81, no. 3 (2005): 555-563.

15—EL PLAN DE ALIMENTACIÓN

1. Sharon Cohen, "Breakfast Out Adds Pounds – Eat Right", Shape, febrero 2004, http://findarticles.com/p/articles/mi_m0846/is_6_23/ai_112318550/ (consultado el 21 de septiembre de 2009).

2. University of Minesota School of Public Health, "Teens Who Eat Breakfast Daily Are Healthier", 3 de marzo de 2008, http://www.sph.umn.edu/about/news/releases/breakfast030308.html (consultado septiembre 21, 2009).

3. Kellogg USA, "Study Shows Skipping Breakfast Is Not an Effective Way to Manage Weight Eating Vereal for Breakfast Leads to an Overall Healthier Diet And Lower Body Weight as Reported By Block Dietary Data Systems and Kellogg", abril 2001, http://thyroid.about.com/library/news/blbreakfast.htm (consultado el 21 de septiembre de 2009).

4. Zinczenko, Eat This, Not That! 12.

16—CÓMO COMBINAR SUS ALIMENTOS

1. MrBreakfast.com, "The Early Days of Breakfast Cereal."

2. UPI News Track, "Soup Cuts Calories", 2 de mayo de 2007, http://www.accessmylibrary.com/coms2/summary_0286-30667671_ITM (consultado el de septiembre de 2009).

17—EL PODER DE LAS REFACCIONES

1. Dr. Jennie Brand-Miller, Dr. Thomas M.S. Wolever, Kaye Foster-Powell, and Dr. Stephen Colagiuri, The New Glucose Revolution, 3rd ed., (New York: Marlow & Co., 2007), 86.

2. Charles Stuart Platkin, The Automatic Diet (New York: Marlow & Co., 2007), 86-92.

3. Maria Conceiçao de Oliveira, RD, PhD, et al., "Weight Loss Association With a Daily Intake of Three Apple or Three Pears Among Overweight Women", Nutrition 19, no. 3 (2003): 253-256.

4. Judith J. Wurtman, PhD, and Nina Frusztajer Marquis, MD, The Serotonin Power Diet (New York: Rodale, 2006), 15).

5. Ibid., 66-68.

18—CONTROLE SU ESTÓMAGO: SUPERVISE LO QUE REALMENTE COME

1. Laura Bruce, "John Harrison – The Face of Identity Theft", Bankrate.com, agosto 18, 2004, http://bankrate.com/brm/news/advice/IDTheft/ID-home.asp (consultado el 21 de septiembre de 2009).

2. Andrea A. Canning, "How to Keep a Successful Food Diary," ABCNews.com, 22 de Julio de 2008, http://abcnews.go.com/GMA/Diet/story?id=5421350 (consultado el 2 de noviembre de 2009).

3. National Heart, Lung and Blood Institute, "Portion Distortion: Spaghetti and Meatballs", http://hp2010.nhlbihnin.net/portion/portion.cgi?action=question&number=3 (consultado el 21 de septiembre de 2009).

4. Zinczenko, Eat This, Not That! 35.

19—ALIMENTACIÓN CONSCIENTE

1. Zinczenko, Eat This, Not That! 47.

2. Elisabeth Rosenthal, "Even the French Are Fighting Obesity", New York Times, 4 de mayo de 2005, http://www.nytimes.com/2005/05/03/world/europe/03iht-obese.html?_r=1 (consultado el 21 de septiembre de 2009).

3. Tim Lobstein et al., EU Platform on Diet, Physical Activity and Health, International Obesity Task Force, Brussels, Germany, 15 de marzo de 2005, http://www.iotf.org/media/auobesity3.pdf (consultado el 21 de septiembre de 2009).

4. Shape Up Ammerica! "About Shape Up America!" http://www.shapeup.org/general/index.html (consultado el 21 de septiembre de 2009).

5. Victoria Lambert, "The French Children Learning to Fight Obesity", Telegraph.co.uk, 3 de marzo de 2008, http://www.telegraph.co.uk/health/dietandfitness/3353715/The-French-children-learning-to-fight-obesity.html (consultado el 21 de septiembre de 2009).

6. Rosenthal, "Even the French Are Fighting Obesity."

7. Ibid.

8. Hubert Vigilla, "A Short History of Diet Pills and Weight Loss Drugs", DocShop.com, 11 de febrero de 2008, http://docshop.com/2008/02/11/a-short-history-of-diet-pills-and-weight-loss-drugs-part-one/ (consultado el 21 de septiembre de 2009).

9. Business Wire, "Americans Need Help Managing 'Meantime Multitasking'; American Diabetic Association/ConAgra Foods Share Pointers for September National Food Sagety Month", 8 de septiembre de 2004, http://finarticles.com/p/articles/mi_0EIN/is_2004_Sept_8/ai_n615136/ (consultado el 21 de septiembre de 2009).

10. Tesh, Intelligence for Your Life, 5.

11. Ibid., 103.

12. Benson-Henry Institute for Mind Body medicine, "Mindfulness", Massachusetts General Hospital, http://mbmi.org/basics/mstress:M.asp (consultado el 21 de septiembre de 2009).

20—Tiempo de actividad

1. TMZ.com, "Janet In Shape and in "'Control'" julio 17, 2006, http://www.tmz.com/2006/07/17/janet-in-shape-and-in-control/ (consultado el 15 de marzo de 2008).

2. Rob Carnevale, "Bruce Willis: Die Hard 4.0", BBC.com, 2 de julio de 2007, http://www.bbc.co.uk/films/2007/07/02/bruce_willis_die_hard_4_2007_interview.shtml (consultado el 21 septiembre de 2009).

3. Mirelle Argaman, "Exclusive: Serena Williams Talks to Star!" Star, 4 de mayo de 2007, http://www.starmagazine.com/news/11945 (consultado el 15 de marzo de 2008).

4. Sal Morgan, "Colin Farrell: The Bad Boy's a Gentleman", NineMSN, 20 de julio de 2006, http://news.ninemsn.com.au/article.aspx?id=12164 (consultado el 15 de marzo de 2008).

5. Starplause.com, "Memorable Celebrity Quotes", 16 de enero de 2008, http://www.starplause.com/news,Index.php/2008/01/06/memorable_celebrity_quotes_118 (consultado el 15 de marzo de 2008).

6. Centers for Disease Control Prevention, "U.S. Physical Activity Statistics", CDC.gov, http://apps.nccd.cdc.gov/PASurveillance/StateSumResultV.asp (consultado el 21 de septiembre de 2009).

7. Jaqueline Stenson, "Excuses, Excuses", MSNBC.com, 16 de diciembre de 2004, http://www.msnbc.msn.com/id(6391079/ (consultado el 21 de septiembre de 2009); Chad Clark, "Functional Excercises:Top 10 List of Reasons Why People Don't Exercise", http://pt-connections.com(topfit/publish/printer_Functional_Excercise_Top_10_reasons.shtml (consultado el 21 de eptiembre de 2009).

8. Zinczenko, Eat This, Not That! 113.

9. Lindsay Bergstrom, "70-Year-Old Swims English Channel to promote Church's Ministry in Haiti", Associated Baptist Press, 2 de septiembre de 2004, http://www.abpnews.com/index.php?option=com_content&task=view&id=1863&Itemid=117 (consultado el 21 de septiembre de 2009).

10. Levine, "Interindividual Variation in Posture Allocation: Possible Role in Human Obesity."

11. Cris A. Slentz et al., "Effects of the Amount of Exercise on Body Weight, Body Composition, and Measures of Central Obesity", Archives of Internal Medicine 164 (2004): 31-39.

12. Caroline J. Cedarquist, MD, "Fitness With Fido: A Healthy Pastime for Dog Owners", NewsBlaze.com, http://newsblaze.com/story/20060110091932nnnn.nb/topstory.html (consultado el 21 de septiembre de 2009).

13. Berit L. Heitmann and Peder Fredericksen, "Tigh Circumference and Risk of Heart Disease and Premature Death: Prospective Cohort Study", BMJ 33 (el 21 de septiembre de 2009).

14. Peter Jaret, "A Healthy Mix of Rest and Motion", New York Times, 3 de mayo de 2007, http://www.nytimes.com/2007/05/03/fashion/03Fitness.html?adxnnl=1&adxnnlx=1253561931-OZY42iiNSU3WgNPEf4OoxA (consultado el 21 de septiembre de 2009).

15. K Boutelle and D. Kirschenbaum, "Further Support for Consistent Self-Monitoring as a Vital Component of Successful Weight Control", Obesity Research 6 (1998): 219224.

16. Ibid.

17. NWCR.ws, "NWCR Facts."

21—SUPLEMENTOS PARA ADELGAZAR

1. National Toxicology Program, "CAS Registry Number 99-42-3 Toxicity Effects", http://ntp.niehs.nih.gov/indez.cfm?objectid=E7F3552F-82F8-F07F41E8B443A532 (consultado el 1 de octubre de 2009).

2. Associated Press, "Drugmakers Vie for Magic Weight-Loss Pill", MSNBC.com, 3 de enero de 2008, http://www.msnbc.msn.com/id/22490513/ (consultado el 22 de septiembre de 2009).

3. USAToday.com, "FDA Warns Consumers to Avoid Brazilian Diet Pills", 14 de enero de 2006, http://www.usatoday.com/news/health/2006-01-13-brazilian-diet -pills_x.htm (consultado el 22 de septiembre de 2009).

4. Ano Lobb, "Hepatoxicity Associated With Weight-Loss Supplements: A Case for Better Post Marketing Surveillance", World Journal of Gastroenterology 15, no. 14) 14 de abril de 2009): 786-1787, http://www.pubmedcentral.nhi.gov.articlerender.fcgi?artid=2668789 (consultado el 22 de septiembre de 2009).

5. Julius Goepp, MD, "Critical Need for a Multi-Model Approach to Combart Obesity", Life Extension Magazine, junio 2009, http://lef.org/magazine/mag2009/jun2009_Multi-Modal-Approach-To-COmbat_Obesity_01.htm (consultado el 22 de septiembre de 2009).

6. P. Chantre and D. Lairon, "Recent Findings of Green Tea Extract AR25 (Exolise) and Its Activity for the Treatment of Obesity", Phytomedicine 9, no. 1 (2002): -8.

7. Goepp, "Critical Need for a Multi-Model Approach to Combat Obesity," cita Integr Nutr. 11, núm. 2 (2008): 1-14.

8. Z. Ramazanov, "Effect of Fucozanthin and Xanthingen, A Phytomedicine Containing Fucoxanthin and Pomegranate Seed Oil, on Energy Expediture in Obese Non-Diabetic Female Volunteers: A Double-blind, Randomnized and Placebo-Controlled Trial." Submitted for publication 2008.

9. Ibid.

10. Judith A. Marlett, PhD, RD, et al., "Position of the American Dietetic Association: Health Implications of Dietary Fiber", Journal of the American Dietetic Association 102, no. 7 (2002): 129-139.

11. Lisa Bolton et al., "How Does Drug and Supplement Marketing Affect a Healthy Lifestyle?" Journal of Consumer Research 34 (2008).

12. N.C. Howarth et al., "Dietary Fiber and Weight Regulation", Nutrition Review 59, no. 5 (2001): 129-139.

13. LifeSpanMD.com, "The Magic of Soluble Fiber", http://www.lifespanmd.com/articles-weight-solublefiber.html (consultado el 22 de septiembre de 2009).

14. Judith L. Ngondi et al., "IGOB131, a Novel Seed Extract of the West African Plant Irvingia Gabonensis, Significantly Reduces BodyWeight and Improves Metabolic Parameters in Overweight Humans is Randomized Double-blind Placebo Controlled Investigation", Lipids in Health and Disease 8, no. 7 (marzo 2009): http://www.lipidworld.com/content/8/1/7 (consultado el 22 de septiembre de 2009).

15. Hoodia Advice, "The Science of Hoodia", http://hoodia-advice,org/hoodia-plant.html (consultado el 22 de septiembre de 2009).

16. Tom Mangold, "Sampling the Kalahari Hoodia Diet", BBC News, 30 de mayo de 2003, http://news.bbc.co.uk/2/programmes/correspondent/2947810.stm (consultado el 22 de septiembre de 2009).

23—Cuando se estanca o ya no baja más de peso

1. Tanya E. Froehlich, MD,et al., "Prevalence, Recognition, and Testament of Attention-Deficit/Hyperactivity Disorder in a National Sample of U.S. Children", Archives of Pediatrics and Adolescent Medicine 161, no. 9 (2007): 857-864.

2. L.B. Silver, "Attention-Deficit Hyperactivity Disorder in Adult Life", Child and Adolescent Psychiatric Clinics if North America 9, no. 3 (2000): 411-523.

3. L.Breun et al., "Twenty-Four-Hour-Plasma Tryptophan Concentrations and Ratios Are BelowNormal in Obese Subjects and Are Not Normalized by Substantial Weight Reduction", American Journal of Clinical Nutrition 77, no. 5 (2003): 1112-1118.

4. Ibid.

5. J.G. Hollowell et al., "Serum Thyrotopin, Thyroxine and Thyroid Antibodies in the United States Population (1988 to 1994): National health and Nutrition Examination Survey (NHANES III)", Journal of Clinical Endocrinology & Metabolism 87, no. 2 (2002): 489-99.

6. M.P. Vanderpump and W.M.Turnbridge, "Epidemiology and Prevention of Clinical and Subclinical Hypogonadism", Thyroid 12, no. 10 (2002): 39-47.

7. U.S.Department of Health and Human Services and National Institutes of Health, Food Allergy: An Overview (Washington DC: 2007).

8. Deborah P. Whitman, "Genetically Modified Foods: Harmful or Helpful?" Abril 2000, htto://www.csa.com/discoveryguide/gmfood/overview.php (consultado el 13 de octubre de 2009).

9. Phul Foom et al., "Smoking Cessation and Weight Gain", Journal of Family Practice, no. 6 (1998): 460-464.

Apéndice G—Tabla de Índice de Masa Corporal

1. Adaptada de la tabla de índice de masa corporal del National Heart, Lung and Blood Institute en Clinical Glidelines on the Identification, Evaluation, and Treatment of Overweight and Obesity in Adults. Utilizada con permiso.